LA SANTÉ ET LA FAMILLE

Une approche systémique

en soins infirmiers

Sous la direction de
Fabie Duhamel

LA SANTÉ ET LA FAMILLE

Une approche systémique

en soins infirmiers

gaëtan morin éditeur

Montréal □ Paris

Données de catalogage avant publication (Canada)

Vedette principale au titre:

La santé et la famille: une approche systémique en soins infirmiers

Comprend des réf. bibliogr. et un index.

ISBN 2-89105-559-4

1. Soins infirmiers à la famille.   2. Famille–Santé et hygiène.   3. Malades–Relations familiales.   I. Duhamel, Fabie, 1951-   .

RT120.F34D83   1999   610.73'6   . C95-940149-0

Tableau de la couverture: *Une famille*
Œuvre de **Nérée de Grâce**

Né en 1920 à Shippagan au Nouveau-Brunswick, Nérée de Grâce a obtenu un diplôme de l'École des Beaux-Arts de Québec en 1948. L'année suivante, il ouvre un atelier d'art graphique et publicitaire. À partir de 1955, il consacre une grande partie de ses loisirs à la peinture. Il participera à de nombreuses expositions, particulièrement au Nouveau-Brunswick et au Québec.

En 1981, Nérée de Grâce illustre *Légendes acadiennes* et, en 1982, *Cent peintres rendent hommage à Maria Chapdelaine*. Ses tableaux servent de toile de fond pour la pièce de théâtre *La Grande Criée* d'Antonine Maillet. Par ailleurs, Postes Canada choisit une de ses œuvres pour illustrer un timbre-poste.

On trouve les toiles de Nérée de Grâce notamment à la Galerie Michel-Ange de Montréal.

Montréal, Gaëtan Morin Éditeur ltée
171, boul. de Mortagne, Boucherville (Québec), Canada   J4B 6G4. Tél.: (450) 449-2369
Paris, Gaëtan Morin Éditeur, Europe
105, rue Jules-Guesde, 92300 Levallois-Perret, France. Tél.: 01.41.40.49.19

Révision linguistique : Jean-Pierre Leroux

Imprimé au Canada 3 4 5 6 7 8 9 0 1 2   08 07 06 05 04 03 02 01 00 99

Dépôt légal 1er trimestre 1995 — Bibliothèque nationale du Québec — Bibliothèque nationale du Canada

À mes parents,
pour leur dévouement
à leur famille.

Fabie Duhamel

REMERCIEMENTS

Merci à mes parents d'avoir créé l'esprit de famille qui m'a convaincue de l'importance du soutien familial pour être en santé.

Merci à mes patients et à leur famille qui m'ont fait réaliser la place qu'occupe la famille dans l'évolution d'une problématique de santé.

Merci à mes professeures, collègues et amies, les D^{res} Lorraine M. Wright et Wendy L. Watson, de m'avoir honorée de leur confiance. Sans leur soutien, il m'aurait été impossible de faire aussi bien la promotion des soins infirmiers à la famille.

Merci à madame Marie-France Thibaudeau qui a cru en l'approche systémique familiale. Grâce à elle, la création de la Fondation de l'Unité de nursing familial Denyse-Latourelle a été rendue possible.

Merci à mes étudiantes dont la curiosité et l'intérêt pour les soins à la famille stimulent ma réflexion et m'incitent à raffiner mes interventions familiales.

Merci à mes collaboratrices qui ont généreusement participé à la réalisation de cet ouvrage et qui, par la même occasion, ont contribué à la diffusion d'un savoir axé sur le bien-être des familles.

Merci à vous, chers lecteurs et lectrices, qui nous faites l'honneur de nous lire.

Fabie Duhamel

LES AUTEURES

Janice M. Bell, inf., Ph. D., est coordonnatrice de la recherche à l'Unité des soins infirmiers de la famille et professeure agrégée à la Faculté des sciences infirmières de la University of Calgary. Elle enseigne dans le domaine des soins infirmiers systémiques de la famille et dans celui de la recherche en sciences infirmières, en plus d'offrir un cours interdisciplinaire sur la recherche en santé de la famille. Dans le cadre de ses recherches et de son travail en clinique, elle s'intéresse aux familles dont un membre est victime d'un cancer, à la recherche sur la santé des familles de même qu'aux aspects théorique et pratique des soins infirmiers systémiques de la famille et à la recherche dans ce domaine. Elle a publié dans divers ouvrages et périodiques des textes portant sur les soins infirmiers systémiques de la famille et a dirigé ou codirigé des publications sur les soins infirmiers. Elle a aussi fait de nombreux exposés lors de congrès nationaux et internationaux consacrés à la famille et aux sciences infirmières.

Lyne Campagna, inf., M. Sc., est détentrice d'un baccalauréat en sciences infirmières de l'Université de Sherbrooke et d'une maîtrise en sciences infirmières avec une spécialité en soins familiaux de l'Université de Montréal. Elle travaille actuellement comme infirmière-clinicienne remplaçante en transplantation cardiaque et est chargée de cours à la Faculté des sciences infirmières de l'Université de Montréal.

Fabie Duhamel, inf., Ph. D., est professeure adjointe à la Faculté des sciences infirmières de l'Université de Montréal. Elle a obtenu une maîtrise en *nursing* et un doctorat au Département de psycho-éducation de la University of Calgary, avec une spécialisation en thérapie familiale. Son domaine d'intérêt et de recherche porte sur les interventions infirmières auprès de familles dont un membre est atteint d'une maladie chronique. Depuis plusieurs années, elle donne des cours et des conférences sur l'approche systémique en soins infirmiers.

Johanne Goudreau, inf., M. Sc., est infirmière et thérapeute familiale à la clinique de médecine familiale de la Cité de la santé de Laval. Elle détient une maîtrise en soins infirmiers (santé mentale et psychiatrie) et prépare actuellement un doctorat en santé communautaire. Elle enseigne l'approche familiale systémique aux médecins résidents en médecine familiale et aux infirmières du certificat en santé communautaire, à l'Université de Montréal.

Denise Paul, inf., D. Ed., est professeure agrégée au Département des sciences infirmières à l'Université de Sherbrooke. Elle y enseigne au baccalauréat en sciences infirmières et à la maîtrise en sciences cliniques. Elle détient une maîtrise en sciences infirmières et un doctorat en éducation (option *counseling*) de la Boston University. La promotion de la santé mentale, la relation entre l'infirmière et le patient et l'approche auprès de la famille constituent ses champs de recherche et d'enseignement.

Diane Pelchat, inf., Ph. D., est professeure adjointe à la Faculté des sciences infirmières de l'Université de Montréal. Elle possède une maîtrise en santé mentale de la Faculté des sciences infirmières de l'Université de Montréal et un doctorat en psychologie de la même Université. Elle possède également une formation en thérapie familiale systémique. Depuis plus de vingt ans, ses intérêts cliniques et de recherche portent sur le couple et la famille d'un enfant naissant avec une déficience et sur le soutien aux infirmières auprès de ces familles. Elle a développé un programme d'intervention familiale précoce auprès des parents d'un nouveau-né ayant une déficience, et, en collaboration avec une équipe multidisciplinaire, elle mène une recherche visant à évaluer les effets de cette intervention sur les parents et la relation parent-enfant. Elle a écrit plusieurs articles et fait de nombreuses présentations dans des congrès nationaux et internationaux traitant de la famille en situation de stress.

Anne Plante, inf., M. Sc., est infirmière depuis le début des années 1980. Elle a toujours travaillé auprès de personnes atteintes du cancer. D'abord auprès des enfants, puis auprès des adultes. Elle a fait son baccalauréat en sciences et sa maîtrise en soins infirmiers à l'Université de Montréal dans le but d'explorer toutes les composantes des soins infirmiers susceptibles d'améliorer la qualité de la vie des patients et des familles qui luttent contre un pronostic grave. Son intérêt pour l'aide aux patients, aux familles et pour l'engagement des infirmières est sans limite. Elle est en charge d'une unité de soins palliatifs et son enseignement à travers le Québec porte sur les interventions de soins infirmiers en situations de deuil.

Nicole Ricard, inf., Ph. D., est professeure agrégée à la Faculté des sciences infirmières de l'Université de Montréal. Elle est spécialisée en santé mentale et soins infirmiers en psychiatrie. Elle occupe également un poste de chercheuse au Centre de recherche Fernand-Seguin, affilié à l'hôpital Louis-H. Lafontaine. Ses activités de recherche portent, entre autres, sur le fardeau et le soutien des familles dont un membre est atteint d'une maladie mentale. De plus, elle se préoccupe de la qualité de la pratique des soins dans le milieu psychiatrique.

Marjolaine Roy, inf., M. Sc., travaille auprès des enfants et des familles au CLSC du Lac Saint-Louis. Pour sa maîtrise à la Faculté des sciences infirmières de l'Université de Montréal, l'auteure s'est spécialisée en nursing familial, en relation d'aide et en soins en psychiatrie. Actuellement, elle poursuit une formation en psychothérapie familiale à l'Argyle Institute of Human Relations.

Wendy L. Watson, inf., Ph. D., est professeure agrégée du Programme de thérapie conjugale et familiale au Département des sciences familiales à la University Brigham Young, Provo, Utah, aux États-Unis. Infirmière, thérapeute familiale et psychologue agréée, elle fait des recherches cliniques sur les croyances familiales, la somatisation et les familles vieillissantes. Elle a publié de nombreux articles et plusieurs chapitres d'ouvrages sur ces sujets en plus d'avoir réalisé et produit cinq vidéo-cassettes éducatives sur l'approche systémique familiale. Pendant dix ans, elle a occupé le poste de coordonnatrice pédagogique de l'Unité de nursing familial à la Faculté des sciences infirmières de la University of Calgary.

Lorraine M. Wright, inf., Ph. D., est directrice de l'Unité des soins infirmiers de la famille et professeure à la Faculté des sciences infirmières de la University of Calgary. Dans le cadre de ses recherches en clinique, elle s'intéresse actuellement aux croyances des familles, à leur récit de la maladie et à la supervision d'entrevues familiales. Coauteure de *Nurses and Families: A Guide to Family Assessment and Intervention* (2e édition), elle a aussi été codirectrice de diverses publications en soins infirmiers de la famille. Elle a également publié de nombreux écrits dans divers ouvrages et périodiques, en plus d'avoir fait plusieurs exposés lors de congrès nationaux et internationaux consacrés aux sciences infirmières et à la famille. Elle a en outre présidé la First International Nursing Conference tenue à Calgary en 1988, dont elle avait eu l'idée.

PRÉFACE

La famille est l'institution qui façonne le futur des sociétés. Elle veille au développement des enfants, leur transmet des valeurs, des traditions et le langage. Elle leur enseigne des comportements vis-à-vis de la santé et de la maladie, de même qu'à être responsables. Dans une société où l'on cherche à promouvoir un environnement favorisant le développement des individus, tout doit être mis en œuvre pour que la famille assume ses multiples fonctions. Compte tenu des changements survenus dans les services de santé au cours des dernières décennies, la famille s'est vu attribuer de nouvelles tâches et elle joue maintenant un rôle clé dans la promotion de la santé et dans la gestion de la maladie. C'est pourquoi la profession infirmière élargit de plus en plus son aide à la famille.

Les infirmières professionnelles, particulièrement celles qui travaillent dans le domaine de la santé publique, comprennent depuis longtemps l'importance de soutenir les efforts de la famille pour que chacun de ses membres se maintienne en santé. Elles reconnaissent la capacité de la famille à protéger ses membres du stress et de l'anxiété, à les encourager et à les réconforter. Ces infirmières ont pu observer les effets de la maladie de l'un des membres d'une famille sur l'ensemble du fonctionnement de cette dernière ainsi que l'influence de la dynamique familiale sur l'équilibre physique et psychologique de ses membres. Toutefois, jusqu'au début des années quatre-vingt, peu d'infirmières étaient préparées à intervenir, selon un cadre théorique clairement énoncé, auprès de la famille engagée dans une problématique de santé. Ce livre, rédigé sous la direction de madame Fabie Duhamel, vient combler cette lacune et marque une étape importante dans le développement des soins infirmiers à la famille au Québec et ailleurs dans le monde francophone. On y présente des concepts, des notions théoriques et des modèles sous-jacents à une approche systémique familiale illustrés par des exemples d'interventions infirmières auprès de familles engagées dans diverses problématiques de santé. Madame Duhamel et ses collaboratrices, dont certaines sont membres de l'équipe de nursing familial de Calgary, donnent aux chercheurs et aux cliniciens un outil précieux leur permettant de mieux comprendre la complexité de l'expérience familiale en matière de santé et de maladie et d'améliorer la qualité et l'efficacité de leurs soins.

Marie-France Thibaudeau, M. Sc. N.
Professeure titulaire
Faculté des sciences infirmières
Université de Montréal

AVANT-PROPOS

Depuis Florence Nightingale, les infirmières reconnaissent que la santé et la maladie évoluent dans un contexte familial. Historiquement, les soins infirmiers, souvent dispensés à domicile, comblaient les besoins des malades tout en s'appuyant sur l'assistance des autres membres de la famille aptes à la fournir. Petit à petit, l'hospitalisation et la spécialisation des soins techniques ont centré les soins infirmiers sur les besoins des malades eux-mêmes, ce qui tend à ignorer l'apport précieux de la famille. Ce phénomène s'explique en grande partie par la complexité croissante des soins, laquelle a accaparé presque toute l'attention des infirmières.

Les théories en sciences infirmières tentent de contrer ce mouvement vers l'individualisation des soins en soulignant l'importance des interactions des aspects biologique, psychologique et social de la personne. L'intégration de ces théories dans la pratique des soins infirmiers permet de reconnaître la famille comme une composante majeure du processus de santé des individus ainsi que son rôle prépondérant dans l'évolution et la gestion d'une problématique de santé.

La recherche et les observations cliniques en sciences infirmières, de concert avec les autres disciplines, telles la psychologie, la médecine et la thérapie familiales, soutiennent la relation entre la problématique de santé et le système familial dans lequel évolue cette problématique. Les écrits démontrent, d'une part, l'influence d'une problématique de santé sur la famille et, d'autre part, l'influence de la famille sur les comportements de santé des individus et sur l'évolution d'une maladie. On retient de ces écrits que la famille est souvent affectée par une problématique de santé et devient soit une source de soutien, soit un facteur de stress dans la gestion de cette problématique. L'incertitude, l'anxiété et la frustration conduisent à des comportements de surprotection ou de retrait chez certains membres de la famille, nuisant ainsi au processus d'adaptation du patient ou des autres membres de la famille à la problématique de santé.

La famille peut s'avérer une source de soutien et une collaboratrice importantes dans les soins d'un individu si elle consent à exploiter les ressources qu'elle possède. La collaboration de la famille facilite la tâche des infirmières face à la complexité d'une problématique.

Reconnaissant les bénéfices de la participation des familles à la gestion des soins de santé, l'infirmière s'intéresse de plus en plus aux interventions qui rehaussent la compétence et la confiance de celles-ci à relever les défis reliés à leur santé.

Cet ouvrage décrit une approche systémique visant à guider l'infirmière dans ses soins auprès de familles aux prises avec une problématique de santé. L'approche en question dérive de modèles théoriques en sciences infirmières, en biologie et en thérapie familiale. L'aspect clinique de cette approche découle de la pratique des collaboratrices de ce livre qui sont toutes des infirmières spécialisées en soins de la famille et possédant une solide expérience clinique dans ce domaine.

L'approche préconisée a pour but d'aider les infirmières (1) à mieux comprendre le lien existant entre une problématique de santé et le système familial dans lequel elle évolue ; (2) à se familiariser avec les concepts sous-jacents à une approche systémique familiale ; (3) à analyser un système familial aux prises avec une problématique de santé ; (4) à intervenir auprès des familles en vue d'accroître leur compétence et leur autonomie dans la gestion d'une problématique de santé.

Cet ouvrage vise à inspirer les infirmières dans l'enseignement et la pratique des soins infirmiers auprès des familles dans les différents contextes de soins de santé. Les interventions infirmières suggérées sont applicables à diverses situations cliniques et peuvent être ajustées selon les contextes.

Le livre est divisé en deux parties. La première partie, qui compte cinq chapitres, porte sur l'aspect théorique de l'approche systémique. Le chapitre 1 décrit l'influence de la problématique de santé sur la dynamique familiale et, réciproquement, l'influence de la dynamique familiale sur la problématique de santé au moyen de recherches et de rapports d'expériences cliniques. Le chapitre 2 présente les assises de l'approche systémique préconisée dans cet ouvrage. Des concepts de la métathéorie de la connaissance par les biologistes Maturana et Varela et les trois principes de l'entrevue (l'hypothétisation, la circularité et la neutralité) du modèle systémique familial de l'équipe de Milan sont expliqués et adaptés à l'intervention infirmière. Le chapitre 3 suggère l'utilisation du Modèle d'analyse familiale de Calgary (« *Calgary Family Assesment Model* ») conçu par Wright et Leahey. Ce modèle s'appuie sur des théories en sciences infirmières, sur la théorie des systèmes, de la communication et de la cybernétique. De ce modèle, cinq dimensions familiales ont été retenues, dont on discute en profondeur. Ces dimensions sont les croyances reliées à la problématique de santé, les rôles et les règles, les patterns de communication circulaire, les ressources d'adaptation et les relations de la famille avec les professionnels de la santé. Le chapitre 4 propose des interventions auprès des familles, telles que l'identification des forces de la famille, le recadrage, les opinions partagées et la personnification ou l'objectivation du problème, lesquelles visent à rehausser la compétence de la famille face aux défis et difficultés reliés à la problématique de santé. Le chapitre 5 traite de l'orientation future de la recherche en soins infirmiers auprès des familles.

La deuxième partie du livre comporte sept chapitres, chacun illustrant l'approche systémique à l'aide d'exemples cliniques permettant aux infirmières de lier la théorie de l'approche à leur pratique auprès de familles se situant à différentes étapes du cycle de la vie familiale et à différents domaines cliniques tels que la périnatalité, la santé publique, la psychiatrie, la cardiologie, la gérontologie et les soins en phase terminale de la maladie.

L'évolution rapide de la structure et des valeurs familiales ainsi que la réforme des soins de santé, qui mise davantage sur la participation de la famille dans les soins de santé, incitent les infirmières à parfaire leurs connaissances sur la santé familiale. Espérons que cet ouvrage aidera à rehausser le sentiment de compétence des infirmières et des familles dans leur collaboration face à la résolution des problématiques de santé.

Fabie Duhamel

TABLE DES MATIÈRES

$\boxed{\text{PREMIÈRE PARTIE}}$

L'approche systémique :
aspect théorique
et perspectives de recherche

DEUXIÈME PARTIE

L'approche systémique:
aspect pratique

CHAPITRE 6
LA FAMILLE ET LA NAISSANCE D'UN ENFANT
AYANT UNE DÉFICIENCE PHYSIQUE   103
Diane Pelchat

EXEMPLE CLINIQUE

CHAPITRE 7
LA FAMILLE ET LES JEUNES ENFANTS: PROMOTION
DU POTENTIEL DES PARENTS DANS L'APPRENTISSAGE
DE CE NOUVEAU RÔLE   127
Denise Paul et Fabie Duhamel

EXEMPLE CLINIQUE

CHAPITRE 12

LA FAMILLE ET LA MALADIE EN PHASE TERMINALE............ 231
Anne Plante

EXEMPLE CLINIQUE

PREMIÈRE PARTIE

L'approche systémique : aspect théorique et perspectives de recherche

CHAPITRE 1

La relation entre la problématique de santé et la famille

Fabie Duhamel

INTRODUCTION

La famille est une cellule vitale pour la santé humaine. La cellule familiale est, en effet, le contexte le plus important dans lequel évolue la santé d'un individu. La famille influence de façon significative les croyances de ses membres, leurs attitudes et leurs comportements reliés à la santé et à la maladie. Les habitudes de santé, telles que les habitudes alimentaires, l'usage du tabac et de l'alcool, l'exercice physique et la maîtrise du stress, se développent dans le contexte familial (Sallis et Nader, 1988). En effet, les membres de la famille s'influencent mutuellement dans l'adoption de comportements favorables ou néfastes à la santé. Les adolescents sont plus portés à fumer si leurs parents fument (Bewley et Bland, 1977). Les différents membres de la famille accordent ordinairement la même valeur à l'exercice physique et au maintien du poids normal (Doherty et Campbell, 1990). Les parents agissent sur la façon dont les enfants composeront avec le stress soit en adoptant des habiletés qui visent à résoudre les problèmes, soit en s'évadant dans l'alcool et la drogue, ou dans la somatisation. Lorsqu'un membre de la famille change ses comportements de santé, cela peut avoir pour effet d'amener les autres membres à apporter les mêmes changements. Ainsi, une mère qui modifie son régime peut influencer ses enfants dans l'adoption de nouvelles habitudes alimentaires. La famille constitue un milieu d'apprentissage important de comportements reliés à la promotion de la santé de chacun de ses membres. Par ailleurs, plusieurs études soutiennent que le fait, pour un individu, de s'adapter à un problème de santé résulte non seulement de ses traits personnels mais aussi de ses interactions familiales (Burman et Margolin, 1992; Campbell, 1986; Sales, Schulz et Biegel, 1992).

Autant dans le domaine des sciences infirmières que dans celui de la médecine et de la thérapie familiales, de nombreuses études et observations cliniques démontrent que la maladie d'un individu peut créer du stress dans la famille et susciter une certaine désorganisation de celle-ci et que, de plus, la dynamique familiale influe grandement sur l'évolution de la maladie (Doherty et autres, 1983; Gilliss, 1991; Hoebel, 1977). Campbell (1987) a recensé les études portant sur la relation entre la santé et la famille. D'après celles-ci, la famille est considérée comme une source soit de stress, soit de soutien dans l'évolution d'une problématique de santé; cela souligne l'importance d'une approche basée sur les interactions dans la pratique des soins infirmiers. Il est donc primordial de bien comprendre le lien entre une problématique de santé et le contexte familial ou social du patient afin d'accroître l'efficacité des interventions infirmières.

Dans ce livre, nous parlons de «problématique de santé» lors d'une altération ou d'un potentiel d'altération des conditions de santé de la personne sans qu'il y ait nécessairement un problème. Par exemple, une personne atteinte du diabète ou d'une déficience physique fait face à une problématique de santé, mais pas forcément à un problème de santé si elle s'adapte bien à sa maladie ou à son handicap. Par contre, si la personne elle-même ou un membre de sa famille éprouve une souffrance physique ou émotionnelle face à l'altération de son état de santé, il y a problème de santé (Wright et Watson, 1994). Les problèmes de santé méritent une intervention infirmière pour soulager la souffrance et enclencher ainsi le processus d'adaptation à la problématique de santé. La famille vit un processus d'adaptation à une problématique de santé lorsqu'il y a absence de souffrance physique ou émotionnelle chez tous les membres qui la composent. Dans le domaine de la prévention, il y a problématique lorsque les conditions de santé d'une ou de plusieurs personnes sont menacées et requièrent certaines interventions pour prévenir un ou plusieurs problèmes de santé.

La relation entre la dynamique familiale et la problématique de santé est très complexe et il est, entre autres, impossible de distinguer clairement les effets directs de l'une sur l'autre. En effet, on conçoit plutôt une coévolution de la dynamique familiale avec la problématique de santé, l'une étant étroitement liée à l'autre. Par contre, dans les écrits recensés, on peut faire une distinction entre les études portant sur l'influence de la maladie sur la dynamique familiale et les études qui s'intéressent plutôt à l'influence de la dynamique familiale sur l'évolution d'un problème de santé. À l'aide de ces écrits recensés et d'observations cliniques, nous décrirons, dans ce chapitre, la relation existant entre la dynamique familiale et les problèmes de santé afin de mieux comprendre à quel point il est important de considérer cette relation dans la pratique des soins infirmiers.

L'INFLUENCE DE LA PROBLÉMATIQUE DE SANTÉ SUR LA DYNAMIQUE FAMILIALE

Une problématique de santé peut engendrer du stress autant chez le patient lui-même que dans sa famille. Ce stress varie d'une famille à l'autre et même d'un membre à l'autre d'une même famille. Selon Turk et Kerns (1985), les conséquences d'une maladie sur le fonctionnement d'une famille dépendent de plusieurs facteurs, les plus importants étant la nature de la maladie, le degré d'incapacité, le pronostic, la durée de la maladie, les séquelles qui y sont associées, l'âge et le sexe du patient, ses rôles social et familial, son niveau socio-économique et l'étape du cycle de la vie familiale. Le stress causé par une problématique de santé peut s'avérer néfaste pour une famille qui a de la difficulté à mobiliser les ressources nécessaires pour y faire face. Pour une autre famille, les ressources existantes suffisent à assurer une bonne adaptation à la problématique, favorisant même parfois une meilleure cohésion entre ses membres (Hill, 1949 ; McCubbin, 1993).

Chesler et Barbarin (1987) ont réparti le stress causé par la maladie en quatre catégories, soit les agents stresseurs sur les plans cognitif, des émotions, des activités quotidiennes et des relations interpersonnelles. Cette classification nous permettra de décrire les agents stresseurs engendrés par une problématique de santé.

Les agents stresseurs sur le plan cognitif

La nature de la problématique de santé, soit une maladie, soit un traumatisme physique ou mental, ou encore un problème de comportement social, peut avoir différentes significations pour chacun des membres de la famille. La signification accordée à la problématique de santé est un facteur déterminant du niveau de stress éprouvé. Une maladie qui menace la vie peut représenter la perte éventuelle d'un être cher ou la perte d'un emploi et d'une source importante de revenu. Une maladie chronique peut évoquer une dépendance aux traitements médicaux à long terme, des rechutes et des malaises constants. Pour certaines personnes, la maladie peut signifier des changements radicaux dans les activités individuelles, sociales et dans les projets. En ce qui concerne un problème de comportement chez un enfant, le parent peut attribuer ce problème à l'éducation qu'il a donnée à l'enfant ou encore à son divorce; il remet alors en question sa compétence parentale.

L'imprévisibilité ou l'incertitude, l'ambiguïté et l'instabilité des conditions de santé du patient sont aussi des facteurs contribuant au stress avec lequel la famille doit apprendre à composer (Cohen, 1993). Les renseignements reliés à la problématique de santé peuvent être insuffisants, trop détaillés ou même incompréhensibles à cause du langage technique utilisé par les professionnels de la santé. Le stress entourant la situation clinique peut aussi entraver chez les membres de la famille l'assimilation de l'information; cela les obligera à répéter leurs questions, ce qui étonnera certains soignants. Les sources de stress sur le plan cognitif créent souvent chez la famille un stress émotionnel important pouvant affecter leur adaptation à la situation clinique.

Les agents stresseurs sur le plan des émotions

Pour le patient et sa famille, la peur de l'inconnu qui est associée à l'évolution imprévisible de l'état de santé du malade génère des sentiments d'anxiété. Le contexte des soins de santé peut aussi produire un stress considérable. En effet, le milieu hospitalier, avec son décor froid, ses activités médicales bien réglées, sa rotation du personnel soignant dont le rôle peut paraître parfois ambigu, apporte d'autres agents de stress. Selon Halm et Alpen (1993), la technologie qu'on trouve au chevet du patient suscite la peur et l'anxiété, impose souvent l'immobilisation du patient et conduit à la dépersonnalisation. Ces auteures soutiennent que ces sentiments sont renforcés par l'attitude de certains professionnels de la santé qui s'intéressent davantage à la maladie ou au traumatisme physique et aux appareils de soins qu'à la personne elle-même.

Aussi, la maladie engendre, autant chez le patient que chez les membres de sa famille, des sentiments d'insécurité face à l'avenir et de peur face à la douleur, à la dépendance, à une récidive ou à la mort. Une épouse, par exemple, peut souffrir d'insomnie, craignant un arrêt cardio-respiratoire, durant la nuit, chez son mari atteint d'insuffisance cardiaque.

Des sentiments de culpabilité reliés à l'étiologie du problème de santé peuvent aussi se manifester chez certains membres de la famille (Kessler, 1993). Par exemple, la conjointe d'un patient cardiaque peut se sentir coupable de ne pas avoir suffisamment surveillé la diète ou la prise de médicaments de son mari. Le fils peut se sentir responsable d'avoir créé, par ses comportements rébarbatifs, trop de stress chez son père et d'avoir aggravé sa maladie. Une mère peut se sentir coupable d'avoir transmis une maladie héréditaire à son enfant. Un père peut se blâmer d'avoir causé l'accident qui a paralysé sa fille. Ces sentiments sont de nature à inciter à la surprotection ou à l'abnégation face au patient ; cela risquera d'accroître le niveau de tension dans les relations familiales et d'influencer l'évolution de la maladie.

Le patient lui-même peut éprouver un sentiment de culpabilité susceptible d'affecter son état de santé. Une personne qui vit avec une incapacité physique se sentait coupable de priver sa famille d'activités «normales» et manifestait des signes dépressifs. Une mère, atteinte d'insuffisance cardiaque, qui ne voulait pas décevoir son fils et son mari leur rendait service en allant au-delà de ses capacités physiques. Ces efforts aggravaient ses symptômes et l'obligeaient à recourir à des soins dans une salle d'urgence. Réalisant ce fait, elle décida que sa santé passerait désormais avant les besoins de sa famille. Son sentiment de culpabilité relié à son rôle de mère s'est alors affaibli, ses symptômes se sont atténués et elle a pu réduire le nombre de ses visites à la salle d'urgence.

La frustration est un autre sentiment souvent éprouvé dans la famille d'un malade à cause d'une divergence d'opinions ou d'attentes entre les membres de la famille eux-mêmes ou entre ceux-ci et les professionnels de la santé vis-à-vis des soins à apporter (le traitement, les comportements favorisant la santé, l'utilisation des ressources). Ainsi, le père d'un patient et une infirmière croient qu'il est nécessaire d'encourager l'autonomie de celui-ci, tandis que sa mère croit qu'il faut le protéger de façon qu'il conserve ses énergies pour surmonter la maladie. Ces différences d'opinions provoquent de la frustration chez les soignants et de la confusion chez le malade.

La frustration peut aussi être due au fardeau engendré par la maladie lorsque son traitement affecte les activités quotidiennes. Les frères et les sœurs d'un enfant malade peuvent envier l'attention qu'il reçoit ; ils susciteront chez celui-ci non seulement de la frustration mais aussi un sentiment d'isolement (Chesler et Barbarin, 1987). Parfois, les membres de la famille éprouvent de la culpabilité vis-à-vis de la frustration qu'ils ressentent puisque le malade souvent n'y peut rien !

D'autres agents stresseurs sur le plan des émotions consistent dans la peine et la tristesse associées à la perte de la maîtrise, à la perte de l'autonomie, à la perte de rôles et de responsabilités et au renoncement à des projets (par exemple de retraite) attribuables à l'affaiblissement de la santé du malade. Ces diverses pertes risquent d'entraîner de la colère, de la frustration, ou même une dépression

chez le patient ou les autres membres de sa famille. Durant la conva-
lescence de leurs maris, Croog et Levine (1977) ont trouvé que les
épouses éprouvaient souvent de la détresse face à la dépression et
aux humeurs de ceux-ci ; leur détresse était également causée par leur
propre frustration et leur propre colère provenant des divergences
d'opinions concernant la maladie et son traitement. Des réactions
physiologiques et psychologiques telles que des troubles d'appétit et
de sommeil, des migraines, des douleurs à la poitrine, un manque
de concentration et un sentiment de culpabilité face à la maladie ont
aussi été observées chez les conjoints placés devant un stress émotionnel
engendré par la maladie (Bedsworth et Melon, 1982 ; Skelton et
Dominion, 1973).

Il est pertinent de souligner, toutefois, qu'une problématique de
santé chez un membre de la famille peut devenir une occasion pour
un autre membre de se valoriser dans son rôle de soignant et de réduire
ainsi un sentiment de dépression.

Les agents stresseurs sur le plan des activités quotidiennes

Une problématique de santé importante exige une réorganisation des
rôles familiaux et un retrait des activités familiales et sociales à la suite
d'une diminution de l'autonomie du malade (Carter, 1984). Il faut
souvent redistribuer les tâches domestiques et les responsabilités pour
remplacer le membre malade de la famille. Une mère de famille, par
exemple, se retrouve avec un surplus de responsabilités parentales
que son mari malade lui concède ou qu'elle lui dérobe par surprotection.
Une épouse ou un enfant adulte doit chercher un emploi pour remplacer
le pourvoyeur de la famille rendu invalide. Une mère qui élève seule
ses enfants peut se retrouver démunie face à ses responsabilités familiales faute de conjoint pour assurer la relève durant son hospitalisation
ou durant les périodes difficiles de sa maladie.

La maladie a des exigences qui créent une fatigue physique et
obligent des membres de la famille à renoncer à certaines activités
personnelles, professionnelles et sociales. Par exemple, une mère doit
laisser son emploi ou abandonner ses activités sportives ou culturelles
pour s'occuper d'un enfant atteint d'une maladie chronique. Les frères
et sœurs de l'enfant doivent parfois renoncer à leurs propres activités
sociales pour partager ces soins.

Les hospitalisations modifient aussi considérablement le cours des
activités quotidiennes. Parfois, les visites à l'hôpital entraînent des
difficultés de transport ou des absences au travail, nécessitent
l'engagement d'une gardienne ou réduisent le temps accordé aux autres
membres de la famille.

Les habitudes de vie, soit l'alimentation, les activités sociales ou les relations avec la famille élargie, doivent être modifiées de manière à tenir compte des conditions du membre de la famille qui est malade. Les rites, tels que la célébration des anniversaires ou des fêtes religieuses, les visites ou voyages annuels peuvent être perturbés, engendrant dans certains cas de la déception ou du ressentiment.

La maladie et son traitement peuvent aussi créer des dépenses supplémentaires (en ce qui a trait aux médicaments, à la garde des enfants, au transport à la clinique ou à l'hôpital) ou décroître le revenu familial à cause d'une absence temporaire au travail ou d'un abandon de l'emploi.

Dans l'étude qu'ils ont menée auprès de 117 soignants naturels de patients atteints d'incapacité physique, Snyder et Keefe (1985) indiquent que 70 % d'entre eux ont rapporté des problèmes de santé physique. Les auteurs concluent que plus l'incapacité du malade est grande et la durée du handicap est longue, plus les soignants rapportaient des problèmes de santé et des changements négatifs dans leur style de vie. Ces changements négatifs étaient décrits ainsi: difficulté à faire de l'exercice régulièrement, difficulté à faire des projets, manque de temps pour soi-même, isolement, perte d'intérêt dans les activités sexuelles et sociales. Ces problèmes d'adaptation à la maladie peuvent se manifester par l'aggravation de symptômes autant chez le patient que chez les autres membres de la famille, par une infidélité au traitement et, conséquemment, par des visites plus fréquentes chez les professionnels de la santé.

Les agents stresseurs sur le plan des relations interpersonnelles

Les agents stresseurs sur les plans cognitif, des émotions et des activités quotidiennes affectent de façon significative les relations interpersonnelles, que ce soit entre les membres de la famille, entre ceux-ci et leur réseau social ou encore entre les membres de la famille et les professionnels de la santé. Les patterns d'interactions entre les individus sont souvent modifiés pour permettre une adaptation à la problématique de santé. Ce processus d'adaptation est fortement influencé par le stress attribuable aux exigences du problème de santé et par les ressources personnelles, familiales, sociales et professionnelles (Woods, Haberman et Packard, 1993). Cependant, les relations familiales peuvent bénéficier d'une expérience reliée à une problématique de santé en incitant les membres à se rapprocher émotivement les uns des autres pour mieux composer avec la situation (Fiske, Coyne et Smith, 1991). Le stress de la problématique de santé les oblige à échanger un soutien émotif et matériel, lequel réduit ainsi les tensions interpersonnelles antérieures. Cependant, chez d'autres familles, le stress associé à une problématique de santé importante crée des tensions ou accentue celles déjà existantes entre certains membres (Northouse, 1984; Sabbeth et Leventhal, 1984; Rolland, 1994). La résolution d'un problème de santé avec les relations familiales engendre certains phénomènes qui affectent la dynamique familiale tels que des comportements de surprotection et de dépendance, l'ambiguïté des rôles et des règles, l'expression indirecte de sentiments, la redéfinition de la relation conjugale et l'isolement du malade et de la famille.

Le phénomène de surprotection et dépendance.   Le stress relié au phénomène de surprotection-dépendance, qui se produit très souvent dans les relations entre le malade et certains membres de sa famille, constitue un stress interpersonnel important. En effet, la maladie peut réduire l'autonomie du malade et, en retour, susciter de la vigilance et du soutien de la part de sa famille. Toutefois, la perception du besoin d'aide du patient peut varier d'une personne à l'autre et conduire à des patterns d'interactions conflictuels. Par exemple, des patients souffrant d'insuffisance cardiaque ont tendance à minimiser la gravité de leurs symptômes et à surestimer leurs capacités physiques en rapport avec certaines activités. Cette difficulté d'autoévaluer leurs conditions de santé engendre souvent des conflits conjugaux, car souvent leurs conjointes, par prudence ou par surprotection, s'opposent à la reprise de ces activités physiques. Dans d'autres situations, les comportements de surprotection-dépendance résultent d'un sentiment de culpabilité. Ainsi, une mère qui se tient pour responsable de l'accident de sa fille se rachète en la surprotégeant durant son processus de réadaptation. En réaction au comportement de sa mère et à son incapacité physique, la fille adopte des comportements de dépendance qui appellent en retour la surprotection de sa mère. Ce type d'interaction se développe souvent dans les familles qui sont aux prises avec un problème de santé chronique (Duhamel, 1987).

La surprotection, le harcèlement ou l'indifférence de la part du conjoint ainsi que la peur de la dépendance chez le malade consti-tuent des sources d'inquiétude et de tension chez le couple dont un des conjoints souffre d'une maladie cardio-vasculaire (Stern et Pascale, 1979). L'étude de Gilliss (1984) auprès de patients cardiaques a indiqué que les époux surprotégeaient et tentaient de diriger le comportement du malade, provoquant ainsi de la colère et de l'anxiété autant chez le malade que chez le conjoint.

La répartition du pouvoir.   La répartition du pouvoir dans les interactions familiales peut entraîner des problèmes quant à la fidélité au traitement. Le malade peut perdre la maîtrise de certaines décisions familiales, même de celles qui concernent ses propres comportements de santé. Parfois, un membre de la famille, par souci de protection, décide pour lui du régime de vie qu'il doit adopter ou du type de ressources professionnelles auxquelles il fera appel. Il arrive alors que le malade réagisse à cette prise en charge et refuse ou néglige les recommandations en matière de santé afin de garder un sentiment de maîtrise. Aussi, lorsque la famille exclut le malade des décisions familiales, pour le protéger contre le stress, celui-ci risque de se sentir dévalorisé et sous-estimé.

Cependant, la répartition de la maîtrise des décisions peut s'effectuer différemment dans d'autres familles. Par son rôle de malade, un individu peut augmenter son influence sur les autres membres de la famille lorsque ceux-ci, par empathie pour lui ou de peur qu'il ne fasse une rechute, lui cèdent la maîtrise. Par exemple, un patient qui montre des symptômes de dépression peut avoir beaucoup d'influence sur sa famille, qui craindra une tentative de suicide si ses désirs ne sont pas réalisés.

L'ambiguïté des rôles et des règles.   L'ambiguïté, que ce soit face à l'évolution de la maladie ou dans les rôles et les règles de la famille, crée un stress majeur dans les relations interpersonnelles. Parfois, il est difficile d'établir le degré d'autonomie du patient et de lui attribuer une tâche ou une responsabilité lorsque sa maladie comporte des symptômes obscurs ou ambigus tels que la confusion ou l'incapacité physique qui se manifestent de façon épisodique (Boss, 1988). Par exemple, un père se demande si son fils atteint d'une tumeur cérébrale refuse de collaborer à des activités familiales par caprice ou par réaction à sa maladie. Les attentes et les rôles sont difficiles à déterminer lorsque l'évolution des symptômes est imprécise et imprévisible. La famille doit se poser certaines questions : « Est-ce la maladie ou sa personnalité qui le fait agir ainsi ? » ; « Est-ce que sa maladie l'empêchera de travailler éventuellement. Si c'est le cas, doit-on prévoir une autre source de revenu ? » ; « Est-ce que je devrais lui parler du problème de notre fille ou est-ce que cela le perturberait trop ? » ; « Serait-il soulagé ou insulté si on le déchargeait de ses responsabilités ? » Le patient lui-même peut se poser des questions telles que celles-ci : « Est-ce par amour ou par pitié que l'on m'accorde cette attention ? » ; « Est-ce par mesure de protection ou par manque de confiance en mon jugement que l'on m'exclut de cette importante prise de décision ? » Ces questions génèrent du stress et de la frustration et peuvent menacer l'harmonie des relations familiales.

L'ambiguïté des règles dans la famille comporte une autre source significative de stress interpersonnel. Dans une famille où il a toujours été permis d'exprimer ses émotions, de parler ouvertement de la maladie et de la mort, la règle peut changer une fois qu'un de ses membres est atteint d'une maladie mortelle. Les individus interrogent ces règles préalablement établies : «Est-ce que le fait de parler de la maladie ou du pronostic avec ma mère accélérera l'évolution de sa maladie ? » ; «Pouvons-nous nous permettre de pleurer et de ventiler nos émotions sans inquiéter nos parents davantage ? » ; «Pouvons-nous continuer à recevoir nos amis malgré la gêne que mon frère malade pourrait éprouver ? » Les réponses à ces questions ne sont pas toujours accessibles ou claires, et cela peut causer de la frustration chez certains membres de la famille.

L'expression indirecte des sentiments.   Des sentiments mal exprimés ou mal interprétés causent souvent des conflits familiaux. Par exemple, une adolescente exprime sa détresse face à la maladie de son père en manifestant de la colère et de l'irritabilité dès que son père néglige son traitement. L'évasion d'un mari dans le sport ou dans le travail, pour composer avec le stress causé par la maladie fatale de son épouse, peut être interprétée comme un signe d'indifférence ou d'insensibilité face aux besoins de celle-ci. Un sentiment d'angoisse conduit fréquemment des individus à adopter des comportements inattendus, voire incompréhensibles, ce qui crée des tensions dans les relations familiales.

La redéfinition de la relation conjugale.   Le stress dans les relations interpersonnelles qui est causé par une problématique de santé affecte particulièrement les relations conjugales. Chez certains couples, le soutien que les conjoints s'échangent face au stress créé par une maladie augmente la qualité de leurs interactions, la force de leur relation, la cohésion et la communication familiales (Vess, Moreland et Schebel, 1985a, 1985b). Cependant, chez d'autres couples dont la relation était déjà tendue, le stress d'une maladie accentue les conflits et réduit le soutien conjugal (Burman et Margolin, 1992). Cassileth et ses collaborateurs (1985) soutiennent que les conjoints des malades chroniques sont souvent incapables de s'adapter aux changements que la maladie crée dans leur relation, ou peu disposés à le faire. Ils éprouvent parfois autant de détresse que leur conjoint malade.

La nature de la maladie (affectant l'image corporelle), des traitements (le type de médicaments), ou la peur d'une rechute fatale chez un des conjoints peuvent placer le couple face à des difficultés d'intimité sexuelle. Certains médicaments, ou encore la crainte que des activités sexuelles ne déclenchent des symptômes neurologiques ou cardiaques, diminuent la libido chez certains patients et leur conjoint. Des effets secondaires de la maladie et des médicaments tels que l'irritabilité ou les sautes d'humeur peuvent hausser la tension conjugale et exacerber les conflits.

La différence entre les réactions et les attentes des conjoints face à la maladie peut créer de la discorde si leur style de communication ne leur permet pas de clarifier leurs intentions. Ainsi, l'épouse d'un patient en phase terminale, voulant profiter des derniers moments avec son mari, tente de se rapprocher de lui le plus possible. Celui-ci, se sentant menacé par l'intensité de la relation, prend une distance afin de préparer son épouse à la séparation prochaine.

D'autres études ont aussi soutenu le lien entre la dynamique conjugale et les problèmes de santé. Sikorski (1985) a conclu, à la suite d'une de ses études, que les pires relations conjugales étaient rapportées par les patients qui souffraient de complications postcardiochirurgicales. Milne, Logan et Flanagan (1985) ont indiqué dans leur étude que le diagnostic d'hypertension générait des conflits importants dans les relations familiales, surtout chez le couple.

L'isolement du malade et de la famille. L'isolement du malade et de la famille en général est une autre source de stress dans les relations interpersonnelles. La maladie limite la mobilité du patient, et conséquemment ses activités à l'intérieur et à l'extérieur de la maison. Après un certain temps, il arrive que le seul réseau social qui reste accessible au malade soit sa famille. De plus, par mesure de protection, il est possible qu'on l'exclue aussi d'activités ou de responsabilités familiales, qu'on l'isole de ce fait de son propre milieu familial. Les hospitalisations répétées dans le cas des malades chroniques créent aussi une certaine distance entre le malade et son entourage social et professionnel ou scolaire chez les enfants. Très souvent, le milieu hospitalier devient le contexte social de ces patients, car des liens affectifs se sont créés avec d'autres patients qui partagent la même situation reliée à la maladie.

Les autres membres de la famille doivent aussi composer avec un isolement social dû aux exigences de la maladie et de son traitement. Le temps et l'énergie que requièrent certains soins limitent les activités sociales et professionnelles de ceux-ci. Gonzalez, Steinglass et Reiss (1989) ont observé que très peu de familles dont un membre est atteint d'une maladie chronique réussissaient à répondre aux exigences de la maladie tout en comblant les besoins d'évolution de chacun des membres de la famille. Il semble que ces familles aient eu tendance à négliger soit les premières, soit les seconds. Kaye, Gracely et Levison (1989) ont entrepris une étude pour évaluer les effets de la dialyse pour les maladies rénales terminales sur la condition psychosociale des patients et de leur famille. Ils ont démontré qu'à mesure que les patients s'amélioraient sur le plan de la croissance personnelle les membres de la famille voyaient leur situation se détériorer. Il est possible qu'en raison du temps et de l'argent consacrés aux soins reliés à la maladie les membres de la famille aient éprouvé une perte d'indépendance, qu'ils aient raté des occasions d'avoir des activités récréatives.

L'isolement social des membres de la famille peut également être relié à l'attitude de l'entourage (les parents et les amis) qui mettent eux-mêmes une distance par rapport à la famille parce qu'ils ont peur de l'importuner ou sont mal à l'aise face à la situation (ils ne savent pas comment parler aux membres de la famille, comment les aider, ou sont trop émus pour se comporter normalement) (Meyerowitz et Kaplan, 1967). Cette distance entre la famille et le réseau social réduit le soutien psychosocial parfois indispensable à l'adaptation à un problème de santé.

Plusieurs études démontrent, en effet, qu'une problématique de santé affecte non seulement la vie du patient mais aussi la vie de toute sa famille. L'infirmière doit donc considérer que toute problématique de santé s'inscrit dans un contexte familial qui change continuellement face aux demandes de la vie quotidienne, incluant les tâches des différentes étapes de la vie familiale (Paul, 1993).

L'INFLUENCE DE LA DYNAMIQUE FAMILIALE SUR LA PROBLÉMATIQUE DE SANTÉ

La famille influence d'une façon importante le développement des attitudes et des comportements d'un individu face à la santé. Les relations familiales agissent aussi sur l'évolution d'une problématique de santé en devenant une source de stress ou de soutien pour le membre de la famille aux prises avec le problème de santé (Schuster, Kessler et Aseltine, 1990). Un certain nombre d'études établissent la relation entre le stress familial et la santé des individus. Par exemple, les recherches de Beautrais, Fergusson et Shannon (1982) ont identifié chez des enfants d'âge préscolaire une corrélation positive entre le nombre d'événements stressants dans leur famille et la fréquence de leur admission dans des hôpitaux pour différents problèmes de santé. Les auteurs Doherty et Campbell (1990) signalent plusieurs études qui mettent en évidence le lien entre le stress engendré par un événement familial (comme le deuil ou le divorce) et la vulnérabilité face à la maladie. La famille est, en effet, un facteur environnemental qui augmente les risques de maladies ou d'accidents chez certains individus. Il a été démontré que, dans certaines familles, des niveaux de stress élevés étaient associés à des indicateurs de maladies cardio-vasculaires telles que l'hypertension (Cobb et Rose, 1973), l'élévation des catécholamines, l'hyperlipidémie et l'hyperglycémie (Goldstein, 1981). Par exemple, Medalie, Snyder et Groen (1973) ont indiqué que des hommes qui éprouvaient une forte anxiété et qui étaient aux prises avec de sérieux problèmes familiaux sans pouvoir jouir d'un soutien conjugal rapportaient plus de douleurs angineuses que ceux qui bénéficiaient d'un soutien conjugal. Ces auteurs ont conclu que le soutien conjugal pourrait avoir un «effet tampon» sur le niveau d'anxiété de ces sujets. D'après Cassel (1976) et Cohen (1988), le stress accroît la vulnérabilité de l'individu face à la maladie, alors que le soutien social amoindrit les effets néfastes du stress et favorise l'adaptation de l'individu à une problématique de santé. Anderson et ses collaborateurs (1981) ont trouvé que les adolescents diabétiques qui contrôlaient mal leur diabète avaient connu une moins grande cohésion familiale et un plus grand nombre de conflits familiaux que ceux qui contrôlaient mieux leur maladie. Il ressort de cette étude que ces derniers provenaient de familles où l'indépendance de leurs membres, doublée d'une communication directe entre eux, était encouragés.

Une autre étude, effectuée par Mengel et ses collaborateurs (1992), a mis en évidence une relation entre la dynamique familiale, certains types de réponses au stress de la part des parents et un faible contrôle du diabète chez des adolescents. Ces chercheurs ont conclu que les réactions des parents au stress pouvaient contribuer à réduire le contrôle du diabète des adolescents, en raison de l'effet de ces réactions sur la dynamique familiale ou encore sur le mécanisme physiologique même de l'adolescent. Une corrélation entre le soutien conjugal et l'acceptation du traitement médical a aussi été démontrée par Doherty et ses collaborateurs (1983). Certains comportements du conjoint, comme le fait de manifester au patient de l'intérêt pour son traitement ou le fait de lui rappeler sa diète et sa médication, ont été associés à la fidélité au traitement. Ces auteurs ont aussi démontré une corrélation positive entre le soutien de la conjointe et sa foi dans les bénéfices du traitement.

D'autres recherches ont établi une relation entre la détresse conjugale et diverses réactions physiologiques conduisant à des problèmes de santé mentale et physique (comme la dépression et les maladies cardio-vasculaires) (Burman et Margolin, 1992; Levenson et Gottman, 1985). Selon Miller et Wikoff (1989), l'anxiété, le stress et l'incertitude reliés à la maladie cardiaque ainsi que les différences entre les époux quant à leurs perceptions et à leurs croyances concernant les exigences de la maladie sont parmi les facteurs qui suscitent des conflits conjugaux, affectant par le fait même l'adaptation à la maladie et la fidélité au traitement. Le contexte familial constitue en effet un facteur important à considérer lors de la recherche des sources de stress influençant l'évolution d'une maladie.

L'absence de soutien social est tout aussi néfaste et a des conséquences sur le système physiologique de certains individus. On a trouvé une corrélation positive entre l'absence de soutien social et une évolution rapide de la maladie dans différents types de problématiques de santé. Levine et ses collaborateurs (1979) ont démontré que le soutien familial s'avérait une stratégie importante pour une maîtrise efficace de l'hypertension chez un individu. Berkman et Syme (1979) ont trouvé que la mort reliée à des maladies cardio-vasculaires, cérébro-vasculaires et circulatoires était associée à un manque de soutien social. Dans cette étude, les sources de soutien social qui semblent avoir la plus forte influence sont la relation conjugale et les contacts avec la parenté et les amis proches. Abram, Moore et Westervelt (1971) ont rapporté que l'absence de soutien familial était un facteur significatif dans l'incidence accrue du suicide parmi les personnes souffrant d'insuffisance rénale (un taux de 100 à 400 fois plus élevé que dans la population normale). Eisendrath (1969) a démontré que la majorité des patients qui étaient décédés après une transplantation du rein avaient été abandonnés par un ami proche ou par leur famille.

Cependant, la famille peut atténuer les sources de stress en procurant du soutien à la personne malade de manière à favoriser son adaptation à la maladie. Plusieurs études dont celles de Bloom (1982), de Mishel et Braden (1987) et de Primono, Yates et Woods (1990) ont conclu que le soutien conjugal et familial était le facteur qui prédisait le mieux l'adaptation d'une femme à une maladie chronique tel le cancer; parmi ces études, le mari était identifié comme étant la personne la plus importante du réseau social. Les travaux de Vess et ses collaborateurs (1985a) posent l'hypothèse que la dynamique familiale pourrait même influencer la mortalité des patients cancéreux. Ces chercheurs ont noté que, parmi les 9 sujets décédés sur les 54 que comportait leur étude, ceux qui vivaient dans une famille où l'on observait une bonne communication, une meilleure cohésion et peu de conflits entre les membres, lors de la première entrevue de leur étude, avaient tendance à vivre cinq mois de plus que les autres sujets qui vivaient une relation familiale conflictuelle. Les résultats de l'étude de Patterson (1990) sur les familles d'enfants atteints de fibrose kystique révèlent que les stratégies d'adaptation des parents qui comportent des activités favorisant une meilleure estime de soi, la stabilité psychologique et un meilleur soutien social étaient associées à des changements positifs dans la condition de santé de leur enfant.

D'autres chercheurs (Pentecost, 1970; Steidl et autres, 1980) ont trouvé un lien entre des facteurs familiaux et la fidélité au traitement chez les patients atteints d'insuffisance rénale terminale. Sherwood (1983) a démontré que plus la famille était organisée (où le travail et les repas étaient à des heures régulières), plus la diète prescrite était respectée. Dans une autre étude, Heinzelman et Bagley (1970) ont découvert que les patients cardiaques qui participaient à un programme d'exercices et dont l'épouse adoptait une attitude positive envers celui-ci avaient plus tendance à suivre le programme au complet que ceux dont l'épouse adoptait une attitude neutre ou négative envers ce programme. Selon l'étude de Daltroy et Godin (1989), l'approbation des conjoints à la participation du patient à un programme d'exercices est associée significativement à leur intention d'encourager leur partenaire à participer au programme. Toutefois, Andrew et Parker (1979) ont trouvé que le degré d'adhésion du patient cardiaque à ce type de programme d'exercices était lié à l'approbation du conjoint telle qu'elle était perçue par le sujet lui-même.

Le fait d'amener la famille à collaborer aux soins peut aussi influencer l'évolution d'une maladie. D'après l'étude de Moriskey et ses collaborateurs (1983) et celle de Margolin et McIntyre-Kingsolver (1988), de simples interventions familiales, telles que la participation du conjoint aux soins de l'hypertension, peuvent augmenter la fidélité des patients au traitement, réduire significativement leur tension artérielle et conséquemment leur taux de mortalité. Hoebel (1977) a conduit une étude-pilote qui a démontré l'efficacité d'interventions auprès des épouses de patients cardiaques quant au processus de rétablissement de ces derniers. Cette étude était basée sur l'hypothèse que la non-fidélité du patient au traitement médical n'est pas un phénomène isolé ; elle est plutôt reliée aux interactions familiales. Dans son étude, sept patients cardiaques sur neuf qui avaient de la difficulté à se plier aux exigences du traitement médical avaient vu leur comportement face au traitement de leur maladie changer de façon significative à la suite d'interventions axées sur les interactions des patients et de leurs épouses.

En résumé, les écrits mentionnés confirment qu'on ne peut ignorer la cellule familiale dans les soins de santé des individus. Les tâches de la famille vis-à-vis d'une problématique de santé sont nombreuses et peuvent devenir une source de stress : la prévention et la prise en charge de symptômes, la fidélité au traitement, la modification des habitudes et des rôles familiaux, l'adaptation aux différentes pertes dues à la maladie (par exemple, la perte de l'autonomie et la perte de l'emploi), la prévention et l'adaptation en relation avec l'isolement social et le maintien de l'espoir face à l'évolution imprévisible de la maladie ou à son issue fatale. Malgré les ressources dont disposent plusieurs familles et malgré leur habileté à s'offrir le soutien nécessaire pour minimiser la souffrance de leurs membres, celles-ci requièrent en général un soutien professionnel lorsqu'elles sont aux prises avec une problématique de santé importante. Malheureusement, les chercheurs Northouse (1988) et Oberst et James (1985) concluent que les familles reçoivent peu de soutien de la part des professionnels de la santé. À l'appui de ces observations, Thorne et Robinson (1988, 1989) ont indiqué que la famille éprouvait du désenchantement envers le peu d'humanisation des soins de la part des professionnels de la santé et de la méfiance envers le système de santé en général. En effet, les professionnels de la santé ont trop longtemps considéré la famille comme une extension du patient, au lieu de voir dans le patient une extension de la famille. La relation entre les interactions familiales et la santé des membres de la famille est un phénomène complexe qui mérite non seulement l'attention des chercheurs mais aussi celle des cliniciens œuvrant auprès des individus qui font face à une problématique de santé.

Bien que des expériences cliniques et les études que nous avons signalées aient établi une relation entre la dynamique familiale et l'évolution d'une maladie, peu d'études ont porté sur les interventions infirmières auprès de familles aux prises avec une problématique de santé. Non seulement est-il important de mieux comprendre la relation entre la dynamique familiale et le processus d'adaptation à la maladie mais il est essentiel d'améliorer les interventions infirmières de façon à atténuer la souffrance reliée à cette problématique de santé et, conséquemment, à faciliter le processus d'adaptation.

RÉFÉRENCES

Abram, H., Moore, G. & Westervelt, F. (1971). «Suicidal behavior in chronic dialysis patients», *American Journal of Psychiatry, 127,* 1199-1204.

Anderson, B.J., Miller, J.P., Auslander, W.F. & Santiago, J.V. (1981). «Family characteristics of diabetic adolescents: Relationship to metabolic control», *Diabetes Care, 4,* 586-594.

Andrew, G. & Parker, J. (1979). «Factors related to drop out of post-myocardial infarction patients from exercise programs», *Medicine and Science in Sports, 11,* 376-378.

Beautrais, A.L., Fergusson, D.M. & Shannon, F.T. (1982). «Life events and childhood morbidity: A prospective study», *Pediatrics, 70,* 935-940.

Bedsworth, J.A. & Melon, M.T. (1982). «Psychological stress in spouses of patients with myocardial infarction», *Heart and Lung, 11,* 450-456.

Berkman, L.F. & Syme, S.L. (1979). «Social networks, host resistance and mortality: A nine year follow-up study of Alameda County residents», *American Journal of Epidemiology, 109,* 186-204.

Bewley, B.R. & Bland, J.M. (1977). «Academic performance and social factors related to cigarette smoking by school children», *British Journal of Preventive and Social Medicine, 31,* 18-24.

Bloom, J.R. (1982). «Social support, accommodation to stress and adjustment to breast cancer», *Social Science and Medicine, 16,* 1329-1338.

Boss, P. (1988). *Family Stress Management,* Newbury Park, Californie: Sage Publications.

Burman, B. & Margolin, G. (1992). «Analysis of the association between marital relationships and health problems: An interactional perspective», *Psychological Bulletin, 112* (1), 39-63.

Campbell, T.L. (1986).«Family's impact on health: A critical review», *Family Systems Medicine, 4* (2-3), 135-328.

Campbell, T.L. (1987). *Family's impact on health: A critical review and annotated bibliography,* Mental Health Service System Reports, U.S. Department of Health and Human Services, Rockville, Maryland.

Carter, R.E. (1984). «Family reactions and reorganization patterns in myocardial infarction», *Family Systems Medicine, 2* (1), 55-65.

Cassel, J. (1976). «The contribution of social environment to host resistance», *American Journal of Epidemiology, 104,* 107-123.

Cassileth, B.R., Lusk, E.J., Strouse, T.B., Miller, D.S., Brown, L.L. & Cross, P.A. (1985). «A psychoanalysis of cancer patients and their next of kin», *Cancer, 55,* 72-76.

Chesler, M.A. & Barbarin, O.A. (1987). *Childhood Cancer and the Family,* NewYork: Brunner/Mazel Publishers.

Cobb, S. & Rose, R.M. (1973). «Hypertension, peptic ulcers and diabetes in air traffic controllers», *Journal of the American Medical Association, 224,* 489-492.

Cohen, M.H. (1993). «The unknown and the unknowable: Managing sustained uncertainty», *Western Journal of Nursing Research, 15* (1), 77-96.

Cohen, S. (1988). «Psychosocial models of the role of social support in the etiology of physical disease», *Health Psychology, 7,* 269-297.

Croog, S.H. & Levine, S. (1977). *The Heart Patient Recovers,* NewYork: Human Sciences Press.

Daltroy, L.H. & Godin, G. (1989). «Spouse intention to encourage cardiac patient participation in exercise», *American Journal of Health Promotion, 4* (1), 12-17.

Doherty, W.J. & Campbell, T.L. (1990). *Famille et santé*, Ottawa : Les Éditions St-Yves Inc.

Doherty, W.J., Schrott, H.G., Metcalf, L. & Iassiello-Vailas, L. (1983). «Effect of spouse support and health beliefs on medication adherence», *Journal of Family Practice, 17*, 837-941.

Duhamel, F. (1987). «Assessing families of adolescents with Crohn's disease», dans L. M. Wright & M. Leahey (dir.), *Families and Chronic Illness* (pp. 168-185), Springhouse : Springhouse Corporation.

Eisendrath, R. (1969). «The role of grief and fear in the death of kidney transplant patients», *American Journal of Psychiatry, 126* (3), 381-387.

Fiske, V., Coyne, J.C. & Smith, D.A. (1991). «Couples coping with myocardial infarction : An empirical reconsideration of the role of overprotectiveness», *Journal of Family Psychology, 5*, 4-20.

Gilliss, C.L. (1984). «Reducing family stress during and after coronary artery bypass surgery», *Nursing Clinics of North America, 19* (1), 103-112.

Gilliss, C.L. (1991). «The family dimension of cardiovascular care», *Canadian Journal of Cardiovascular Nursing, 2* (1), 3-7.

Goldstein, D.S. (1981). «Plasma norepinephrine in essential hypertension», *Hypertension, 3*, 48-52.

Gonzalez, S., Steinglass, P. & Reiss, D. (1989). «Putting the illness in its place : Discussion groups for families with chronic medical illnesses», *Family Process, 28*, 69-87.

Halm, M.A. & Alpen, M.A. (1993). «The impact of technology on patients and families», *Nursing Clinics of North America, 28* (2), 443-457.

Heinzelman, F. & Bagley, R.W. (1970). «Response to physical activity programs and their effects on health behavior», *Public Health Reports, 85*, 905-911.

Hill, R. (1949). *Families Under Stress*, New York : Harper.

Hoebel, F.C. (1977). «Coronary artery disease and family interaction : A study of risk factor modification», dans P. Watzlawick & J. H. Weakland (dir.), *The Interactional View* (pp. 363-374), NewYork : Norton.

Kaye, J., Gracely, E.J. & Levison, S. (1989). «Psychosocial adjustment to illness and family environment in dialysis patients», *Family Systems Medicine, 7* (1), 77-89.

Kessler, S. (1993). «The spouse in the Huntington disease family», *Journal of Family Medicine, 11* (2), 191-199.

Levenson, R.W. & Gottman, J.M. (1985). «Physiological and affective predictors of change in relationship satisfaction», *Journal of Personality and Social Psychology, 49*, 85-94.

Levine, D.M., Green, L.W., Deeds, S.G., Chualow, J., Russell, R.P. & Finlay, J. (1979). «Health education for hypertensive patients», *Journal of the American Medical Association, 241*, 1700-1703.

Margolin, G. & McIntyre-Kingsolver, K. (1988). «Disorders of family relationships», dans E. A. Blechman & K. Brownell (dir.), *Behavioral Medicine for Women* (pp. 305-317), NewYork : Pergamon Press.

McCubbin, M.A. (1993). «Family stress theory and the development of nursing knowledge about family adaptation», dans S.L. Feetham, S.B. Meister, J.M. Bell & C.L. Gilliss (dir.), *The Nursing of Families* (pp. 46-58), Newbury Park, Californie : Sage Publications.

Medalie, J., Snyder, M. & Groen, J. (1973). «Incidence and univariate analysis», *American Journal of Medicine, 55* (5), 583-594.

Mengel, M.B., Lawler, M.K., Volk, R.J., Viviani, N.J., Dees, M.S. & Davis, A.B. (1992). «Parental stress response within a family context: Association with diabetic control in adolescents with IDDM», *Family Systems Medicine, 10* (4), 395-404.

Meyerowitz, J.H. & Kaplan, H.B. (1967). «Familial responses to stress: the case of cystic fibrosis», *Social Science and Medicine, 1,* 249-266.

Miller, P.J. & Wikoff, R. (1989). «Spouses' psychosocial problems, resources, and marital functioning postmyocardial infarction», *Progress in Cardiovascular Nursing, 4* (2), 71-76.

Milne, B.J., Logan, A.G. & Flanagan, P.T. (1985). «Alterations in health perception and lifestyle in treated hypertensives», *Journal of Chronic Disease, 38,* 37-45.

Mishel, M. & Braden, C. (1987). «Uncertainty — A mediator between support and adjustment», *Western Journal of Nursing Research, 9* (1), 43-57.

Morisky, D.E., Levine, D.M., Green, L.W. Shapiro, S., Russell, R.P., & Smith, C.R. (1983). «Five year blood pressure control and mortality following health education for hypertensive patients», *American Journal of Public Health, 73,* 153-162.

Northouse, L. (1984). «The impact of cancer on the family: An overview», *International Journal of Psychiatry in Medicine, 14* (3), 214-241.

Northouse, L. (1988). «Family issues in cancer care», *Advances in Psychosomatic Medicine, 18,* 82-101.

Oberst, M.T. & James, R.H. (1985). «Going home: Patient and spouse adjustment following cancer surgery», *Topics in Clinical Nursing, 7,* 46-57.

Patterson, J.M. (1990). «Family and health research in the 1980's: A family scientist's perspective», *Family Systems Medicine, 8* (4), 421-434.

Paul, D. (1993). «Les étapes du cycle de la vie familiale», *Nursing Québec, 13* (4), 32-39.

Pentecost, R. (1970). «Family study in home dialysis», *Archives of General Psychiatry, 22,* 538-546.

Primono, J., Yates, B.C. & Woods, N.F. (1990). «Social support for women during chronic illness: The relationship among sources and types to adjustment», *Research in Nursing and Health, 13* (153-161).

Rolland, J.-S. (1994). *Families, Illness, and Disability: An Integrated Treatmend Model,* New York: Basic Books.

Sabbeth, B.F. & Leventhal, J.M. (1984). «Marital adjustment to chronic childhood illness: A critique of the literature», *Pediatrics, 73,* 762-768.

Sales, E., Schulz, R. & Biegel, D. (1992). «Predictors of strain in families of cancer patients: A review», *Journal of Psychosocial Oncology, 10* (2), 1-26.

Sallis, J.F. & Nader, P.R. (1988). «Family determinants of health behaviors», dans D.S. Gochman (dir.), *Health Behaviors* (pp. 107-121), New York: Plenum Press.

Schuster, T.L., Kessler, R.C. & Aseltine, R.H. (1990). «Supportive interactions, negative interactions and depressed mood», *American Journal of Community Psychology, 18,* 423-438.

Sherwood, R.J. (1983). «Compliance behavior of hemodialysis patients and the role of the family», *Family Systems Medicine, 1* (2), 60-72.

Sikorski, J.M. (1985). «Knowledge, concerns and questions of wives of convalescent coronary artery bypass graft surgery patients», *Journal of Cardiac Rehabilitation, 5,* 74-85.

Skelton, M. & Dominion, J. (1973). «Psychological stress in wives of patients and myocardial infarction», *British Medical Journal, 14,* 101-103.

Snyder, B. & Keefe, K. (1985). «The unmet needs of family caregivers for frail and disabled adults», *Social Work in Health Care, 13* (3), 1-14.

Steidl, J., Finkelstein, F., Wexler, J., Feigenbaum, H., Kitsen, J., Kliger, A.S. & Quinlan, D.M. (1980). «Medical condition, adherence to treatment regimens, and family functioning: Their interactions in patients receiving long-term dialysis treatment», *Archives of General Psychiatry, 37,* 1025-1027.

Stern, M. & Pascale, L. (1979). «Psychosocial adaptation post-myocardial infarction: The spouses' dilemma», *Journal of Psychosomatic Research, 23,* 83-87.

Thorne, S.E. & Robinson, C.A. (1988). «Health care relationships: The chronic illness perspective», *Research in Nursing and Health, 11,* 293-300.

Thorne, S.E. & Robinson, C.A. (1989). «Guarded alliance: Health care relationships in chronic illness», *Image: The Journal of Nursing Scholarship, 21* (3), 153-157.

Turk, D.C. & Kerns, R.D. (1985). *Health, Illness and Families: A life-span perspective,* New York: John Wiley.

Vess, J.D., Moreland, J.R. & Schebel, A.I. (1985a). «A follow-up study of role functioning and the psychological environment of families of cancer patients», *Journal of Psychosocial Oncology, 3* (2), 1-14.

Vess, J.D., Moreland, J.R. & Schebel, A.I. (1985b). «An empirical assessment of the effects of cancer on family role functioning», *Journal of Psychosocial Oncology, 3* (1), 1.

Woods, F.N., Haberman, M.R. & Packard, N.J. (1993). «Demands of illness and individual, dyadic, and family adaptation in chronic illness», *Western Journal of Nursing Research, 15* (1), 10-30.

Wright, L.M. & Watson, W.L. (1994). «Beliefs: A key to illness narratives», communication présentée à The Narrative Ideas and Therapeutic Practice Conference, Vancouver.

CHAPITRE 2

Les concepts de l'approche systémique en soins infirmiers

Fabie Duhamel

INTRODUCTION

Reconnaissant l'apport de la famille dans le processus de santé de l'individu, les infirmières éprouvent le besoin de parfaire leurs connaissances et leurs interventions auprès de celle-ci. La complexité des soins de santé, conjuguée à la constante évolution de la famille, exige une formation de plus en plus poussée en ce qui a trait aux soins à donner à la famille. Dans ce chapitre, nous proposons une approche systémique visant à guider les infirmières dans leurs interventions auprès des familles qui sont aux prises avec une problématique de santé. Le but des interventions infirmières est de soulager la souffrance physique ou émotionnelle des membres de la famille et ainsi de faciliter leur processus d'adaptation à cette problématique de santé.

Une intervention infirmière basée sur une approche systémique devrait permettre essentiellement (1) d'examiner les facteurs de la dynamique familiale susceptibles d'agir sur le processus d'adaptation de la famille à la problématique de santé, (2) d'examiner également les facteurs reliés à la problématique de santé qui influencent les interactions des membres de la famille et (3) de faciliter chez les membres de la famille un nouveau mode d'interaction afin d'accroître leur autonomie au moyen de leurs ressources individuelles et familiales.

Des modèles d'intervention familiale fondés sur une perspective systémique ont été utilisés avec succès dans des familles connaissant des problèmes de santé (Minuchin, Rosman et Baker, 1978; Pirotta, 1984; Sluzki, 1985; Watson, Wright et Bell, 1992; Wright et Simpson,

1991). Ces modèles, basés sur la théorie générale des systèmes (Von Bertalanffy, 1968) et de la cybernétique (Weiner, 1948), conçoivent la famille comme un système social dont les membres entretiennent continuellement des interactions pour maintenir un certain équilibre et une évolution constante. Comme chaque membre de la famille est un système en lui-même, avec ses sous-systèmes psychobiologiques (par exemple, de la cellule au système neurologique ou circulatoire), la famille est aussi un système comportant ses propres sous-systèmes (comme le couple, la fratrie) de même qu'elle est un sous-système du système communautaire, qui est lui-même un sous-système d'un plus grand système, la société, et ainsi de suite jusqu'à la biosphère. Selon la théorie générale des systèmes, la santé d'une personne est influencée par ses sous-systèmes, soit physique, soit psychologique, et par ses supra-systèmes, c'est-à-dire la famille, la société, la culture. La théorie de la cybernétique soutient que tous les systèmes et sous-systèmes sont interdépendants et s'influencent mutuellement. Le comportement de chaque membre d'une famille a des effets sur le comportement des autres membres. Par conséquent, un changement tel que l'apparition d'une maladie chez un membre du système familial agit sur les autres membres du système et ceux-ci agiront à leur tour sur le membre malade. La théorie générale des systèmes et de la cybernétique offre donc une perspective circulaire et systémique, laquelle permet de mieux comprendre la relation entre la dynamique des différents systèmes (la personne, la famille, la communauté) et leurs problématiques de santé.

Des infirmières spécialisées en soins selon l'approche systémique de la famille ont mis au point un outil d'analyse du système familial (le Modèle d'analyse familiale de Calgary ou «*Calgary Family Assessment Model*») et un modèle d'interventions familiales (le Modèle d'interventions familiales de Calgary ou «*Calgary Family Intervention Model*») (Wright et Leahey, 1994) en s'inspirant de la théorie générale des systèmes et de la cybernétique, de théories en sciences infirmières et en thérapie familiale. Ces théories et la théorie de la connaissance, élaborée par les biologistes Maturana et Varela (1992), ont fortement influencé l'approche systémique préconisée dans cet ouvrage. La théorie de la connaissance influe de façon significative sur le domaine de la thérapie familiale et s'infiltre dans le domaine des soins infirmiers à la famille par l'entremise de Wright et de ses collaborateurs (Shaw et Halliday, 1992; Wright et Levac, 1992).

DES CONCEPTS INFIRMIERS

Pour mieux comprendre l'approche systémique, il est important de définir certains concepts centraux de la discipline infirmière, soit ceux d'«individu», de «famille», de «santé familiale» et d'«intervention infirmière», selon cette perspective. La définition de ces concepts, qui constituent la base de l'approche systémique présentée, s'inspire de la théorie de Maturana et Varela, de même que des auteures Wright, Watson et Bell (1990).

L'individu

L'individu est un être bio-psycho-socio-spirituel perçu comme un tout plus grand que la somme de ses parties. D'après Maturana et Varela (1992), l'être humain est un système dont les composantes et leurs relations forment la structure. Tous les systèmes vivants sont déterminés par leur structure biopsychologique; en effet, tout ce qui se produit à l'intérieur de ces systèmes dépend de leur structure, c'est-à-dire de la façon dont ceux-ci sont formés. Les changements dans un système peuvent se produire selon sa propre dynamique interne ou selon ses interactions avec l'environnement, lequel change aussi continuellement. Par contre, c'est la structure du système lui-même qui déterminera le changement que celui-ci subira (déterminisme structurel).

Ce que perçoit l'individu est le résultat de transformations à l'intérieur de sa structure. Le principe stipulant que les systèmes vivants ne peuvent se référer à une réalité extérieure et indépendante n'est pas seulement une réflexion philosophique, il relève également de la condition biologique de l'être humain (Mendez, Coddou et Maturana, 1988). En effet, Maturana et Varela (1992) soutiennent que les individus font apparaître («*bring forth*») leur réalité à travers le langage qu'ils emploient avec les autres individus; or, cette réalité n'existe pas indépendamment d'eux. La réalité d'une personne est une reformulation de son expérience. Conséquemment, il n'y a pas de «réalité objective», mais seulement une objectivité entre parenthèses (objectivité). Chaque individu fait apparaître sa propre réalité, ce qui signifie qu'il y a autant de réalités qu'il y a d'observateurs. La réalité réside dans les lunettes de l'observateur. C'est pourquoi ces auteurs parlent de «multivers» par opposition à «univers». Selon ce concept ressortissant au déterminisme structurel, la réalité de chaque personne doit donc être considérée comme étant vraie, valide et légitime (Wright et Levac, 1992).

Un conflit survient entre des individus lorsque ceux-ci croient en une réalité objective; chacun veut alors convaincre son adversaire ou son interlocuteur qu'il est plus près que lui de cette réalité objective. Maturana (1992) définit l'acte de violence comme le comportement d'une personne qui, considérant que les idées de l'autre sont erronées, veut forcer celui-ci à les changer. Ce type d'interaction génère des émotions souvent négatives qui ont un effet sur la dynamique biologique des individus, nuisant ainsi à leur santé. La négation de sa propre réalité peut créer des sentiments de frustration et de rejet et conduire à des problèmes de santé ou des troubles du comportement tels que le retrait, la violence et la consommation de produits nuisibles à la santé. Cependant, lorsque les individus reconnaissent que l'objectivité ne peut exister qu'entre parenthèses et démontrent du respect pour la réalité de l'autre, les conflits sont atténués et les émotions qui en découlent sont plus positives et favorables à la santé de chacun.

Selon le même auteur, «l'émotion est une disposition pour l'action». Les émotions comme l'amour, la colère, la peur ou la tristesse constituent une dynamique biologique profondément enracinée qui définit les *patterns* du système; elles influencent les interactions sociales et sont influencées par elles. Ne nous est-il pas déjà arrivé, en effet, d'éprouver soit un mal de tête, soit un bien-être physique, après une conversation avec une autre personne? Les interactions sociales, dont les conversations, ont un effet direct sur notre dynamique biologique et bien souvent à notre insu (Mendez, Coddou et Maturana, 1988).

Selon Maturana et Varela (1992), les systèmes vivants ne peuvent faire que ce que leur structure leur permet de faire. En ce sens, les systèmes humains, par exemple, ont toujours «raison» de faire ce qu'ils font. La notion de «résistance» n'existe que dans la perception des professionnels de la santé dont les patients ne suivent pas les directives. Seul l'être humain lui-même détermine la direction que prendra le changement dans son système. L'information ne peut être transmise d'un individu à l'autre sans subir de modifications, car l'information perçue est déterminée par la structure de l'individu et non seulement par la nature de l'information ou par son transmetteur. Selon Maturana et Varela (1992), on ne peut pas diriger les individus, on peut seulement les inviter à «réfléchir».

La famille

Wright, Watson et Bell (1990) perçoivent la famille comme un groupe d'individus liés par un attachement émotif profond et par un sentiment d'appartenance au groupe et qui s'identifient comme étant «membres de la famille». Cette définition de la famille devrait inclure les différentes configurations ou compositions de familles que présente la société d'aujourd'hui (comme la famille monoparentale, biparentale, recomposée, homosexuelle). Chaque membre de la famille possède un système de croyances qui évolue avec celui des autres membres de la famille et celui de leur environnement. L'interaction de ces différents systèmes de croyances dans les relations interpersonnelles dans la famille et à l'extérieur de la famille influence significativement les comportements de santé de chaque membre de la famille. Ce phénomène est réciproque dans le sens que les comportements des individus auront à leur tour des effets sur leurs interactions et sur leur système de croyances. Chaque membre de la famille est unique et autonome et possède des forces et des habiletés lui permettant de résoudre ses problèmes (Gottlieb et Rowat, 1987 ; Wright, Watson et Bell, 1990).

La santé familiale

La notion de «santé de la famille» est basée sur un jugement que l'observateur (comme un membre de la famille ou un professionnel de la santé) porte sur l'efficacité de l'adaptation de la famille aux changements liés au cycle de la vie familiale, à son environnement et à une problématique de santé physique ou mentale (Wright, Watson et Bell, 1990). Il est important d'ajouter à cette définition que ce jugement porte aussi sur la façon dont la famille permet à chaque membre de percevoir de la part de sa famille du respect pour sa propre «réalité» ou un soutien physique et émotionnel qui favorisera son épanouissement ainsi que son adaptation aux changements auxquels il fait face.

L'intervention infirmière

Le concept de «déterminisme structurel» du système humain remet en question le rôle de l'infirmière comme agent qui dirige le changement. La théorie de la connaissance de Maturana et Varela soutient que l'infirmière participe au processus de changement en ne créant qu'un contexte pour le changement. L'infirmière qui croit que l'objectivité n'existe qu'entre parenthèses reconnaît qu'elle ne peut imposer sa propre réalité et qu'elle se doit de respecter celle de ses patients. L'infirmière qui croit que les individus sont déterminés par leur structure ne donnera pas de directives à ceux-ci ; elle les invitera plutôt à réfléchir sur des idées ou sur des solutions possibles. Cette façon d'intervenir devrait aider les membres de la famille à trouver leurs propres solutions pour soulager leur souffrance. Le fait pour les membres de la famille de découvrir eux-mêmes les solutions est de nature à augmenter leur engagement dans l'application de celles-ci, à accroître leur confiance dans leurs habiletés à résoudre leurs problèmes ou à s'y adapter et, finalement, à favoriser leur autonomie.

L'interaction de l'infirmière avec les individus a autant d'influence sur l'infirmière que sur ces derniers ; le changement se fait dans les deux sens. L'infirmière s'enrichit de l'expérience des individus qu'elle soigne ou des conversations thérapeutiques qu'elle a avec eux. Elle intègre de nouvelles connaissances qui seront susceptibles d'altérer sa réalité et de modifier, par conséquent, ses interactions avec les mêmes individus ou avec d'autres.

Ainsi, les concepts de Maturana et Varela remettent en question les notions d'«objectivité», de «vérité», de «certitude», de «résistance au traitement» et procurent une nouvelle perspective au rôle de l'infirmière. L'infirmière doit reconnaître l'unicité de la réalité de chaque membre de la famille relativement à la problématique de santé et aider ces membres à découvrir une nouvelle réalité qui déclenchera les changements structuraux qui favoriseront une meilleure adaptation à la problématique en cause.

Ces notions d'«individu», de «famille», de «santé familiale» et d'«intervention infirmière» nous amènent à des concepts de l'approche systémique qui guident notre analyse d'un système familial et nos interventions auprès de celui-ci.

PRINCIPAUX CONCEPTS DE L'APPROCHE SYSTÉMIQUE

L'approche systémique en soins infirmiers à la famille a été fortement influencée par l'œuvre d'une équipe de psychiatres de Milan formée de Selvini-Palazzoli, Boscolo, Cecchin et Prata et spécialisée en thérapie familiale. Ces spécialistes ont contribué de façon significative à l'élaboration de l'approche systémique auprès des familles en présentant trois principes sur lesquels s'appuient les conversations thérapeutiques entre les familles et les soignants. Ces principes, qui relèvent de la théorie des systèmes, de la cybernétique et de la communication (Bateson, 1979) et corroborent la théorie de la connaissance de Maturana et Varela, sont la formulation d'hypothèses, la circularité et la neutralité (Selvini-Palazzoli et autres, 1980).

La formulation d'hypothèses

Ces auteurs préconisent la formulation d'hypothèses pour exprimer le résultat de l'analyse de la dynamique d'une famille et s'opposent à la recherche d'une représentation objective de cette dynamique familiale. Ce principe de la formulation d'hypothèses confirme les notions d'«objectivité entre parenthèses», de «réalités multiples» et d'«incertitude» de Maturana et Varela (1992). D'après Selvini-Palazzoli et ses collaborateurs (1980), une hypothèse est une supposition qu'on accepte afin d'amorcer et de guider une investigation et qui est appelée à être acceptée ou réfutée. Dans le domaine des soins à la famille, l'infirmière formule des hypothèses après avoir analysé ses observations cliniques du fonctionnement d'une famille qui est aux prises, par exemple, avec une problématique de santé. Ces hypothèses sont fondées sur les connaissances et l'expérience du soignant, sur l'information générée par les rencontres avec la famille et les autres spécialistes (les professeurs, les infirmières, les travailleurs sociaux, les médecins) qui donnent des soins à la famille. Les hypothèses guident l'entrevue du soignant, influencent son choix des questions qu'il posera à la famille et procurent une structure et une direction à la collecte des nombreux renseignements auprès du système familial.

La formulation d'hypothèses permet de faire un lien entre les comportements, les croyances, les sentiments et les expériences passées du système familial et d'expliquer la dynamique d'une famille à propos d'une situation quelconque. Une hypothèse fournit, par exemple, une explication pour le manque de fidélité d'un patient aux recommandations des professionnels de la santé. Un lien pourrait être établi entre le comportement de non-fidélité du patient et l'expérience passée de son père qui, atteint de la même maladie, est décédé à la suite d'un infarctus, malgré qu'il se soit conformé aux mêmes recommandations. Cette hypothèse ne représente pas nécessairement la «réalité» ou la «vérité», mais une explication qui pourrait s'avérer utile aux interventions du soignant. En effet, le but d'une hypothèse n'est pas de se rapprocher de la «vérité», mais d'avoir une utilité pour la famille face au processus qu'elle suit en vue d'élaborer de nouvelles solutions qui faciliteront l'adaptation à une situation telle une problématique de santé. On ne recherche pas l'hypothèse la plus «correcte» mais l'hypothèse la plus «utile». Par exemple, une hypothèse s'est avérée utile lorsque les parents d'un enfant malade, qu'ils croyaient paresseux, ont modifié leurs comportements envers celui-ci après avoir considéré l'hypothèse de l'infirmière. Cette hypothèse suggérait que leur fils se sentait insécure en raison des échecs qu'il avait subis lorsqu'il avait tenté d'adopter de nouveaux comportements de santé. La famille confirmera l'utilité de l'hypothèse si ses membres réagissent différemment aux comportements de l'enfant malade.

Une hypothèse peut s'avérer très utile lorsqu'elle souligne les ressources du système familial; par exemple, le soutien émotif que les parents se témoignent entre eux semble aider la famille à composer avec les différentes sources de stress auxquelles celle-ci fait face. Nous discuterons plus longuement de ce type d'hypothèses au chapitre 4 qui porte sur les interventions auprès des familles.

Afin de faciliter la formulation d'hypothèses utiles à la famille, il est conseillé de construire ces hypothèses avec les membres de la famille. La participation de ceux-ci au processus favorise l'élaboration d'hypothèses compatibles avec leurs croyances, leurs valeurs et leurs perceptions reliées à la situation. Des hypothèses trop différentes de celles de la famille risquent de manquer de crédibilité à ses yeux et, conséquemment, d'être ignorées. À l'opposé, des hypothèses trop semblables à celles de la famille sont susceptibles de maintenir le *statu quo*.

Il est important de noter que, dans l'approche systémique, on ne recherche pas la cause d'un problème, mais ce qui *semble* maintenir celui-ci, car, très souvent, les facteurs qui font durer un problème ne sont pas les mêmes que ceux qui l'ont causé. Par conséquent, dans l'analyse d'une problématique, le comment est plus important que le pourquoi (Watzlawick, Weakland et Fisch, 1974). Aussi l'apparition d'un problème peut être attribuable à une multitude de facteurs et les chances de pouvoir tous les identifier sont presque nulles. Ainsi, la notion d'«objectivité entre parenthèses» ainsi que la difficulté de découvrir les nombreuses causes remettent en question la recherche de l'origine d'un problème et incitent plutôt à explorer des hypothèses qui porteront sur ce qui fait durer le problème. Des hypothèses systémiques tiendront compte du contexte dans lequel la problématique de santé évolue, c'est-à-dire de la relation entre les différents systèmes et sous-systèmes qui contribuent, par exemple, au maintien d'une problématique de santé.

Les hypothèses demeurent des énoncés spéculatifs, car la dynamique de la famille et les connaissances de l'infirmière sont en constante évolution. Aussi une hypothèse de l'infirmière peut-elle varier facilement, dans une courte période, après qu'elle a acquis de nouvelles informations sur le système familial ou de nouvelles connaissances scientifiques. Par exemple, l'hypothèse que le soutien émotif conjugal agit comme une ressource importante dans la maîtrise du stress à l'intérieur de la famille peut changer quelques jours plus tard, après le départ de la grand-mère de la maison familiale, alors que la famille a de la difficulté à composer avec certaines formes de stress de la vie quotidienne. Une nouvelle hypothèse suggérera que c'était la grand-mère qui stabilisait la famille et procurait le soutien nécessaire pour faire face aux sources de stress. Un autre exemple serait celui où l'infirmière modifie une de ses hypothèses lorsqu'elle apprend que le comportement d'un des membres de la famille peut être influencé non seulement par l'attitude réprobatrice d'un autre membre de la famille mais aussi par un facteur physiologique, soit une lésion cérébrale.

Les infirmières sont encouragées à formuler des «hypothèses» plutôt que des énoncés affirmatifs (à savoir des diagnostics) pour expliquer leur perception de la dynamique familiale et pour intégrer les nouvelles informations dans leur processus d'analyse d'une problématique de santé. C'est la raison pour laquelle l'équipe de Milan nous met en garde contre la tentation d'«épouser» nos hypothèses! L'évolution continuelle du système famille-infirmière nous incite à utiliser des hypothèses de travail au lieu de diagnostics pour mieux représenter l'aspect dynamique du processus d'analyse et d'intervention auprès des familles.

La formulation d'hypothèses systémiques, qui est une étape importante dans l'intervention infirmière, doit s'appuyer sur deux autres principes de l'équipe de Milan, soit la circularité et la neutralité.

La circularité

Le principe de la circularité découle du phénomène de la rétroaction entre les membres de la famille et entre eux et l'infirmière. Celle-ci questionne les membres de la famille sur leurs relations familiales ; leurs réponses à ces questions guideront l'entrevue. La circularité s'observe dans l'échange d'information entre l'infirmière et le système familial et entre les différents membres de la famille, qui influence chacune des personnes. Par exemple, à la suite d'une question de l'infirmière, une mère admet que les soins apportés à son enfant atteint de fibrose kystique sont devenus trop exigeants pour elle. Le père, qui participe à la rencontre, reçoit l'information et y réagit en minimisant le fardeau que les soins donnés à l'enfant peuvent constituer pour la mère. Il prétend que les soins sont bien partagés entre les deux parents et que son épouse ne devrait pas se plaindre de la charge de travail que son enfant lui occasionne. La mère réagit alors en exprimant de la colère, blâmant son mari de ne pas contribuer suffisamment aux soins donnés à l'enfant. L'interaction des parents informe l'infirmière sur leur relation et guide ses questions et ses hypothèses sur le fonctionnement de la famille. L'information circule ainsi entre l'infirmière et les différents membres de la famille, chacun influençant les autres.

S'appuyant sur le principe de la théorie des systèmes, qui stipule que le tout est plus grand que la somme des parties, l'approche systémique s'intéresse particulièrement aux relations entre les différents systèmes et sous-systèmes pour mieux comprendre le fonctionnement de chacun d'entre eux. Les relations entre les membres du système familial influent de façon significative sur les comportements, les croyances et les sentiments de chaque membre d'une famille et, suivant le principe de la circularité, ces comportements, croyances et sentiments influencent à leur tour les relations entre les différents membres. L'infirmière qui aide une famille aux prises avec une problématique de santé formule des hypothèses sur les liens entre, d'une part, les comportements, les croyances et les sentiments et, d'autre part, la problématique présentée. Pour formuler des hypothèses systémiques ou circulaires, il faut structurer l'information recueillie auprès de la famille de manière qu'elle reflète la cohérence de l'organisation circulaire des éléments du système (Tomm, 1985). Par exemple, il s'agit de formuler des hypothèses sur la façon dont le système familial maintient la problématique présentée et, réciproquement, sur la façon dont cette problématique maintient le système familial. Watson, Wright et Bell (1992), qui s'intéressent surtout au système de croyances dans les familles, suggèrent de formuler des hypothèses sur la façon dont les croyances maintiennent la problématique de santé présentée et, inversement, sur la façon dont la problématique de santé maintient les croyances (Watson, 1992).

Pour illustrer ce type d'hypothèses, on peut se référer au cas d'une épouse qui croit que son mari devrait suivre les recommandations des professionnels de la santé pour maîtriser sa maladie cardiaque et améliorer ses conditions de santé. Celle-ci rappelle très souvent à son mari les comportements qu'il doit adopter pour se conformer à ces recommandations. Malgré cela, son mari continue à négliger les conseils des professionnels de la santé. La santé du mari ne cesse de se détériorer et différents symptômes cardiaques persistent. Dans ce cas-ci, on peut émettre l'hypothèse circulaire que la croyance de l'épouse reliée à la santé de son mari et au respect des recommandations des professionnels de la santé est maintenue par la persistance des symptômes cardiaques du mari : «Il ne suit pas les recommandations, donc il est plus malade.» Réciproquement, il est possible que la croyance de l'épouse soit de nature à maintenir les symptômes de son mari si ses tentatives pour aider son mari à suivre les recommandations des professionnels de la santé sont perçues comme du harcèlement et si le mari réagit à ces tentatives en refusant de se plier aux recommandations en question. Selon une telle hypothèse circulaire, personne n'est à blâmer et chacun contribue au maintien de la problématique de santé qu'est la détérioration de la santé du mari. La femme veut aider son mari à améliorer sa santé et celui-ci veut avoir une meilleure prise sur les soins qu'il reçoit.

Il serait possible de formuler des hypothèses «linéaires», c'est-à-dire qui ne tiendraient pas compte du phénomène de la circularité dans un système familial, de façon à blâmer soit l'épouse, soit le mari. Une hypothèse linéaire stipulerait que l'épouse harcèle son mari et cause son non-respect des recommandations des professionnels de la santé. Une autre hypothèse linéaire énoncerait que le mari inquiète son épouse en ne suivant pas ces recommandations et provoque le harcèlement dont elle fait preuve. Ces hypothèses linéaires sont très souvent celles que les membres de la famille adoptent pour expliquer leur situation. Elles guident leurs comportements et influencent leurs interactions. Il peut en résulter de la frustration, laquelle aura pour effet de maintenir la tension dans les relations.

Des infirmières qui recherchent la cause des problèmes seront plus portées à blâmer un membre du système et à adopter des hypothèses linéaires pour expliquer la problématique en question. Ces hypothèses linéaires risquent de compromettre la relation de confiance établie avec certains membres de la famille. Des infirmières qui recherchent plutôt des liens circulaires entre les différents éléments du système, soit entre les croyances, les idées, les sentiments, les événements, les personnes et les comportements, influencent plus facilement la «réalité» des membres de la famille, favorisant ainsi un contexte propice au changement.

Selon Selvini-Palazzoli et ses collaborateurs (Tomm, 1984a), lors de la formulation de ses hypothèses, le langage utilisé par l'infirmière pour décrire l'attitude d'un membre de la famille est important. Ces auteurs recommandent, par exemple, qu'on dise d'une personne qu'elle «démontre» des comportements dépressifs au lieu de la présenter comme «étant» dépressive. Une telle description indique à la famille que l'individu peut maîtriser son comportement dépressif et que la dépression ne fait pas partie de sa personne. «Être» paresseux, ou malicieux, ou violent a une connotation statique, suggère que cela est inhérent à la personne, tandis que «démontrer» de la paresse, de la malice ou de l'agressivité peut être perçu comme un comportement maîtrisable et susceptible d'être changé.

Les questions systémiques. Afin de permettre la formulation d'hypothèses circulaires, Selvini-Palazzoli et ses collaborateurs (1980) proposent différents types de questions à poser à la famille. Ce sont des questions sur les différences, sur les réactions à des comportements, des questions dyadiques et triadiques, des questions hypothétiques et des questions axées sur le futur. Ces types de questions ont été étudiés en profondeur par Tomm (1987a, 1987b), qui affirme leur utilité pour l'analyse d'un système familial et leur effet thérapeutique sur la famille. Ces questions dites «systémiques» ou «circulaires» permettent de faire des liens entre les différents éléments du système et de faire circuler cette information entre les membres de la famille. Ainsi, ces derniers deviennent des observateurs de leur fonctionnement systémique, ce qui peut les conduire à modifier leurs perceptions de la situation qu'ils vivent. Leurs nouvelles perceptions peuvent engendrer de nouvelles solutions à leurs difficultés.

• *Les questions sur les différences*

Les questions sur les différences sont basées sur les principes de Bateson (1979), qui affirme que c'est la différence qui procure l'information. Il ajoute que la différence définit la relation. Par exemple, une personne est perçue comme étant «petite», car on la compare avec une personne plus grande qu'elle. Si un membre de la famille est perçu comme étant «méchant», c'est parce qu'on le compare avec les autres membres qui sont perçus comme étant «bons». Une mère est jugée «dominatrice» parce qu'un autre membre de la famille, soit l'époux ou l'enfant, est jugé «soumis». Conséquemment, la différence entre les deux traits nous informe sur la relation entre les deux personnes, comme dans le cas de l'opposition dominatrice-soumis.

La question «Qui, dans la famille, semble le plus affecté par la maladie de ton frère?» est une question sur la différence entre les personnes. La fille répond que sa mère semble la plus affectée. Cette réponse procure de l'information qui permettra de guider l'entrevue ainsi que la formulation d'hypothèses sur les ressources dont dispose la mère pour faire face à la maladie de son fils et sur la relation qu'elle a avec celui-ci. Par ailleurs, la question «Est-ce que votre mère démontrait plus de signes dépressifs avant ou après la maladie de votre frère?» est une question sur la différence dans le temps. Les réponses à ces questions seront données en présence de la famille; elles pourront avoir une signification particulière pour le reste de la famille.

Ce type de questions systémiques explore les différences entre les personnes, les croyances, les sentiments et entre différentes périodes. Elles permettent de faire des liens entre le comportement d'un membre de la famille et la problématique de santé.

• *Les questions sur les réactions à des comportements*

Les questions sur les réactions à des comportements nous aident à établir des liens entre différents comportements dans la famille. Par exemple, la question «Lorsque votre mère se plaint que les soins de Michel deviennent trop exigeants pour elle, quelle est la réaction de votre père et des autres enfants?» nous permettrait d'observer la relation que la mère entretient avec les autres membres de la famille. La réponse peut être que le père se retire et que les enfants offrent plus d'aide à leur mère. On peut formuler une hypothèse circulaire qui guidera les questions futures pour vérifier l'utilité de celle-ci. Cette hypothèse peut prendre l'aspect suivant: plus la mère se plaint, plus le père se retire, et plus le père se retire, plus la mère se plaint. Voici d'autres exemples de questions sur les réactions aux comportements: «Lorsque votre père exprime sa tristesse vis-à-vis de sa maladie, quelle est la réaction des autres membres de la famille?»; «Lorsque votre mère démontre de la colère face au manque de discipline de votre sœur en ce qui concerne le traitement de sa maladie, quelle est la réaction de votre sœur?»

Ce type de questions aident les membres de la famille à adopter un rôle d'observateur vis-à-vis de certains comportements et à en examiner les conséquences. L'infirmière doit être très prudente dans le choix des mots qu'elle utilise afin de ne pas donner aux membres de la famille l'impression qu'elle les juge ou les blâme.

• Les questions dyadiques et triadiques

Les questions dyadiques et triadiques consistent à demander à un membre de la famille de commenter l'expérience d'une autre personne (question dyadique) ou les interactions de deux autres membres (question triadique), et cela en présence ou non de ces autres personnes. Par exemple, la question «Que répondrait votre père si je lui demandais ce qui lui paraît le plus frustrant dans son expérience de la maladie?» constitue une question dyadique. Voici deux exemples de questions triadiques: «Si je demandais à votre mère ce qu'elle pense de la réaction de votre père vis-à-vis de la maladie de son fils, que répondrait-elle?»; «Si je demandais à votre frère ce qu'il ressent face à l'attention que vos parents accordent à votre sœur malade, que répondrait-il?».

Ce type de questions s'avère très utile pour la famille lorsque les réponses sont différentes de celles que les autres membres de la famille attendaient. Ces questions suscitent l'intérêt de la famille, car celle-ci a rarement l'occasion de partager ses observations sur les interactions entre ses membres, d'autant plus que les réponses sont souvent surprenantes pour un ou plusieurs d'entre eux. Il convient, par la suite, de vérifier auprès des personnes en cause si la réponse de la personne questionnée correspond à la leur.

Ces questions sont aussi très utiles lorsqu'un membre de la famille a de la difficulté à s'exprimer. Si l'on demande à un autre membre de la famille ce qu'il croit que le premier répondrait à une certaine question, on suscitera l'intérêt de celui-ci et on obtiendra peut-être sa participation.

• Les questions hypothétiques

Un autre type de questions servent à suggérer des hypothèses à la famille. Ces hypothèses ont pour but de modifier les perceptions de la famille reliées à la problématique présentée. Voici quelques exemples de questions hypothétiques: «Est-il possible que, plus vous vous plaignez de la situation, plus votre mari se retire, et plus il se retire, plus vous vous plaignez de la situation?»; «Se pourrait-il que votre mère refuse d'être placée dans un foyer d'accueil si elle croit que la distance vous empêcherait de la visiter aussi souvent que vous le faites maintenant?». Ces questions peuvent aider le professionnel de la santé à confirmer ou réfuter ses hypothèses et inviter la famille à poursuivre une réflexion sur le sujet.

• Les questions axées sur le futur

Selon Tomm (1987b), les familles aux prises avec des problèmes sont portées à se concentrer sur les défis du présent au détriment de leurs projets d'avenir. Ces familles sont tellement centrées sur le présent qu'elles sont souvent démunies lorsque vient le temps de prendre des décisions reliées à des activités ou des responsabilités futures. Des questions concernant le futur les amènent à réfléchir sur des plans ultérieurs, ce qui les rassure parfois face à l'avenir. La réponse des membres de la famille à ces questions constitue pour eux une information très significative et peut modifier leur perception de la situation. Voici un exemple de question axée sur le futur : «Comment envisagez-vous de reprendre votre travail quelques mois après votre infarctus?» Cette question pourrait donner de l'espoir à la famille du fait que le patient reprendra ses activités professionnelles et rassurer la famille si le patient répond qu'il changera son horaire pour pouvoir se reposer davantage et subir moins de stress. Voici un autre exemple de question : «Comment imagines-tu que ta maladie et toi auront évolué d'ici cinq ans?» La réponse à cette question pourrait indiquer dans quelle mesure le patient perçoit qu'il vaincra la maladie.

Tomm (1987a, 1987b, 1988) et Loos et Bell (1990) discutent d'une panoplie de questions systémiques pouvant guider des entrevues avec des familles faisant face à une problématique de santé. Ces questions sont très utiles pour mieux comprendre l'expérience des membres de la famille et leur permettre d'échanger une information qui sera enrichissante pour chacun d'eux.

Afin de rendre le contexte d'une entrevue familiale propice à un échange fructueux entre les membres, Selvini-Palazzoli et ses collaborateurs (1980) suggèrent au professionnel de la santé de démontrer de la neutralité, ce qui représente le troisième principe de l'entrevue systémique.

La neutralité

Le principe de la neutralité invite l'infirmière à faire preuve d'impartialité face au système dans lequel elle travaille. Il est entendu que celle-ci possède ses valeurs, ses croyances et ses préjugés qui l'empêchent d'être parfaitement neutre vis-à-vis d'une situation. Par contre, Cecchin (1987) préconise une attitude reflétant le respect et la curiosité pour la «réalité» de tous les membres de la famille, au point où chacun de ceux-ci pourrait affirmer que l'infirmière n'a pas pris la part d'un membre au détriment d'un autre. L'infirmière doit démontrer sa neutralité face aux personnes, à leurs idées, à leurs sentiments et à leurs comportements; mais cela n'exclut pas nécessairement l'expression de sa désapprobation devant des comportements dangereux pour un ou plusieurs membres de la famille.

Il sera d'autant plus facile pour l'infirmière qui croit que l'objectivité n'existe qu'entre parenthèses de manifester de la neutralité qu'elle ne croit pas en une «vérité» ou en une vision qui serait plus correcte qu'une autre. L'infirmière qui utilise une approche systémique ne croit pas qu'une personne en particulier soit responsable d'un problème ; elle pense plutôt que c'est tout le système qui maintient le problème. La mise en application du principe de la neutralité permet d'éviter les alliances entre l'infirmière et un ou plusieurs membres de la famille et invite plutôt chaque membre à exprimer ses idées et ses sentiments sans se sentir discrédité face à une «vérité», tel que probablement vécu dans son contexte familial.

Cecchin (1987) soutient qu'une attitude de neutralité est maintenue par la curiosité. La curiosité mène à une recherche continue d'hypothèses de nature à empêcher l'infirmière d'adopter une description unique du système analysé. Plusieurs hypothèses conduisent à un plus grand répertoire de solutions pour la famille. Plus il y a d'hypothèses, plus il y a de possibilités de perceptions différentes de la situation et plus grandes sont les chances d'ébranler le système de croyances de la famille et de favoriser un changement. La curiosité permettra de découvrir des hypothèses suffisamment utiles aux membres de la famille dans leur recherche de leurs propres solutions reliées à une problématique.

L'infirmière qui choisit une approche systémique fait aussi preuve de neutralité vis-à-vis de la direction du changement qu'entreprend la famille. Étant donné que c'est la structure du système lui-même qui détermine son changement (Maturana et Varela, 1992), l'infirmière ne peut que créer un contexte propice au changement, et non pas diriger celui-ci. Elle ne peut miser sur la finalité car elle ne maîtrise pas celle-ci. L'infirmière est consciente que les conséquences de ses entrevues avec la famille résultent de sa relation avec la famille, c'est-à-dire de la participation de chacun à la conversation thérapeutique qui a été engagée.

Les infirmières sont souvent portées à amener les patients à adopter certains comportements, croyant qu'il existe une vision correcte de la situation. C'est la raison pour laquelle il pourrait s'avérer difficile pour certaines infirmières de faire preuve de neutralité et de souplesse face à la démarche qu'emprunte la famille. Il est impossible d'être «curieux» si l'on croit en une seule vérité (Cecchin, 1987).

Selon Cecchin (1987), ces notions de neutralité et de curiosité nous incitent à interroger nos propres valeurs et prémisses en même temps que celles de la famille. Selon cet auteur, non seulement nous intervenons dans le système familial, mais la famille intervient aussi dans notre système personnel, nous aidant à développer notre pensée systémique.

Les trois principes de l'approche systémique, soit la formulation d'hypothèses, la circularité et la neutralité, sont essentiels aux conversations thérapeutiques entre l'infirmière et la famille. Par ailleurs, ces principes guident autant les entrevues individuelles que les entrevues familiales. On peut adopter une approche systémique même en n'interviewant qu'un seul membre de la famille grâce aux questions systémiques, et grâce à la curiosité et à la neutralité que nous démontrons dans la formulation d'hypothèses. Voici deux exemples de questions systémiques: «Si votre mère était ici avec nous, que répondrait-elle si je lui demandais ce qu'elle pense de la façon dont vous vous occupez de votre maladie?; «Si je demandais à votre mère qui l'aide le plus à faire face à votre maladie, que répondrait-elle?» Ces questions sont systémiques dans le sens qu'elles visent les relations entre les personnes et permettent une perspective d'ensemble de la situation sans que tous les membres de la famille soient obligés d'être présents à l'entrevue. On peut adopter une approche systémique, par exemple, au chevet d'un malade, avec ou sans la présence de sa famille, en posant à celui-ci des questions qui stimuleront sa réflexion et qui susciteront des visions différentes de la problématique devant laquelle il est placé.

Cependant, l'approche familiale est souvent préférable à l'approche individuelle. La collecte des perceptions de chaque membre de la famille vis-à-vis d'une problématique favorise l'élaboration d'hypothèses systémiques qui risquent d'être plus utiles à la famille que celles fondées sur la perception d'un seul membre. Selon Maturana (Simon, 1985), il y a autant de descriptions de la dynamique familiale qu'il y a d'observateurs du système familial, y compris les membres de la famille eux-mêmes. Une description du fonctionnement de la famille ne peut exister en dehors de celle de ces observateurs. Les commentaires d'un membre de la famille représentent sa perception de la situation familiale; ils ne constituent pas une description d'une réalité objective. Dans notre travail, il importe de recueillir la perception de chaque membre quant au fonctionnement de la famille, car ce sont ces perceptions qui influenceront les comportements de chacun ainsi que le fonctionnement du système familial en entier; c'est de ces perceptions et de ce fonctionnement du système que la santé familiale dépend.

RÉFÉRENCES

Bateson, G. (1979). *Mind and Nature,* New York: E. P. Dutton.

Cecchin, G. (1987). «Hypothesizing, circularity, and neutrality revisited: An invitation to curiosity», *Family Process, 26* (4), 405-413.

Gottlieb, L. & Rowat, K. (1987). «The McGill model of nursing: A practice-derived model», *Advanced Nursing Sciences, 9* (4), 51-61.

Loos, F. & Bell, J.M. (1990). «Circular questions: A family interviewing strategy», *Dimensions in Critical Care Nursing, 9* (1), 46-53.

Maturana, H.R & Varela, F.J. (1992). *The Tree of Knowledge: The Biological Roots of Human Understanding,* Boston: Shambala.

Mendez, C.L., Coddou, F. & Maturana, H.R. (1988). «The bringing forth of pathology», *The Irish Journal of Psychology, 9* (1), 144-172.

Minuchin, S., Rosman, B. & Baker, L. (1978). *Psychosomatic Families,* Cambridge, Massachusetts: Harvard University Press.

Pirotta, S. (1984). «Milan revisited: A comparaison of the two Milan schools», *Journal of Strategic and Systemic Family Therapy, 3* (4), 3-15.

Selvini-Palazzoli, M.P., Boscolo, L., Cecchin, G. & Prata, G. (1980). «Hypothesizing, circularity, neutrality: Three guidelines for the conductor of the session», *Family Process, 19* (1), 3-10.

Shaw, M.C. & Halliday, P.H. (1992). «The family, crisis and chronic illness: An evolutionary model», *Journal of Advanced Nursing, 17,* 537-543.

Simon, R. (1985). «A frog's view of the world», *The Family Therapy Networker, 9* (3), 32-43.

Sluzki, C.E. (1985). «Family consultation in family medicine: A case example», *Family Systems Medicine, 3* (2), 160-170.

Tomm, K. (1984). «One perspective on the Milan systemic approach. Part 1: Overview of development, theory and practice», *Journal of Marital and Family Therapy, 10* (2), 113-125.

Tomm, K. (1985). «Circular interviewing: A multifaceted clinical tool», dans D. Campbell & R. Draper (dir.), *Applications of Systemic Family Therapy: The Milan Approach,* Orlando, Floride: Grune and Stratton Ltd.

Tomm, K. (1987a). «Interventive interviewing. Part 1: Strategizing as a fourth guideline for the therapist», *Family Process, 26* (3), 3-13.

Tomm, K. (1987b). «Interventive interviewing. Part 2: Reflexive questioning as a means to enable self-healing», *Family Process, 26* (6), 167-183.

Tomm, K. (1988). «Interventive interviewing. Part 3: Intending to ask linear, circular, strategic, or reflexive questions?», *Family Process, 27* (1), 1-15.

Von Bertalanffy, L. (1968). *General Systems Theory: Foundation Development, Applications,* New York: George Braziller.

Watson, W.L. (1992). «Family therapy», dans G.M. Bulechek & J.C. McCloskey (dir.), *Nursing Interventions: Essential Nursing Treatments* (pp. 379-391), Philadelphie: W.B. Saunders.

Watson, W.L., Wright, L.M & Bell, J.M. (1992). «Osteophytes and marital fights: A systemic approach to chronic pain», *Family Systems Medicine, 10* (4), 423-435.

Watzlawick, P., Weakland, J. & Fisch, R. (1974). *Change: Principles of Problem Formation and Problem Resolution,* New York: W. W. Norton and Company.

Weiner, N. (1948). *Cybernetics*, New York: John Wiley and Sons.

Wright, L.M. & Leahey, M. (1994). *Nurses and Families: A Guide to Family Assessment and Intervention*, 2ᵉ édition, Philadelphie: F.A. Davies.

Wright, L.M. & Levac, A.M. (1992). «The non-existence of non-compliant families: The influence of Humberto Maturana», *Journal of Advanced Nursing, 17*, 913-917.

Wright, L.M. & Simpson, M.A. (1991). «A systemic belief approach to epileptic seizures: A case of being spellbound», *Contemporary Family Therapy: An International Journal, 13* (2), 165-180.

Wright, L.M., Watson, W.L. & Bell, J.M. (1990). «The family nursing unit: A unique integration of research, education and clinical practice», dans J. M. Bell, W. L. Watson & L. M. Wright (dir.), *The Cutting Edge of Family Nursing* (pp. 95-112), Calgary: Family Nursing Unit Publications.

CHAPITRE 3

L'analyse du système familial dans des contextes de santé et de maladie

Fabie Duhamel

INTRODUCTION

Les infirmières reconnaissent depuis longtemps l'importance de l'analyse du contexte familial pour mieux comprendre les comportements de santé de leur clientèle et faciliter le processus d'adaptation de cette dernière à une problématique de santé. Quelques-unes d'entre elles ont mis au point des outils d'analyse du système familial pour guider leurs interventions auprès des membres de la famille. On trouve, parmi ces outils, le Modèle d'analyse familiale de Calgary (Wright et Leahey, 1994), l'Évaluation du fonctionnement de la famille en matière de santé (Thibaudeau, Reidy et St-Félix-Beauger, 1983), Famille et interventions de l'infirmière (Latourelle et Ducharme, 1987), le Modèle d'analyse familiale de Friedman (« *Friedman Family Assessment Model* ») (Friedman, 1992) et le Modèle de soins infirmiers de McGill (« *McGill Model of Nursing* ») (Gottlieb et Rowat, 1987).

Le Modèle d'analyse familiale de Calgary, qui est tiré de l'ouvrage de Wright et Leahey (1994), offre un modèle d'analyse de la dynamique familiale basé sur la théorie des systèmes et de la cybernétique, sur des théories en sciences infirmières, en thérapie familiale et sur la théorie de la connaissance de Maturana et Varela (1992), étudiées au chapitre 2. Le modèle d'analyse familiale de Calgary permet d'analyser un système familial au moyen de sa structure, des étapes du cycle de la vie familiale et de son fonctionnement. Nous présenterons maintenant une brève description de cet outil.

MODÈLE D'ANALYSE FAMILIALE DE CALGARY

La structure familiale

L'identification de la structure interne, externe et contextuelle de la famille permet de situer le contexte familial. La structure interne se définit par la composition de la famille (quels membres en font partie?); par l'ordre chronologique de la naissance des enfants (qui est le plus vieux? le plus jeune?); par la formation de sous-systèmes, c'est-à-dire de sous-groupes qui se constituent en fonction d'intérêts communs ou d'affinités, de l'âge, du sexe (les femmes de la famille ont-elles des activités ensemble tandis que les hommes font d'autres choses?); par l'établissement de frontières, qui déterminent quelles personnes peuvent adhérer ou participer au système familial et aux sous-systèmes. Ces frontières peuvent être rigides, diffuses ou relativement perméables (est-ce que seules la mère et la sœur de l'enfant malade participent aux soins ou laissent-elles les hommes de la famille y participer?). On peut résumer et illustrer par un génogramme les renseignements sur la structure interne de la famille. Le génogramme facilite la lecture de la composition de la famille et procure des données utiles à l'élaboration d'hypothèses sur le fonctionnement de celle-ci. Les symboles employés dans un génogramme sont illustrés à la figure 3.1. Quant à la figure 3.2 (voir page 44), elle présente un exemple de génogramme.

La structure externe comprend la famille étendue (la famille d'origine, la parenté) et les suprasystèmes, c'est-à-dire les systèmes qui sont en relation avec le système familial, tels que le système des soins de la santé, le système scolaire ou la communauté culturelle. Pour sa part, la structure contextuelle comprend cinq sous-catégories: l'ethnie, la race, la classe sociale, la religion et l'environnement. Comme dans le cas du génogramme, Wright et Leahey suggèrent l'utilisation d'une écocarte (voir la figure 3.3, page 45), qui permet de résumer et d'illustrer les données qui découlent de la structure externe.

Le cycle de la vie familiale

La famille évolue à travers différentes phases d'un processus de développement qu'on appelle le «cycle de la vie familiale». Wright et Leahey (1994) proposent six étapes dans le cycle de la vie familiale: le jeune adulte, la formation du couple, la famille avec de jeunes enfants, la famille avec des adolescents, la famille lors du départ des adolescents, les parents à la période de la retraite. Paul (1993) a repris dans un article la description de ces différentes étapes. Pour chacune des étapes, Paul

FIGURE 3.1
SYMBOLES UTILISÉS DANS UN GÉNOGRAMME

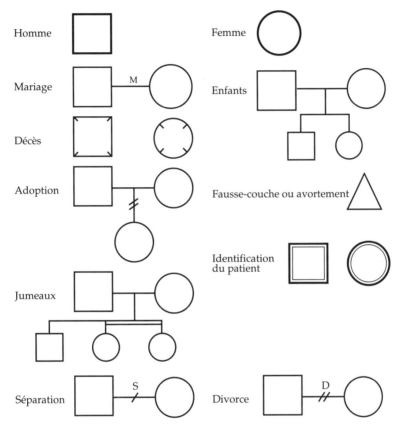

Source: Tiré du *Modèle d'analyse familiale de Calgary* (Wright et Leahey, 1994).

(1993) et Wright et Leahey (1994) proposent des tâches ou des responsabilités familiales afin de favoriser la croissance de l'unité familiale. Elles reconnaissent que ces étapes ne sont pas les seuls facteurs qui contribuent à la croissance de la famille. Les événements significatifs, tels qu'un divorce, une maladie chronique, le développement personnel au travail et dans d'autres occupations à l'extérieur de la famille, des mutations, des déménagements, l'adoption d'un enfant, l'infertilité, un décès accidentel, sont aussi des facteurs agissant sur le processus de développement de la vie familiale.

Le fonctionnement familial

Le fonctionnement familial correspond à la façon dont les membres de la famille interagissent. Il comprend le fonctionnement sur le plan

FIGURE 3.2

EXEMPLE DE GÉNOGRAMME

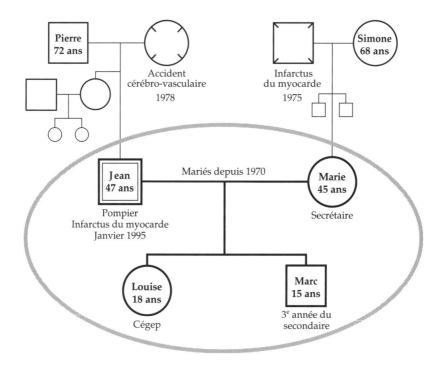

des activités quotidiennes et le fonctionnement expressif. Le fonctionnement sur le plan des activités quotidiennes regroupe les activités physiques, telles que les tâches domestiques, les soins au malade (comme les injections, les bains et les pansements), la préparation des repas, le transport et la routine de la vie quotidienne. Le fonctionnement expressif comprend les styles de communication (la communication émotionnelle, verbale et non verbale, les patterns de communication circulaire), l'habileté à résoudre les problèmes, les rôles, les croyances, les règles, les stratégies d'influence (que ce soit l'influence psychologique, corporelle ou matérielle) et les alliances. Dans leur texte, les auteures décrivent les différentes dimensions du modèle et suggèrent des questions que l'infirmière peut poser aux membres de la famille pour explorer chacune d'entre elles. En effet, il est important de considérer tous ces éléments du modèle d'analyse familiale lors d'une analyse du système familial, car une problématique de santé influence plus ou moins directement ces éléments et, réciproquement, ceux-ci influent sur l'évolution de la problématique de santé.

Nous inspirant du Modèle d'analyse familiale de Calgary, des autres modèles d'analyse du système familial et de notre expérience clinique, nous présenterons ci-dessous cinq dimensions de la dynamique

FIGURE 3.3
EXEMPLE D'ÉCOCARTE

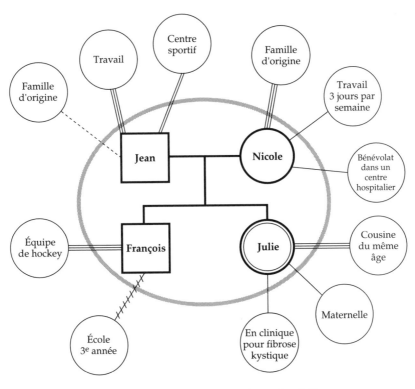

Légende: ══════ Intensité de la relation selon le nombre de lignes
-------- Relation tendue
/////// Relation conflictuelle

familiale qui sont particulièrement importantes pour mieux comprendre et favoriser le processus d'adaptation de la famille à une problématique de santé. Ces dimensions sont les croyances reliées à la problématique de santé, la flexibilité des rôles et des règles dans la famille, les patterns de communication circulaire, l'efficacité des ressources d'adaptation et les relations avec les professionnels de la santé.

Les croyances et les problématiques de santé. «Ce ne sont pas les choses elles-mêmes qui troublent les hommes mais l'opinion qu'ils en ont» (Épictète, 50 vers 130 après J.-C.). Le degré de stress causé par un événement est déterminé non seulement par la nature de l'événement lui-même, mais aussi par la perception qu'un individu ou sa famille a de celui-ci (Boss, 1988). La perception d'un événement diffère d'un individu à l'autre, car la façon dont chaque personne saisit une situation est conditionnée par sa «structure unique» (Maturana et Varela, 1992). Plusieurs écrits soutiennent qu'une composante importante de la perception de la «réalité» d'un individu est son système de croyances (Madsen, 1992; Rolland, 1994; Wright et Watson, 1988). Selon Wright et Watson (1988), les croyances reliées à un problème constituent le vrai problème.

• *Les croyances et l'individu*

Les croyances sont des énoncés, des idées fondamentales, des convictions auxquelles adhère l'individu. Les croyances déterminent la perception qu'une personne a d'une situation telle une problématique de santé et guident ses actions vis-à-vis de cette situation. Réciproquement, les résultats des actions d'une personne influencent ses croyances. Par exemple, un individu qui s'appuie sur la croyance selon laquelle «le cancer est une maladie qui peut être maîtrisée» perçoit sa situation avec espoir et entreprend des lectures sur la maladie pour apprendre à la maîtriser. Si ces lectures lui sont profitables et que sa maladie se stabilise, sa croyance sera renforcée. Au contraire, si tous ses efforts pour maîtriser sa maladie sont vains, sa croyance se modifiera.

La théorie du comportement planifié d'Ajzen et Fishbein (1980) soutient que les croyances de l'individu déterminent ses attitudes, ses intentions et ses comportements. Un individu a l'intention d'adopter un comportement lorsqu'il croit que ce comportement a des conséquences positives et que les personnes qui sont importantes pour lui, pensent qu'il doit adopter ce comportement. Par exemple, le patient atteint d'une maladie cardiaque possède de l'information (ses croyances) sur la condition de son cœur et sur les recommandations des professionnels de la santé. Il développe alors une attitude positive ou négative envers ces recommandations et perçoit une pression sociale, de la part de personnes qu'il juge importantes (comme la famille et les professionnels de la santé), en regard de l'utilité qu'elles reconnaissent au fait de respecter les recommandations. L'attitude du malade et la pression sociale de personnes importantes pour lui vis-à-vis du respect d'un traitement détermineront ses intentions, et celles-ci influenceront ses comportements reliés à sa santé. L'étude de Shenkel et de ses collaborateurs (1985-1986) a démontré que le degré d'importance que ce type de personnes accordent à l'observation des recommandations médicales, tel qu'il était perçu par l'individu diabétique, était un meilleur prédicteur de l'observation du traitement que les croyances mêmes de cet individu. Dans cette perspective, les recherches de Miller et de ses collaborateurs (1988) ont indiqué que les perceptions que les sujets cardiaques avaient des croyances des personnes qu'ils jugeaient importantes prédisaient le mieux la fidélité au traitement médical. Dans ces études, les personnes jugées importantes regroupaient principalement des membres de la famille, des amis et des professionnels de la santé.

• *Les croyances et la famille*

La famille est considérée comme un facteur important dans l'adoption des croyances, des attitudes et des comportements chez les individus. Les croyances et les valeurs de la famille sont intimement reliées à la gestion d'une problématique de santé, à l'identification de la maladie, au choix du traitement et au soutien d'un programme de réadaptation (Searight et Noce, 1989). Ce que la maladie ou le problème de santé représente pour la famille détermine les attitudes et les comportements de ses membres vis-à-vis de cette problématique. Les croyances du patient et de sa famille face à la cause et aux conséquences de la maladie et du traitement sont des facteurs très importants en ce qui concerne la réaction et l'adaptation à la maladie (Patterson, 1989). Par exemple, une famille croit que la maladie d'un de ses membres est héréditaire, que les interventions familiales ou professionnelles sont inutiles et que seul le destin décidera de l'évolution de la maladie. Ces croyances influenceront fortement l'attitude de la famille vis-à-vis de son engagement dans les soins au malade.

Les croyances reliées à la nature du problème de santé, à son étiologie, au traitement et au pronostic ainsi que les croyances qui ont trait à l'influence que le patient et la famille peuvent exercer sur l'évolution de la maladie font partie du système de croyances qui détermineront le processus d'adaptation de la famille à la problématique de santé (Harkaway et Madsen, 1989 ; Rolland, 1994). D'après Rolland (1994), les croyances des patients et de leur famille quant à leur maîtrise des symptômes sont particulièrement importantes ; l'évolution imprévisible et négative d'une problématique de santé est une menace constante pour l'autonomie et le sentiment de maîtrise du système familial.

Selon Wright et Simpson (1991), certaines croyances, dites contraignantes, limitent la capacité des membres de la famille de résoudre leurs problèmes d'adaptation à la maladie ; par contre, d'autres croyances, considérées comme étant facilitantes, aident la famille à élaborer des solutions à leurs difficultés. Par exemple, une croyance contraignante comme «seule la médication peut influencer positivement l'évolution de la maladie cardiaque» empêche la famille d'encourager le membre malade à adopter des comportements de santé (comme la diète ou l'exercice physique) pouvant favoriser son rétablissement. À l'opposé, une croyance facilitante comme «le soutien familial diminue le stress causé par la maladie» encouragera les membres de la famille à s'entraider, ce qui favorisera l'adaptation à cette problématique de santé. Une croyance peut être jugée contraignante par une famille et facilitante par une autre. Dans une famille, la croyance selon laquelle la famille a un rôle important à jouer dans l'évolution de la maladie d'un de ses membres s'avérera une source de stress et suscitera des sentiments de culpabilité, tandis que dans une autre famille cette croyance permettra à celle-ci de se valoriser dans son rôle de soutien auprès du malade. Il s'agit alors de bien distinguer, avec l'aide de chaque famille, les croyances contraignantes de celles perçues comme étant facilitantes. Les auteures Wright et Simpson (1991) invitent les infirmières à ébranler le système de croyances contraignantes et à faire ressortir les croyances facilitantes de façon à accroître l'autonomie du système familial dans le processus d'adaptation à la maladie.

• *Les croyances et le contexte socio-culturel*

Les croyances reliées à une problématique de santé émanent du contexte social, culturel et religieux dans lequel évolue l'individu et des expériences qu'il a vécues. Les interactions sociales influent de façon significative sur le système de croyances d'un individu et de sa famille. Lorsqu'un malade et les membres de sa famille échangent de l'information sur la maladie entre eux ou avec leur entourage et des professionnels de la santé, ils intègrent cette information à leurs connaissances et établissent chacun leur propre définition de cette maladie et de ses conséquences. Ainsi, leurs définitions de la maladie peuvent différer de celle que donne le médecin ou l'infirmière. Le diabète, par exemple, peut leur avoir été présenté par des professionnels de la santé comme une maladie chronique permettant à la personne atteinte de poursuivre une vie «normale». La famille en question peut contester cette conception de la maladie après avoir discuté des conséquences du diabète avec une cousine et une amie dont les maris, tous les deux diabétiques, ont présenté des complications diminuant leurs capacités physiques et leur qualité de vie. Si elle prête foi davantage aux dires de son entourage, la famille peut démontrer de la détresse face au diagnostic de diabète d'un de ses membres. Cette réaction risque d'être incomprise par les professionnels de la santé, qui croiront que la famille assimile intégralement l'information reçue.

La culture, l'ethnie et la religion sont aussi des facteurs sociaux qui engendrent des croyances rattachées à une problématique de santé. Par exemple, certaines croyances religieuses peuvent donner une signification particulière à la maladie. Celle-ci peut représenter une punition que Dieu inflige à quelqu'un qui n'a pas mené une vie suffisamment saine. La mère d'une jeune enfant née avec une déficience croyait que Dieu l'avait punie pour avoir divorcé avec son premier mari. Elle avait alors tendance à surprotéger sa fille afin de se racheter ou de se faire pardonner. Une autre famille a perçu la maladie du père comme une occasion pour ses membres de se rapprocher les uns des autres et de croître dans l'adversité. Cette famille croyait que Dieu lui avait envoyé cette épreuve car elle possédait les ressources et les forces nécessaires pour l'affronter. Les croyances reliées à la santé et à la maladie peuvent varier considérablement d'une culture à l'autre et affecter la relation entre la famille et les professionnels de la santé si la divergence de croyances est ignorée.

Les expériences antérieures constituent une autre composante importante de la «réalité» de chaque membre de la famille concernant une problématique de santé. La maladie et l'hospitalisation antérieures d'un membre de la famille peuvent marquer la famille si elles représentent une expérience bénéfique ou traumatisante et influencer le comportement de celle-ci vis-à-vis de la maladie et de son traitement. La maladie d'une grand-mère qui a causé plusieurs conflits entre les membres de la famille peut conduire à la croyance que la maladie n'est qu'une source de stress et de tension pour la famille. Dans cette famille, le moindre signe d'une maladie chez l'un de ses membres suscitera de la crainte et de l'anxiété, que certains professionnels de la santé trouveront exagérées ; cette perception de la part des professionnels affectera d'ailleurs leur relation avec la famille.

La croyance de la famille dans la compétence du personnel hospitalier peut provenir d'une expérience passée où le personnel avait répondu aux besoins du patient et de sa famille lors de l'hospitalisation du premier. Une relation de confiance s'établit alors plus rapidement entre la famille et les professionnels de la santé. Au contraire, si l'expérience antérieure a été négative, la croyance de la famille dans la compétence du personnel diminuera ; celle-ci éprouvera de la méfiance et de la tension dans sa relation avec le personnel hospitalier.

• Les croyances et les professionnels de la santé

Les croyances déterminent les attitudes du patient, de sa famille et des professionnels de la santé vis-à-vis de la maladie et du traitement, de même qu'elles déterminent les interactions de tous ces individus. Réciproquement, les comportements du patient, de sa famille, des professionnels de la santé et l'ensemble de leurs interactions confirment ou modifient les croyances de chacun. Par exemple, la croyance d'une famille que les infirmières n'ont ni le temps ni les connaissances pour l'aider à composer avec la maladie peut se modifier favorablement à la suite des interventions efficaces d'une infirmière qui s'est intéressée à ses besoins psychosociaux.

Bien que le système de croyances soit un facteur essentiel dans le processus d'adaptation à la maladie, à ses conséquences et à son traitement, il n'est pas toujours reconnu par les professionnels de la santé. Ne pas tenir suffisamment compte des systèmes de croyances autant chez la famille que chez les professionnels de la santé entraîne des difficultés dans le processus d'interventions auprès d'une famille aux prises avec une problématique de santé (Harkaway et Madsen, 1989). Ces difficultés sont de trois ordres:

1. Les professionnels de la santé présument qu'ils connaissent les croyances du patient et de sa famille («Nous savons ce que le patient croit»; «Le patient a les mêmes croyances que nous»; «Tous les membres de la famille ont la même croyance»).

2. Les professionnels de la santé ont des opinions au sujet de leurs propres croyances («Nous sommes neutres»; «Nous n'avons pas de croyances»; «Nos croyances, qui s'appuient sur des faits scientifiques, sont plus justes que celles des familles»).

3. La divergence de croyances entre les différentes parties du système, soit entre les membres de la famille, soit entre la famille et les professionnels de la santé, n'est pas reconnue.

Comme le soulignent Harkaway et Madsen (1989), il est important de reconnaître, comprendre et respecter les croyances de chaque membre de la famille qui influencent l'évolution d'une problématique de santé. De même, nous devons reconnaître nos propres croyances en tant que professionnels de la santé, les remettre en question, considérer leurs effets sur notre relation avec le patient et sa famille et examiner les rapports existant entre les croyances des différentes parties du système, soit entre celles des membres de la famille, soit entre celles de la famille et celles des professionnels de la santé.

Lorsque les croyances des différents systèmes se ressemblent, cela risque de favoriser l'adaptation du patient et de sa famille à la problématique de santé. Selon Patterson (1989), la démarche du couple en vue de partager la signification accordée à un événement stressant, telle la maladie, constitue la première étape du processus d'adaptation. Un degré de convergence suffisant entre les croyances du patient et celles des professionnels de la santé facilite la planification du traitement et le respect de celui-ci (Mauksch et Roesler, 1990). Dans l'étude de Becker et Green (1975) sur les facteurs influençant la participation à un programme d'intervention, il est apparu que l'adhésion aux recommandations du programme était plus élevée lorsque les époux partageaient les mêmes croyances au sujet de la vulnérabilité du patient et de la gravité de la maladie.

Cependant, des difficultés en ce qui concerne la fidélité au traitement peuvent survenir quand les croyances des membres d'un groupe en interaction, tels que le patient, la famille et le professionnel de la santé, ne sont pas reconnues et diffèrent entre elles (Harkaway et Madsen, 1989).

Traditionnellement, le professionnel de la santé qui faisait face à un patient qui ne suivait pas son traitement se croyait obligé de rééduquer celui-ci en lui imposant le point de vue «correct» sur le plan médical. Cependant, l'expérience clinique démontre qu'il est extrêmement difficile d'altérer le système de croyances d'un individu qui est en général appuyé par son contexte familial et socio-culturel. Comme l'indique l'étude de McGuire (1960), s'il existe une divergence marquée de perspectives entre le transmetteur et le récepteur de l'information, cette information aura très peu d'effets sur le récepteur. À mesure que l'écart entre les croyances des spécialistes et celles du patient s'élargit, il devient de plus en plus difficile pour les premiers d'amener le second à changer son point de vue. En conséquence, il est peu probable que le patient se pliera au traitement médical (Doherty et Baird, 1983). Ces conclusions corroborent les résultats d'études recensées par Baekland et Luandwall (1975) sur les facteurs associés à l'abandon du traitement médical chez les patients atteints d'une maladie chronique. Selon ces études, les deux principaux facteurs sont les suivants : (1) une information médiocre au sujet des dangers de la maladie et de l'importance d'observer le traitement et (2) le degré de convergence des idées et des attentes du professionnel de la santé et de celles du patient eu égard aux buts du traitement et aux méthodes employées.

La perception qu'a le patient des opinions de la famille et de celles des professionnels de la santé est un facteur majeur qui influence le comportement de celui-ci (Doherty et Baird, 1983). En général, la qualité de la relation entre le patient et les professionnels de la santé agit directement sur le comportement du patient vis-à-vis de son traitement. D'après Harkaway et Madsen (1989), ce n'est pas la nature des croyances qui conduit à la non-fidélité, mais la façon dont les croyances des différents membres de la famille et des professionnels de la santé interagissent. Les problèmes reliés au traitement proviennent d'une divergence de croyances (soit à l'intérieur de la famille, soit entre la famille et les professionnels de la santé) lorsque celle-ci est ignorée ou négligée. Par exemple, un patient peut avoir de la difficulté à s'adapter à sa maladie si, d'une part, les professionnels de la santé croient que la stimulation physique favorisera sa réadaptation et si, d'autre part, son épouse croit que le repos et un minimum d'efforts physiques préserveront l'énergie qui lui permettra de mieux composer avec la maladie. La divergence de croyances peut créer de la confusion ou un conflit de loyauté chez le patient et de la frustration chez l'épouse et les professionnels de la santé ; cela aura pour effet de nuire à leurs relations. Speedling (1982) a observé que les conflits qui apparaissaient dans la famille, après l'infarctus du myocarde d'un de ses membres, étaient attribuables au fait que les attentes quant aux activités du patient différaient entre les membres de la famille. Les attentes de l'individu découlent de ses croyances face à la situation.

En résumé, les croyances sont un facteur essentiel à considérer dans la gestion d'une problématique de santé. La nature des croyances de chaque membre de la famille et des professionnels de la santé est aussi importante que l'interaction de ces croyances lorsqu'il s'agit de favoriser le processus d'adaptation de la famille à cette problématique de santé.

La flexibilité des rôles et des règles dans la famille.   Une certaine flexibilité dans les rôles et dans les règles favorise l'adaptation de la famille à la maladie (Koch, 1983). Une famille peut maintenir un fonctionnement efficace même après l'apparition d'une problématique de santé si ses règles permettent la libre expression des émotions et si les rôles de ses membres sont interchangeables.

Selon Selvini-Palazzoli et ses collaborateurs (1978), le système familial est défini comme un système autorégulateur contrôlé par des règles qui se sont établies avec le temps. Les règles sont les normes ou les lignes directrices qui déterminent les comportements des membres dans une famille. Ces règles sont souvent tacites. Par exemple, «ne pas parler du cancer ou de la mort» ou «les hommes ne doivent pas pleurer» constituent des règles bien établies dans certaines familles même si elles ne sont pas reconnues ouvertement. Si les règles du système familial ne permettent pas une progression naturelle à travers les étapes du cycle de la vie familiale en raison, par exemple, d'une maladie grave, du chômage ou d'un divorce, certains membres de la famille auront probablement de la difficulté à s'adapter aux exigences qui entourent ce type d'événements. Les règles qui régissent le système familial sont fortement influencées par les croyances des membres de la famille. La règle «ne pas parler du cancer ou de la mort» peut découler de la croyance selon laquelle parler du cancer ou de la mort aggravera la maladie»; ou encore, la règle «les hommes ne doivent pas pleurer» peut dériver de la croyance qui veut que «les hommes qui pleurent sont des faibles». Les croyances déterminent les règles qui dirigent les comportements des membres de la famille. La souffrance ou les difficultés d'adaptation qu'éprouvent les membres de la famille face à une problématique de santé émanent souvent d'interactions dysfonctionnelles attribuables à certaines croyances familiales et à certaines règles reliées au problème de santé (Patterson, 1989).

Les règles qui empêchent les membres de la famille d'exprimer leurs émotions causées par une problématique de santé, telles que la peur de la mort, la tristesse, le sentiment de culpabilité, la frustration ou la colère, peuvent engendrer des problèmes de santé et de comportement (Koch, 1985). Les règles familiales doivent être suffisamment flexibles pour permettre aux membres de la famille d'exprimer leurs sentiments s'ils en ressentent le besoin. En fait, pour faciliter l'adaptation à une problématique de santé, ce qui importe, ce n'est pas tant l'expression elle-même que la possibilité de les exprimer. Selon Koch (1985), une personne doit pouvoir choisir la façon d'exprimer ses sentiments, car les individus ont leur propre manière ou capacité de se libérer de leurs émotions. La mère d'un enfant atteint d'une maladie chronique peut composer avec son inquiétude ou son anxiété en exprimant celles-ci à sa sœur, tandis que le père se libérera de ses émotions en s'adonnant à des activités sportives. Les deux parents peuvent s'adapter convenablement à la maladie de leur enfant s'ils perçoivent que leur façon d'exprimer leurs sentiments est efficace, qu'elle est respectée par leur entourage et qu'elle ne nuit pas à la qualité de leur relation conjugale.

La flexibilité des rôles tant formels qu'informels favorise également la gestion d'une problématique de santé dans une famille. Une maladie qui affecte l'autonomie d'un membre de la famille exige une réorganisation des rôles afin que celui-ci puisse être remplacé. Par exemple, si la maladie empêche une mère de continuer à jouer son rôle informel de médiatrice dans la famille et que personne ne puisse assurer la relève, la famille aura peut-être de la difficulté à résoudre ses conflits, lesquels seront souvent exacerbés par les exigences d'une problématique de santé. Un manque de flexibilité dans l'échange des rôles risque d'entraver le processus d'adaptation.

La flexibilité des rôles et des règles dans une famille constitue une force qui accroît l'habileté du système familial à composer avec le stress et la désorganisation que cause souvent une problématique de santé.

Les patterns de communication circulaire. Les patterns de communication circulaire décrits par Tomm (1980) sont les interactions répétitives, stables et autorégulatrices de deux individus. Les comportements de ces deux individus, qui s'influencent mutuellement, dérivent des domaines cognitif et affectif propres à chacun d'entre eux. Par exemple, le comportement de la personne A agit sur les pensées (le domaine cognitif) et les sentiments (le domaine affectif) de la personne B et conduit au comportement de cette dernière. Le comportement de B agit sur les pensées et les sentiments de A et conduit ainsi au comportement de A, mentionné ci-haut (voir la figure 3.4).

FIGURE 3.4

PATTERN DE COMMUNICATION CIRCULAIRE DES PERSONNES A ET B

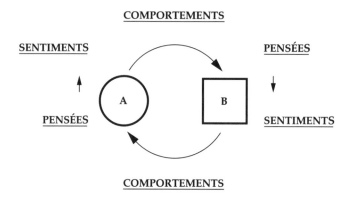

Source: Wright et Leahey (1994)

Dans le cas de l'interaction d'une mère et de son fils adolescent atteint de diabète, la mère décrit le comportement de son fils comme étant dépendant, sollicitant continuellement de l'aide pour ses soins et sa diète. Pour sa part, le fils décrit le comportement de sa mère comme étant surprotecteur, comme faisant preuve de harcèlement pour qu'il suive à la lettre les recommandations vis-à-vis des soins qu'il se donne lui-même. À la figure 3.5, on peut constater que le comportement de la mère amène son fils à penser : «Elle ne me fait pas confiance ; peut-être que je ne peux pas le faire par moi-même». Il se sent alors incompétent et insécure. Ces pensées et sentiments l'incitent à adopter un comportement de dépendance. En retour, le comportement du fils incite la mère à penser : «Il est incapable par lui-même, il a besoin de moi». Elle éprouve alors de la frustration, de l'inquiétude et peut-être un sentiment de valorisation dans son rôle de mère-soignante. Ces pensées et sentiments la conduisent à adopter un comportement de surprotection et de vigilance extrême. Conséquemment, qui est à blâmer ? Une hypothèse linéaire accuserait soit la mère pour son comportement de vigilance extrême, soit le fils pour son comportement de dépendance ; elle ignorerait ainsi l'influence réciproque qu'ils exercent l'un sur l'autre. Une hypothèse circulaire (systémique), basée sur le pattern d'interaction que nous venons de présenter, évite tout blâme ; elle tient pour responsable la relation, et non les personnes individuellement.

Un pattern de communication circulaire peut être plus harmonieux que le précédent. Par exemple, une mère félicite son fils diabétique pour son attitude envers les soins qu'il se donne lui-même et elle lui demande conseil sur la façon de le soutenir dans la gestion de ses

FIGURE 3.5

PATTERN DE COMMUNICATION CIRCULAIRE DE LA MÈRE ET DU FILS

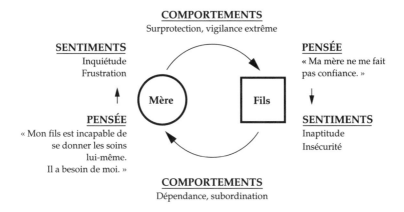

soins. Ce comportement incite le fils à penser que sa mère lui fait confiance et qu'il possède les habiletés nécessaires pour gérer ses soins. Il se sent alors compétent et valorisé et il adopte des comportements favorables à sa santé. De son côté, le comportement du fils amène la mère à penser que celui-ci est autonome, fiable et compétent. Elle se sent valorisée dans son rôle de mère, elle est fière de son fils et le félicite. À qui peut-on attribuer le succès de ces comportements ? À la relation entre la mère et le fils, les comportements de chacun s'influençant réciproquement.

L'identification des patterns de communication circulaire à l'aide de questions basées sur l'approche systémique a pour but d'inviter les membres de la famille à réfléchir à l'influence de leurs comportements sur ceux des autres membres et facilite la formulation d'hypothèses systémiques.

L'efficacité des ressources favorisant l'adaptation. Les théories portant sur le stress dans la famille (Boss, 1988 ; Hill, 1958 ; McCubbin et Patterson, 1983) considèrent les ressources psychologiques, sociales et financières comme étant des stratégies d'adaptation au stress. Les familles peuvent faire appel à ces ressources pour composer avec une problématique de santé. Le degré de stress causé par un événement telle une maladie grave dépend non seulement de la perception et des croyances de la famille face à cet événement, mais aussi de sa perception de l'efficacité des ressources qu'elle possède ou qui lui sont accessibles (Boss, 1988). Chaque membre d'une famille dispose de ressources internes qui lui permettent de s'accommoder des différentes sources de stress de la vie. Parmi les ressources internes, on compte les croyances spirituelles et religieuses, les croyances dans le destin et dans la «chance», la confiance dans sa propre habileté et dans celle de la famille à résoudre les problèmes, une bonne situation financière et la capacité de tirer profit d'une situation stressante en la redéfinissant comme une situation positive et enrichissante.

Les ressources externes de la personne renvoient au soutien que peuvent procurer à celle-ci les contextes familial et social ainsi que les professionnels de la santé. Ces ressources peuvent être l'aide matérielle et financière des grands-parents, l'amour et l'attention d'un conjoint, l'appui provenant d'amis ou de voisins, la fiabilité d'un parent ou de la gardienne d'enfants, l'attitude compréhensive d'un employeur, les conseils d'un prêtre, les services communautaires, les soins d'une infirmière ou les services d'une équipe multidisciplinaire dans le milieu hospitalier. Certains patients bénéficient de ces ressources, tandis que d'autres ne peuvent recevoir de leur réseau familial, social ou professionnel le soutien qui permettrait de répondre à leurs besoins. Dans ce dernier cas, malgré le nombre de personnes qui entourent les patients pendant une période de crise, le soutien qui leur est accordé est soit inapproprié, soit retiré prématurément; ils ne peuvent alors profiter de la qualité de soutien nécessaire durant le processus d'adaptation. Comme nous l'avons mentionné au chapitre 1, l'isolement social du patient et de sa famille réduit l'accès à certaines sources de soutien qui sont parfois indispensables au processus d'adaptation.

Les relations avec les professionnels de la santé.   Les relations entre le patient, sa famille et les professionnels de la santé influent de façon significative sur la problématique de santé. En effet, comme nous l'avons vu précédemment, ces différentes parties interviennent dans la problématique de santé par le biais de leur propre système de croyances. Par exemple, les croyances reliées au rôle que chacun doit jouer dans la gestion des soins du malade s'avèrent très importantes. Selon une croyance qui persiste encore aujourd'hui dans certaines cultures, les professionnels de la santé détiennent une autorité absolue sur le traitement d'un problème de santé et le patient et sa famille doivent se soumettre à celle-ci.

Cependant, dans le domaine de la santé, cette croyance cède progressivement la place à une autre croyance qui donne au patient, à sa famille et aux professionnels de la santé un rôle de coparticipants face à l'élaboration des mesures à suivre pour gérer une problématique de santé. Bien entendu, ces deux modèles de relation entre les différents systèmes se montreront efficaces si les croyances et les attentes de chacun convergent; on pourra ainsi éviter une lutte de pouvoir ou la possibilité de conflits. Par contre, si les croyances et les attentes des parties concernant leur responsabilité dans la gestion du problème diffèrent et ne sont pas reconnues ouvertement, cela risquera d'engendrer des difficultés en ce qui touche le traitement et le processus d'adaptation.

Par exemple, une infirmière qui croit que sa responsabilité est de s'assurer que le patient suivra les recommandations du médecin risque d'entrer en conflit avec le patient et sa famille si ces derniers croient que cette responsabilité leur incombe et décident conséquemment de modifier les recommandations de façon à inclure des soins qui correspondent à leurs croyances.

En plus des divergences de croyances et d'attentes, les coalitions entre la famille et les professionnels de la santé peuvent constituer une source de conflits dans les relations entre ces deux systèmes. Une coalition est le rapprochement de deux ou plusieurs personnes en vue de s'opposer à quelqu'un. Par exemple, une infirmière s'allie à une patiente qui fait une dépression parce que son mari abuse d'elle. Horrifiée par les plaintes de sa patiente, l'infirmière sympathise avec elle et l'appuie dans ses accusations envers son mari. La patiente raconte à son mari qu'elle reçoit du soutien de l'infirmière et réitère ses accusations. Celui-ci, qui craint d'être blâmé par l'infirmière, refuse alors de se présenter à l'hôpital et de participer à la thérapie qui leur est offerte. Cette réaction du mari confirme la perception de la patiente et de l'infirmière selon lesquelles il s'agit d'un homme irresponsable, méchant et indifférent au bien-être de son épouse. Dans cette situation, l'infirmière, qui croit offrir du soutien à sa patiente, adopte la même perception du problème que celle-ci, crée avec elle une coalition; par conséquent, cela réduit l'efficacité de ses interventions auprès du couple. Cette situation nous montre que le principe de la neutralité n'a pas été respecté.

L'attitude de l'infirmière influe considérablement sur les relations entre les membres de la famille et sur leur participation à la résolution de leurs problèmes. Prenons un autre exemple. Une infirmière exclut le père d'un enfant malade de son programme d'enseignement ou de la prise de décision concernant les soins de son enfant. Ce faisant, elle suggère indirectement au père que sa participation n'est pas nécessaire. Après le retour à la maison de l'enfant malade, sa mère, qui croyait pouvoir assumer seule la responsabilité des soins, s'épuise et regrette que le père n'ait pas reçu de la part des professionnels de la santé la formation et l'encouragement nécessaires pour l'assister. Dans ce genre de cas, le sentiment de compétence que pourrait éprouver la famille envers les soins du malade est compromis par la complexité des traitements, de même que par l'hésitation des professionnels de la santé à engager la famille dans les soins, laquelle peut être attribuable au manque de temps ou de confiance dans les habiletés de la famille. Lorsque la famille éprouve un sentiment d'incompétence, cela a pour effet de réduire sa participation aux soins du malade et d'augmenter sa dépendance face aux professionnels de la santé. Ces derniers doivent alors consacrer plus de temps à la famille.

La relation entre les professionnels de la santé et la famille peut amplifier ou alléger le stress qu'occasionne une problématique de santé. Lorsque les soins sont axés sur les besoins du patient au détriment de ceux des membres de la famille, le stress qu'éprouvent ces derniers est susceptible de réduire l'efficacité des interventions des professionnels de la santé au regard de la problématique de santé. Même si les membres de la famille ressentent de la frustration ou vivent de l'isolement, souvent ils n'oseront pas exprimer leur insatisfaction par crainte de représailles de la part des professionnels de la santé, lesquelles pourraient affecter la qualité des soins que ces derniers donnent au malade.

Plusieurs facteurs expliquent la difficulté qu'ont les infirmières à répondre aux besoins de la famille et à maintenir une relation satisfaisante avec elle. Parmi ceux-ci, on note la surcharge de travail des infirmières, la priorité accordée à certains soins physiques, le manque d'intimité qui les empêche d'entreprendre des conversations thérapeutiques avec le malade et sa famille. Un autre facteur important est la confusion souvent créée dans la famille lorsque les professionnels de la santé ne précisent pas leur identité et leurs fonctions lors de visites au patient. De même, l'ambigüité des attentes reliées aux responsabilités et aux rôles de chacun des soignants naturels ou professionnels peut susciter des tensions, et parfois même des conflits entre la famille et les professionnels de la santé. Par exemple, le père d'un enfant hospitalisé en raison d'une maladie chronique s'attendait à ce que les infirmières remplacent la mère dans son rôle de soignante durant la période d'hospitalisation. Les infirmières s'attendaient pour leur part à ce que la mère joue encore son rôle de soignante auprès de son fils afin qu'elle continue de se sentir compétente et utile en ce qui concerne les soins qu'il fallait donner à l'enfant. Lorsqu'une infirmière invita la mère à exécuter le traitement auprès de son fils, le père exprima de la frustration et de la colère. L'infirmière, qui ne comprit pas la réaction du père, se retira de la chambre de l'enfant. Se sentant démunie devant cette situation, elle blâma le père pour son impatience ; il en résulta alors de la tension entre la famille et le personnel infirmier.

Il y a d'autres facteurs qui engendrent des difficultés dans les relations entre la famille et les infirmières, soit la réaction au stress des membres de la famille et celle des infirmières, lesquelles sont aussi soumises à des agents de stress personnels ou professionnels. La réaction au stress qui risque de compromettre l'harmonie de la relation, peut se manifester autant chez les uns que chez les autres par de l'irritabilité, de l'impatience, de l'arrogance, de l'insécurité, de la fatigue, de la colère, de la détresse ou encore des malaises physiques. L'insuffisance des connaissances ou le manque d'habiletés à composer avec les réactions des autres au stress constitue également un facteur de difficulté qu'il importe de considérer. Les sentiments d'impuissance et de culpabilité reliés à une faible matrîse de l'évolution d'une maladie peuvent amener la famille et les soignants vaincus par la problématique de santé à s'éviter ou à prendre une distance. Un pattern de communication circulaire peut ainsi se développer entre la famille et les infirmières, comme l'illustre la figure 3.6.

FIGURE 3.6

PATTERN DE COMMUNICATION CIRCULAIRE ENTRE LA FAMILLE ET L'INFIRMIÈRE

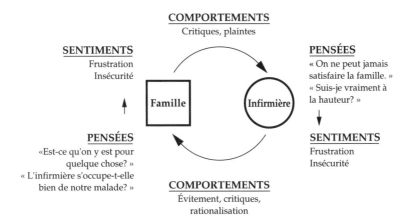

Cependant, une meilleure connaissance des croyances, de la langue parlée et du mode de vie de la famille peuvent faciliter la communication et la compréhension de son expérience face à la situation problématique. Cette situation est susceptible de faire naître de la frustration et de l'insécurité autant chez la famille que chez l'infirmière.

Une relation harmonieuse entre la famille et les professionnels de la santé facilite leur collaboration face à la gestion de la problématique de santé, procure le soutien et le réconfort nécessaires au patient et à sa famille pour qu'ils puissent composer avec cette problématique et entraîne de la satisfaction et un sentiment de compétence chez les professionnels de la santé.

LES ENTREVUES FAMILIALES

Les entrevues avec la famille visent à cibler ces différentes dimensions du système familial et s'appuient sur les principes de la formulation d'hypothèses, de la circularité et de la neutralité et sur les questions systémiques. Les entrevues varient selon le contexte de travail de l'infirmière. De toute évidence, une infirmière qui œuvre dans une salle d'urgence ne conduira pas le même type d'entrevue avec la famille qu'une infirmière qui procure des soins à domicile. Par contre, il est important de reconnaître que, quel que soit le contexte de travail, l'infirmière peut engager des conversations thérapeutiques avec le patient et les membres de sa famille. Ces conversations visent à susciter chez eux la réflexion et à les soutenir dans leur processus d'adaptation à la problématique de santé.

Ces conversations thérapeutiques avec un ou plusieurs membres d'une famille peuvent se produire spontanément ou délibérément, soit au chevet du malade, à l'occasion d'un soin qui lui est donné (comme un bain ou une injection), soit durant l'heure des visites de la famille ou lors de rencontres avec la famille qui ont été planifiées. Certaines questions peuvent être posées plus facilement pendant le processus d'admission du patient à l'hôpital, tandis que d'autres conviennent mieux à des phases différentes de l'hospitalisation. Une conversation thérapeutique peut être assez brève. En effet, quelques questions systémiques suffisent parfois à déclencher une réflexion chez le patient et sa famille sur leur processus d'adaptation à la situation clinique présentée et, conséquemment, à favoriser ce processus. Les questions suggérées au tableau 3.1 permettent d'explorer la problématique de santé et de provoquer ce type de réflexion.

Pour compléter l'identification des besoins de la famille, Wright (1989) propose trois questions permettant l'accès à la «réalité» ou aux croyances de chaque membre de la famille et, plus particulièrement, à sa principale préoccupation. On peut poser la première question lors d'une des premières rencontres et les autres questions au cours de toutes les autres rencontres. Voici ces questions:

1. «Je vous ai posé plusieurs questions durant cette rencontre; en auriez-vous à me poser? Auriez-vous des questions concernant notre dernière rencontre?»

2. «Si, durant nos rencontres, je ne pouvais répondre qu'à *une* de vos questions concernant la maladie et l'hospitalisation de votre mari, quelle question me poseriez-vous?»

3. «Y a-t-il des questions que je ne vous ai pas posées et que vous aimeriez que je vous pose?»

Ces questions peuvent générer une information qui éclairera autant la famille que l'infirmière sur les liens existant entre certaines dimensions du système familial et la problématique de santé. L'infirmière peut poser ces questions sans craindre de ne pouvoir composer avec la réponse. Celles-ci ont pour but d'encourager les membres de la famille à partager leur expérience de la situation, leurs sentiments et opinions, ce qui, pour plusieurs individus, est une source de grand réconfort. Aussi, les questions visent à susciter la réflexion afin que la famille trouve ses propres solutions. L'infirmière ne devrait pas se sentir tenue d'offrir elle-même les solutions à la famille au moyen des réponses aux questions qu'elle lui pose. Ne serait-il pas plus efficace, en effet, de poser des questions pertinentes et utiles que de suggérer une solution au problème?

Le prochain chapitre propose des interventions susceptibles de rendre les conversations de l'infirmière avec la famille le plus thérapeutiques possible.

TABLEAU 3.1

QUESTIONS SUGGÉRÉES POUR LES ENTREVUES AVEC LA FAMILLE

Questions sur les préoccupations et les inquiétudes

- Qu'est-ce qui vous inquiète le plus concernant l'état de santé de votre mari (ou de votre femme) et son hospitalisation?

- Quelle est la plus grande difficulté que vous devez affronter dans votre famille à cause de la maladie?

- Quelle est votre expérience en ce qui a trait aux problèmes de santé et à l'hospitalisation?

Questions sur les croyances et perceptions reliées à la problématique de santé

- Comment expliquez-vous la maladie de votre mari (ou de votre femme)?

- Quelle en est la cause, d'après vous? Et quel pronostic faites-vous?

- Quelle est, selon vous, la meilleure façon de traiter sa maladie?

- Dans quelle mesure pensez-vous que votre mari (ou votre femme) peut influencer l'évolution de sa maladie?

- Dans quelle mesure pensez-vous que les membres de votre famille peuvent influencer l'évolution de sa maladie?

- Dans quelle mesure les membres de votre famille peuvent-ils influencer sa maîtrise de la maladie?

TABLEAU 3.1 (suite)

- Y a-t-il des différences entre les membres de votre famille en ce qui concerne la perception de la maladie et de son traitement? Si oui, quelles sont-elles? Est-ce que ces différences créent des conflits? Si oui, comment composez-vous avec ces différences?

Questions sur la flexibilité des rôles et des règles

- Quels sont les plus grands changements que vous avez notés dans votre famille depuis le début de la maladie?

- Certains rôles ont-ils dû changer à cause de la maladie? Lesquels?

- Qui, dans la famille, est le plus affecté par la maladie de votre père (ou de votre mère)? Comment cela s'exprime-t-il? Est-ce la façon habituelle dans votre famille d'exprimer sa peine ou sa frustration? Si ce n'est pas le cas, comment est-ce que la famille réagit à cette nouvelle façon de s'exprimer?

- Qui a le plus de difficulté à s'adapter aux changements causés par la maladie? Comment expliquez-vous cela?

Questions sur les patterns de communication circulaire

- Lorsque vous démontrez de la surprotection envers votre fils (ou de votre fille) et que vous le surveillez si étroitement, que croyez-vous qu'il pense? Quels sentiments pourraient être reliés à ces pensées?

On peut poser cette double question au fils (ou à la fille):

- Lorsque tu démontres de la dépendance ou de l'incertitude face à tes soins, que crois-tu que ta mère (ou ton père) pense? Et qu'est-ce que tu crois que ta mère (ou ton père) ressent?

Questions sur l'efficacité des ressources visant l'adaptation

- Qu'est-ce qui aide le plus la famille à composer avec la maladie et l'hospitalisation? Qu'avez-vous fait, jusqu'à maintenant, qui vous ait le plus aidé?

- À qui, à l'extérieur de la famille, vous adressez-vous pour obtenir de l'aide? Obtenez-vous le soutien dont vous avez besoin? Comment?

- De quelle façon vous accordez-vous un peu de répit pour faire face à la situation?

Questions sur les relations avec les professionnels de la santé

- Comment obtenez-vous les renseignements dont vous avez besoin pour faire face à la maladie?

TABLEAU 3.1 (suite)

- Quel est le meilleur conseil que vous ayez reçu de la part des professionnels de la santé? Et quel est le pire?

- Quelle différence faites-vous entre les rôles ou responsabilités des professionnels de la santé, ceux du malade et ceux de la famille face à la maladie et au traitement?

- Pensez-vous qu'il y a une différence entre vos attentes et celles des professionnels de la santé concernant les rôles et les responsabilités de chacun vis-à-vis de la gestion des soins donnés à votre père (ou à votre mère)?

- Est-ce que les professionnels de la santé répondent à vos attentes? Comment?

- De quelle façon les infirmières vous aident-elles le plus à composer avec la situation ou de quelle façon pourraient-elles vous aider le plus?

RÉFÉRENCES

Ajzen, I. & Fishbein, M. (1980). *Understanding Attitudes and Predicting Social Behavior*, Englewood Cliffs, New Jersey: Prentice-Hall.

Baekland, F. & Luandwall, L. (1975). «Dropping out of treatment: A critical review», *Psychological Bulletin, 82*, 738-783.

Becker, M.H. & Green, L.W. (1975). «A family approach to compliance with medical treatment», *International Journal of Health Education, 18* (3), 173-182.

Boss, P. (1988). *Family Stress Management*, Newbury Park, Californie: Sage Publications.

Doherty, W.J. & Baird, M.A. (1983). *Family Therapy and Family Medicine*, New York: Guilford Press.

Friedman, M.M. (1992). *Family Nursing: Theory and Practice. Third Edition*, Norwalk, Connecticut: Appleton & Lange.

Gottieb, L. & Rowat, K. (1987). «The McGill model of nursing: A practice-derived model», *Advanced Nursing Science, 9* (4), 51-61.

Harkaway, J.E. & Madsen, W.C. (1989). «A systemic approach to medical non-compliance. The case of chronic obesity», *Family Systems Medicine, 7* (1), 42-65.

Hill, R. (1958). «Generic features of families under stress», *Social Casework, 49*, 139-150.

Koch, A. (1983). «Family adaptation to medical stressors», *Family Systems Medicine, 1* (4), 78-87.

Koch, A. (1985). «A strategy for prevention: Role flexibility and affective reactivity as factors in family coping», *Family Systems Medicine, 3* (1), 70-81.

Latourelle, D. & Ducharme, F. (1987). *Famille et intervention de l'infirmière*, Montréal: Université de Montréal, Faculté des sciences infirmières.

Madsen, W.C. (1992). «Problematic treatment: Interaction of patient, spouse, and physician beliefs in medical non-compliance», *Family Systems Medicine, 10* (4), 365-383.

Maturana, H. & Varela, F. (1992). *The Tree of Knowledge: The Biological Roots of Human Understanding*, Boston: Shambhala.

Mauksch, L.B. & Roesler, T. (1990). «Expanding the context of the patient's explanatory model using circular questioning», *Family Systems Medicine, 8* (1), 3-13.

McCubbin, H.J. & Patterson, J.M. (1983). «The family stress process. The double ABCX model of adjustment and adaptation», dans H.I. McCubbin, M.B. Sussman & J.M. Patterson (dir.), *Social Stress and The Family*, Springfield, Illinois: Charles C. Thomas.

McGuire, W.J. (1960). «Cognitive consistency and attitude change», *Journal of Abnormal and Social Psychology, 60*, 345-353.

Miller, P., Wikoff, R., McMahon, M., Garrett, M.J. & Ringel, K. (1988). «Influence of a nursing intervention on regimen adherence and societal adjustments post-myocardial infarction», *Nursing Research, 37* (5), 297-301.

Patterson, J.M. (1989). «Illness beliefs as a factor in patient-spouse adaptation to treatment for coronary artery disease», *Family Systems Medicine, 17* (4), 428-441.

Paul, D. (1993). «Les étapes du cycle de la vie familiale», *Nursing Québec, 13* (4), 32-39.

Rolland, J. (1994). *Families, Illness and Disability: An Integrative Treatment Model*, New York: Basic Books.

Searight, H.R. & Noce, J. (1989). «Towards a systemic model of health care compliance: Rationale and interview protocol», *Journal of Strategic and Systemic Therapies, 7* (1), 42-53.

Selvini-Palazzoli, M., Boscolo, L., Cecchin, G. & Prata, G. (1978). *Paradox-Counterparadox*, New York: Jason Aronson Inc.

Shenkel, R. J., Rogers, J.P., Perfetto, G. & Levin, R.A. (1985-1986). «Importance of "significant others" in predicting cooperation with diabetic regimen», *International Journal of Psychiatry in Medicine, 15* (2), 149-155.

Speedling, E.J. (1982). *Heart attack: The Family Response at Home and in the Hospital*, New York: Tavistock.

Thibaudeau, M.F., Reidy, M. & St-Félix-Beauger, M. (1983). *L'évaluation du fonctionnement de la famille en matière de santé: cadre de référence, échelle et guide*, Montréal, Université de Montréal, Faculté des sciences infirmières.

Tomm, K. (1980). «Towards a cybernetic systems approach to family therapy at the University of Calgary», dans D. Freeman (dir.), *Perspective on Family Therapy*, Vancouver: Butterworth and Company.

Wright, L.M. (1989). «When clients ask question: Enriching the therapeutic conversation», *The Family Therapy Networker, 13* (6), 15-16.

Writht, L.M. & Leahey, M. (1994). *Nurses and Families: A Guide to Family Assessment and Intervention*, 2ᵉ édition, Philadelphie: F. A. Davies.

Wright, L.M. & Simpson, M.A. (1991). «A systemic belief approach to epileptic seizures: A case of being spellbound», *Contemporary Family Therapy: An International Journal, 13* (2), 165-180.

Wright, L.M. & Watson, W.L. (1988). «Systemic family therapy and family development», dans C. J. Falicov (dir.), *Family Transitions: Continuity and Change Over the Life Cycle* (pp. 407-430), New York: Guilford Press.

CHAPITRE 4

Les interventions systémiques en soins infirmiers auprès de la famille

Fabie Duhamel

INTRODUCTION

Dans cet ouvrage, l'approche systémique en soins infirmiers vise à aider la famille à trouver ses propres solutions pour soulager la souffrance physique ou émotionnelle qu'engendre une problématique de santé. Les interventions infirmières ont pour but d'accroître la compétence de la famille face aux défis et aux difficultés qu'elle affronte. Lorsque la famille a davantage confiance dans ses habiletés par rapport à ce type de problématique, elle accroît son autonomie vis-à-vis du système de santé.

Afin de mieux comprendre l'expérience de la famille qui est aux prises avec une problématique de santé, l'approche systémique s'intéresse particulièrement à son système de croyances, à la flexibilité de ses rôles et règles, aux patterns de communication circulaire, à l'efficacité de ses ressources d'adaptation et à ses relations avec les professionnels de la santé.

Wright et Leahey (1994) ont élaboré le Modèle d'interventions familiales de Calgary, qui constitue un complément de leur Modèle d'analyse familiale de Calgary. Le modèle d'interventions familiales est basé sur les mêmes concepts que le modèle d'analyse familiale, c'est-à-dire sur la théorie des systèmes, de la communication, de la cybernétique et sur la théorie du changement. Considérant les notions de Maturana et de Varela (1992) que nous avons présentées au chapitre 2, ces auteures soutiennent que le rôle de l'infirmière auprès d'un patient et de sa famille est de créer un contexte propice au changement et non de servir d'agent directeur de changement. Lorsqu'une infirmière perçoit que l'individu est déterminé par sa structure (biopsychologique) et opère selon sa propre réalité (Maturana et Varela, 1992), elle comprend qu'elle ne peut lui imposer sa réalité à elle ni diriger son comportement. Parmi l'ensemble des informations que génèrent les interactions de l'infirmière et du patient, celui-ci intègre seulement les informations qui conviennent à sa structure. Les informations qu'il sélectionne déterminent le changement qu'il adoptera. L'infirmière ne peut donc donner de directives à son patient; cependant, elle peut lui offrir matière à réflexion par ses questions ou ses idées. Si l'infirmière rencontre le patient avec sa famille, l'information qui en ressortira sera enrichie par les interactions des différents membres de la famille.

Selon ces notions de déterminisme structurel, l'infirmière doit créer un contexte propice au changement pour la famille, mais elle n'est pas responsable de la finalité du changement, c'est-à-dire de la direction du changement entrepris par la famille. Par conséquent, l'infirmière sera moins portée à imposer sa «réalité» aux membres de la famille et démontrera une plus grande neutralité et un plus grand intérêt envers la dynamique familiale.

Pour tenir compte de la participation du patient et de sa famille dans leur processus de changement, Wright et Leahey (1994) soutiennent que les infirmières doivent entretenir des conversations thérapeutiques avec leurs patients et leurs familles. Ces conversations sont dites thérapeutiques lorsqu'elles produisent un mouvement vers la résolution d'un problème et diminuent la souffrance physique ou émotionnelle qui est reliée à celui-ci. Ces interventions seront d'autant plus thérapeutiques si elles sont systémiques, c'est-à-dire si elles tiennent compte des liens entre les différents systèmes et sous-systèmes ou entre les différentes dimensions du fonctionnement familial. Par exemple, il est important qu'une infirmière qui encourage son patient à pratiquer le *self-care* considère l'effet de ce nouveau comportement sur les relations familiales. Il est possible que la notion de «*self-care*» convienne à la plupart des autres membres de la famille, mais qu'advient-il si un des membres de la famille est valorisé par son rôle de soignant naturel et craint de perdre ce rôle parce que le *self-care* est adopté? L'infirmière doit reconnaître qu'un changement, même s'il est positif pour un membre de la famille, ne l'est pas nécessairement pour toute la famille. L'infirmière qui adopte un modèle systémique se rend compte que le fait de soulager la souffrance d'un membre de la famille n'allège pas forcément la souffrance d'un autre membre. Il est important d'analyser avec la famille les répercussions des changements qu'entreprennent les membres de la famille.

Les conversations thérapeutiques basées sur le modèle d'interventions familiales visent à promouvoir, améliorer et soutenir le fonctionnement de la famille dans les domaines cognitif, affectif et comportemental. Ces trois domaines étant étroitement reliés, il est entendu qu'une intervention axée sur un de ceux-ci influence simultanément les deux autres. Le choix du domaine à privilégier dépend des hypothèses de travail que la famille et l'infirmière ont élaborées ensemble, c'est-à-dire de la façon dont la famille et l'infirmière perçoivent et définissent les besoins de la famille découlant de la problématique de santé (voir le chapitre 2). Si l'hypothèse la plus utile à la famille est formulée de manière que les membres de la famille aient besoin d'exprimer leurs sentiments face à la maladie, une intervention sur le plan affectif est alors recommandée. Dans cette situation, l'infirmière peut favoriser un climat propice à l'expression des sentiments par l'écoute active, la validation et la normalisation.

Lorsqu'une hypothèse de travail énonce qu'un membre de la famille se sent envahi et même dépassé par les des soins physiques qu'il doit donner au malade, il convient alors de faire une intervention sur le plan comportemental, par exemple lui proposer de s'accorder un répit ou lui suggérer des techniques de soins qui faciliteront sa tâche.

D'autres hypothèses qui se fondent sur les liens entre certaines croyances dans la famille et certains comportements ou événements peuvent engendrer des interventions sur le plan cognitif telles que le «recadrage» ou l'identification des forces de la famille qui sont tournées vers une restructuration cognitive.

Il est important de se rappeler que, quelle que soit l'hypothèse de travail, une intervention peut viser un, deux ou trois domaines (les domaines cognitif, affectif ou comportemental). Selon Wright et Leahey (1994), le changement qui s'avère le plus profond et le plus durable est celui qui se produit sur le plan des croyances, lesquelles sont une composante du domaine cognitif.

Nous avons dit au chapitre 2 que le système de croyances influe de façon significative sur le comportement des individus et que les croyances reliées à un problème constituent la source du problème (Wright et Watson, 1988). Selon Wright et Simpson (1991), les croyances déterminent la façon dont la famille s'adapte à la maladie; c'est pourquoi ces auteures privilégient le système de croyances de la famille comme cible d'interventions. Elles suggèrent que l'infirmière fasse ressortir les croyances facilitantes de la famille afin d'accroître leur répertoire de solutions au problème tout en ébranlant les croyances contraignantes de celles-ci qui semblent restreindre ce répertoire de solutions.

Il importe, en effet, de considérer que chaque membre de la famille développe ses propres croyances face à la problématique de santé et que, très souvent, ces croyances sont présentées par chaque membre comme étant la «réalité» ou la «vérité». La réalité de chacun de ces membres dicte leur conduite ou leur façon de gérer la problématique de santé. L'infirmière a alors intérêt à remettre en question la «réalité» des membres d'une famille qui manifestent des difficultés d'adaptation à la problématique de santé générant de la souffrance pour les membres de la famille.

Les interventions systémiques que nous décrivons dans ce chapitre s'appuient sur l'expérience de l'auteure et sur différents modèles d'interventions, entre autres le Modèle d'interventions familiales de Calgary. Ces interventions visent à stimuler la réflexion des membres de la famille afin d'altérer leur «réalité» et éventuellement leur système de croyances, la flexibilité de leurs rôles et règles, les patterns de communication dans leurs relations à l'intérieur et à l'extérieur de la famille et l'efficacité des ressources qui leur permettront de s'adapter à leurs problèmes. Parmi les interventions systémiques les plus pertinentes, on trouve les suivantes : établir une relation de confiance avec la famille, lui donner de l'information et faire de l'enseignement, lui démontrer de l'empathie et reconnaître son expérience, la rassurer et lui donner de l'espoir, décrire la situation comme étant normale, souligner les forces et les ressources de la famille, poser des questions systémiques, recadrer son expérience, lui suggérer des comportements, des expérimentations et des rituels, présenter des opinions qui sont partagées, personnifier ou objectiver le problème, utiliser des métaphores et des lettres thérapeutiques et orienter la famille vers d'autres ressources professionnelles. Bien entendu, l'infirmière évalue le résultat de chaque rencontre avec le patient et sa famille afin de guider ses interventions. Les interventions sont décrites ci-dessous et sont illustrées dans les exemples cliniques des chapitres 6 à 12.

ÉTABLIR UNE RELATION DE CONFIANCE AVEC LA FAMILLE

Toute conversation thérapeutique débute par l'établissement d'une relation de confiance avec le patient et sa famille afin de favoriser leur participation. Pour installer une relation de confiance, il s'agit, en particulier, de respecter les normes sociales telles que nous identifier en indiquant notre rôle professionnel et en serrant la main de chaque membre de la famille, expliquer l'objet de la rencontre (par exemple, comprendre l'expérience des membres de la famille face à la maladie) et indiquer la durée de la rencontre (10, 20 ou 60 minutes). Très souvent, la famille n'ose pas amorcer une conversation sur un sujet qui la préoccupe parce qu'elle craint une interruption de la part de l'infirmière lorsque celle-ci jugera que le temps est écoulé. Lorsqu'on connaît la durée de la rencontre, on permet à la famille de choisir des sujets et d'approfondir la discussion, eu égard à la contrainte du temps.

Dans le cas d'une hospitalisation, il est important de familiariser les membres de la famille avec le contexte hospitalier (comme la visite des lieux, l'explication de certaines techniques de soins) et de les préparer, le cas échéant, à l'apparence du malade s'il est défiguré, à la présence de certains appareils, à l'état comateux ou à la confusion du malade. Le fait de situer le contexte et de le démystifier est de nature à apaiser l'anxiété des membres de la famille et à faciliter l'expression de leurs besoins.

Il est important d'inviter le plus de membres de la famille possible aux rencontres familiales afin d'éviter la formation de coalitions et d'enrichir la formulation d'hypothèses. Une relation de confiance s'établit plus facilement lorsque l'infirmière démontre un intérêt égal à chacun des membres de la famille. Pour maintenir la relation de confiance, l'infirmière doit faire preuve de neutralité (voir le chapitre 3) en respectant les idées, les sentiments et les comportements de chacun.

Une relation de confiance peut aussi s'instaurer à l'aide de l'identification de la structure familiale (le génogramme). En effet, lorsqu'on fait participer les membres de la famille (surtout les enfants) à l'élaboration du génogramme en leur posant des questions sur la composition de la famille (sur au moins trois générations) et sur leurs activités professionnelles et sociales, cela permet de lancer des conversations thérapeutiques et d'aborder progressivement les points saillants de leur expérience face à la problématique de santé. Dans l'élaboration du génogramme, il est important de se renseigner sur les conditions de santé de tous les membres de la famille et sur la cause du décès des membres disparus, car les croyances reliées à ces informations peuvent influencer significativement leur façon de percevoir la santé, la maladie, la mort et les soins professionnels de santé. Le génogramme devrait faire partie du dossier médical de chaque patient à cause de la richesse des informations qu'il contient. En effet, l'examen du génogramme permet une meilleure compréhension du contexte familial et commence l'élaboration d'hypothèses sur le fonctionnement de la famille.

DONNER DE L'INFORMATION À LA FAMILLE ET FAIRE DE L'ENSEIGNEMENT

D'après les études recensées par Hickey (1990) sur les besoins des familles qui sont aux prises avec une problématique de santé dans un contexte de soins intensifs, le besoin essentiel qu'elles éprouvent est l'obtention de l'information. Les familles ont exprimé le besoin de recevoir des explications honnêtes, et en des termes compréhensibles, sur la condition du membre malade et d'être avisée de tous les changements significatifs qui peuvent survenir dans l'évolution de la maladie. En effet, le patient et la famille sentent qu'ils ont une plus grande maîtrise de la problématique de santé lorsqu'ils possèdent des informations pertinentes sur sa nature, sur le pronostic, sur le traitement et sur les ressources qui leur sont accessibles. Dans son étude, Power (1985) rapporte qu'une bonne information sur la maladie avait réduit le sentiment d'impuissance dans les familles dont un membre était atteint d'une maladie chronique, tandis qu'un manque d'information était associé à une adaptation difficile à la maladie. D'autres études ont démontré que les parents qui avaient une bonne compréhension des conditions de santé de leur enfant avaient une meilleure maîtrise de la situation (Canam, 1986); cependant, un manque d'information générait des sentiments d'anxiété, d'incertitude et de perte de maîtrise (Krulick, 1982). La plupart des familles aiment recevoir de l'information sur la façon dont ils peuvent contribuer aux soins du malade, sur les effets secondaires de certains médicaments et sur les symptômes qu'ils doivent s'attendre de voir apparaître durant l'évolution de la maladie. Soulignons qu'il est important de répéter certaines informations lorsque l'anxiété empêche une personne d'assimiler celles-ci. Dans de tels cas, la famille a tendance à poser les mêmes questions, ce qui requiert de la patience et une attitude de collaboration de la part des infirmières. Il est important aussi d'aider la famille à concevoir des attentes réalistes ou raisonnables envers l'évolution de la problématique de santé et envers son rôle dans la gestion de cette problématique afin qu'elle puisse préserver ses sentiments de maîtrise et de compétence et éviter le plus possible d'être déçue.

Il est primordial de considérer aussi la famille comme une source d'informations. Dans le cas d'une maladie chronique, par exemple, la famille a acquis avec le temps plusieurs connaissances et habiletés reliées aux soins du malade. Lorsqu'elle s'intéresse à l'expérience de la famille face à la problématique de santé, l'infirmière augmente sa collecte de données tout en valorisant les connaissances des nombres de la famille, ce qui accroît leur sentiment de compétence. Ainsi, l'infirmière peut leur poser les questions suivantes: «Que faites-vous à la maison lorsque le malade démontre de l'anxiété ou de l'agressivité?»; «Qu'est-ce qui semble le calmer?»; «Quelles solutions avez-vous trouvées pour stimuler son appétit ou pour l'encourager à faire preuve d'autonomie?»

En ce qui concerne l'enseignement des soins au patient et à sa famille, il est important de considérer leurs croyances vis-à-vis des notions ou techniques à enseigner. Par exemple, on peut leur poser ces questions-ci : «Que pensez-vous de l'idée de suivre une diète pour maîtriser votre maladie?»; «Croyez-vous que cette diète vous sera bénéfique ou y en a-t-il une autre qui vous semble plus appropriée?» Un patient diabétique peut négliger sa diète, croyant que celle-ci est inutile puisque son père, qui était aussi diabétique, a survécu à la maladie sans bien respecter sa diète. Le fait de reconnaître les croyances et l'expérience du patient et de sa famille aide l'infirmière à mieux comprendre leur attitude face à la maladie et au traitement. Le rôle de ces personnes étant valorisé, cela entraînera une meilleure participation de leur part.

Il est intéressant de demander aussi au patient et à sa famille quel moyen d'apprentissage s'avère le plus efficace pour eux. Pour certaines familles, l'apprentissage en groupe ou par des techniques audiovisuelles est indiqué; pour d'autres, un apprentissage individuel par des lectures ou des démonstrations se révélera plus efficace. Il en est de même pour la quantité d'informations à assimiler. Pour certaines personnes, une trop grande masse d'informations les envahit, les paralyse, tandis que, pour d'autres, une quantité maximale d'informations les rassure.

Retenons que les patients se présentent avec leur propre système de croyances et de valeurs vis-à-vis de la problématique de santé et leurs propres capacités d'apprentissage qui décideront de ce qu'ils assimileront lors d'une séance d'enseignement donnée par des professionnels de la santé. Très souvent, on présume que ce que l'on enseigne devrait être intégré tel quel par les patients. Cependant, selon Maturana et Varela (1992), c'est la structure de la personne qui déterminera le changement, et non l'agent extérieur (voir le chapitre 2). C'est pourquoi les programmes d'enseignement devraient se fonder sur des échanges entre les infirmières et les patients pour tenir compte des croyances et des besoins d'apprentissage de chacun. Lorsqu'on demande aux patients ce qu'ils pensent des recommandations qui leur sont faites et qu'on vérifie si ces recommandations cadrent bien avec leur système de croyances, on améliore l'efficacité des programmes d'enseignement.

DÉMONTRER DE L'EMPATHIE À LA FAMILLE ET RECONNAÎTRE SON EXPÉRIENCE

Face au stress et parfois même à la détresse causés par une problématique de santé, le patient et sa famille ont besoin de se sentir compris par leurs proches et très souvent par les infirmières qui les soignent. En effet, certains individus ont besoin de se libérer de leur colère, de leur frustration, de leur chagrin avant de revenir à la raison. Pour cela, ils ont besoin de se sentir écoutés et de voir leurs sentiments, leurs idées et leurs comportements reconnus. Il est donc important de poser à la famille des questions qui encouragent l'expression de leurs sentiments et de leurs pensées, telles que les suivantes: «Et **vous**, madame, comment allez-vous? On semble bien s'occuper de votre mari, mais est-ce qu'on répond à **vos** besoins?»; «Qu'est-ce que vous trouvez le plus difficile à vivre face à la maladie ou à l'hospitalisation de votre mari?»

Il arrive parfois que la famille ait besoin de sentir que l'infirmière comprend bien sa situation avant de considérer les suggestions de cette dernière. L'infirmière peut dire à l'épouse, par exemple: «Est-ce que le fait de soigner votre mari devient par moments trop exigeant pour vous et suscite de la frustration? Je comprends que cela peut être difficile de composer avec tant de demandes de sa part...» Un sentiment de culpabilité peut empêcher un membre de la famille d'avouer sa frustration. L'infirmière peut alors commencer sa question en normalisant la situation ou en la généralisant: «Vous savez, plusieurs membres de la famille perçoivent, après un certain temps, que la tâche devient trop lourde pour eux et ressentent quelquefois de la frustration. Est-ce qu'il vous arrive d'éprouver de la frustration ou d'autres sentiments de la sorte?» Une telle introduction est susceptible d'inviter la famille à exprimer ses sentiments ou ses besoins.

La «validation» et les interventions empreintes d'empathie procurent du réconfort et du soutien à la famille et facilitent les échanges dans une conversation thérapeutique. Une fois que les membres de la famille sentent qu'on les comprend et qu'on appuie leurs idées, ils deviennent plus enclins à bâtir des hypothèses avec l'infirmière et à élaborer des solutions pour faire face à la problématique de santé.

RASSURER LA FAMILLE ET LUI DONNER DE L'ESPOIR

Selon les études (Hickey, 1990) portant sur les besoins de la famille dont la vie d'un de ses membres est menacée par une maladie, la famille veut avoir de l'espoir et être rassurée sur la qualité des soins offerts au malade. La famille, en effet, désire savoir que le malade est entre les mains d'un personnel compétent, qu'il se sent à l'aise et qu'on soulage le plus possible sa douleur. La famille garde toujours ne serait-ce qu'une lueur d'espoir, quelle que soit la gravité de la situation. L'espoir a été associé à une meilleure adaptation à la maladie et à une fidélité plus grande au traitement (Christman, 1990; Herth, 1989).

DÉCRIRE LA SITUATION COMME ÉTANT NORMALE

Une des premières interventions des plus utiles dans notre travail auprès des patients est la normalisation. Haley (1976) soutient qu'il est préférable de traiter les individus comme s'ils étaient «normaux» parce que, lorsque les individus sont traités normalement, ils ont tendance à agir normalement. Percevoir un comportement, un sentiment ou une pensée comme une réaction normale à la situation peut rassurer la famille et avoir un effet apaisant. On peut normaliser la situation ainsi: «C'est très compréhensible selon les circonstances»; «Les choses ne sont pas aussi graves qu'elles semblent l'être»; «Il est normal que vous ressentiez de la colère ou de la frustration»; «Il est normal qu'on accorde plus d'attention à l'enfant qui est malade». Une fois que la personne est rassurée sur sa réaction, qu'elle a compris qu'il n'y a pas de comportement modèle, elle peut s'exprimer sans craindre d'être jugée et s'ouvrir davantage aux idées des autres. Toutefois, il est très important que l'infirmière connaisse suffisamment la situation avant de la normaliser, sinon elle risque d'affaiblir sa crédibilité.

Dans le même ordre d'idées, Wright et Leahey (1987) rapportent, à la suite d'une communication personnelle en 1984 avec Tucker, elle-même handicapée, que les familles s'adaptent à une problématique de santé sans nécessairement l'accepter. L'infirmière peut soulager plusieurs familles en rendant normal le fait qu'il est parfois impossible d'accepter une si dure épreuve et que l'important est de s'y adapter.

SOULIGNER LES FORCES ET LES RESSOURCES DE LA FAMILLE

Afin de faciliter la participation de la famille à la gestion d'une problématique de santé, il est important que celle-ci se juge qualifiée pour répondre aux besoins de la situation. L'infirmière peut accroître ce sentiment de compétence en soulignant à la famille les perceptions qu'elle a de ses forces et de ses habiletés. Par exemple, l'infirmière peut faire les commentaires suivants: «Vous avez très bien pris soin de votre mère à la maison jusqu'à maintenant; le moment pour l'hospitaliser est opportun vu son état»; «Vous démontrez beaucoup de dévouement envers votre mari; vos soins doivent sûrement contribuer au bien-être qu'il ressent aujourd'hui»; «Vous êtes un père très patient et attentif; votre aide semble très précieuse pour votre fils»; «Vous maîtrisez très bien les techniques de soins que l'on vous a enseignées la semaine dernière; vous serez un bon modèle pour votre fils».

On peut aussi poser certaines questions à la famille pour faire ressortir ses habiletés et les renforcer. Par exemple, l'infirmière peut demander ceci: «Que fait votre mari qui semble le plus vous aider à composer avec la situation?»; «Que faites-vous dans la famille pour diminuer les sources de stress qui pourraient avoir une influence sur

la maladie?»; «Que fait ta mère pour alléger la technique de soins?».
Les réponses à ces questions peuvent même surprendre les personnes
touchées, les valoriser et les encourager à continuer à agir d'une façon
qu'elles ne percevaient peut-être pas aussi utile.

DeShazer (1985) recommande une activité pour aider une famille
qui est aveuglée par ses problèmes ou ses épreuves à reconnaître ses
ressources ou ses forces. Celui-ci suggère que, pendant une période
d'une ou deux semaines, les membres de la famille observent ce qu'ils
veulent conserver sur le plan des relations familiales ou du fonctionnement familial. Cette activité incite les membres de la famille à
découvrir leurs forces et à les partager entre eux, ce qui a un effet
de renforcement positif.

Très souvent, les familles reçoivent plusieurs conseils de la part
des professionnels de la santé pour mieux gérer leur problématique
de santé. Si les conseils donnés ne tiennent jamais compte des capacités
de la famille, celle-ci peut se mettre à douter de sa compétence et se
fier davantage aux professionnels de la santé pour trouver des solutions
à ses problèmes. Par contre, le fait de souligner ses forces à la famille
atténue chez elle les sentiments d'échec et de culpabilité et lui procure
une impression de maîtrise face à la situation. Les problèmes que l'on
résout en ayant confiance dans ses propres habiletés ont tendance à
disparaître plutôt que de ressurgir plus tard ou dans un autre contexte.
La reconnaissance de ses propres ressources favorisera aussi chez la
famille la résolution d'autres problèmes qu'elle est appelée à affronter.

POSER DES QUESTIONS SYSTÉMIQUES

Comme nous l'avons vu au chapitre 2, les questions systémiques (Tomm,
1987a, 1987b) sont des interventions en elles-mêmes puisqu'elles
suscitent la réflexion et peuvent altérer la «réalité» des membres de
la famille. Ce type de questions permet de faire des liens entre, d'une
part, les croyances, les sentiments et les comportements des membres
de la famille et, d'autre part, certains événements reliés à la problématique de santé. Les questions systémiques permettent aussi la
transmission de l'information aux membres de la famille, et cela guide
l'établissement d'hypothèses, avec l'aide de l'infirmière, sur le fonctionnement familial. Aux chapitres 2 et 3, nous avons présenté des
exemples de questions systémiques. Celles-ci sont parfois très utiles
pour faire ressortir des croyances facilitantes et ébranler des croyances
contraignantes, telles que les suivantes:

– Qu'arriverait-il si vous démontriez à votre mari autant de confiance
   dans ses habiletés quant à la gestion de ses soins que vous le faites
   dans ses habiletés reliées à son travail?

- Qu'est-ce que ta mère apprécie le plus dans les soins que ton père lui procure ces jours-ci?

- Quelle différence noteriez-vous si, au lieu de croire que votre fils dépend de vous en ce qui concerne ses soins parce qu'il est paresseux ou négligent, vous pensiez qu'il dépend de vous parce qu'il manque de confiance dans ses propres habiletés et qu'il s'appuie trop sur vous?

- Qu'arriverait-il si vous aviez foi en votre maîtrise de l'évolution de la maladie au lieu de croire que c'est le destin qui en décide?

- Quelle différence constateriez-vous dans votre famille si, au lieu de croire que le fait de parler de la maladie ou de la mort est de nature à exacerber les symptômes de la maladie, vous pensiez que le fait de parler de la maladie et du pronostic soulagerait la personne malade?

- Quels changements pourrait-il se produire dans votre famille si vous décidiez d'accorder à la maladie la place qui lui revient au lieu de lui donner toute la place?

Lorsqu'on demande à la famille ce qui serait différent si elle n'avait pas les croyances qu'elle a actuellement au sujet du problème (Watson, Bell et Wright, 1992), on suscite chez elle la réflexion et on peut ébranler ses croyances. Les questions servent aussi à proposer des idées tout en plaçant la famille dans une position d'«expert» vis-à-vis de son expérience de la problématique de santé. Donner des directives au patient et à sa famille, cela suggère que l'on connaît mieux ce qui est «bon» pour eux et les place dans une position inférieure et parfois même de dépendance. Cependant, quand on leur pose des questions et qu'on sollicite leur avis, on laisse entendre que l'on reconnaît leur compétence, qu'on les encourage à trouver leurs propres solutions à leur problématique, on favorise ainsi leur autonomie.

RECADRER L'EXPÉRIENCE DE LA FAMILLE

Cette intervention, qui a pour but de modifier la réalité des individus, consiste à donner une autre signification à la description d'une situation, d'un comportement ou d'un problème. Selon Watzlawick, Weakland et Fisch (1974), «recadrer signifie modifier le contexte conceptuel ou émotionnel d'une situation, ou le point de vue selon lequel elle est vécue, en la plaçant dans un autre cadre, qui correspond aussi bien, ou même mieux, aux faits de cette situation concrète, dont le sens, par conséquent, change complètement» (p. 116). Par exemple, la maladie peut être perçue dans une famille comme une source continuelle de souffrance jusqu'à ce qu'elle soit recadrée et redéfinie comme étant une source de rapprochement entre les membres de la famille ou une occasion de redéfinir les relations entre eux. Dans leur étude menée auprès de mères atteintes d'une maladie chronique, Hough, Lewis et Woods (1991) ont trouvé que les familles identifiées comme étant «bien adaptées» réussissaient à donner une signification positive à l'expérience de la maladie. Par exemple, la maladie leur permettait d'apprécier la vie, d'atteindre un meilleur équilibre entre le travail et les autres aspects de leur vie personnelle, de mettre en évidence leur compétence et leur efficacité et d'accroître leur sensibilité et leur empathie envers les autres. Si l'infirmière facilite pour la famille la reconnaissance de l'apport d'une problématique de santé, elle pourra lui donner de l'espoir et l'encourager dans le cas où celle-ci se sentirait dépassée par l'affliction et l'angoisse.

L'infirmière peut aussi suggérer aux membres de la famille que le comportement agressif d'un patient soit une expression de son insécurité. Lorsque ceux-ci perçoivent de l'insécurité plutôt que de la colère, leur réaction peut se modifier et modifier réciproquement le comportement du patient.

Boscolo et ses collaborateurs (1987) proposent l'utilisation de la connotation positive, c'est-à-dire l'attribution d'une intention positive à des comportements qui sont perçus comme étant problématiques. Par exemple, on pourrait suggérer que si le père ne donne plus de soins à son enfant, ce n'est pas par indifférence ou par négligence, mais pour laisser à la mère le rôle de soignante dans lequel elle se valorise tant. Un manque de fidélité au traitement peut être attribué au besoin de maîtrise de ses comportements de santé que ressent un patient au lieu d'être causé par la paresse ou la négligence. Le harcèlement ou le comportement de surprotection d'une femme envers son mari cardiaque peut être mis sur le compte de la peur de la mort qu'éprouve celui-ci. Recadrer une situation signifie non pas rechercher la «vraie» explication d'un comportement ou d'une situation, mais offrir une explication ou une signification différente qui pourrait être plus utile à la famille.

SUGGÉRER À LA FAMILLE DES COMPORTEMENTS, DES EXPÉRIMENTATIONS ET DES RITUELS

Bien qu'il soit préférable de laisser à la famille le soin de découvrir ses propres solutions à ses problèmes, il est possible de lui faire certaines suggestions de comportements pour stimuler sa réflexion et augmenter ses possibilités de solutions à ses problèmes. Très souvent, en période de crise où l'anxiété règne, la famille peut être réceptive à des suggestions telles que celles-ci: «Je crois que vous devriez vous reposer avant d'entreprendre une deuxième nuit de soins auprès de votre mari»; «Étant donné son état, je crois que vous devriez amener votre mère à la salle d'urgence». Certaines situations de crise incitent l'infirmière à diriger les personnes en détresse, qui sont paralysées par l'anxiété.

Toutefois, lorsque les personnes maîtrisent suffisamment leurs émotions, l'infirmière peut leur donner des suggestions sous forme de questions, afin d'éviter de prendre une position d'expert. Par exemple : «Pensez-vous qu'il serait opportun d'appeler votre fils et de l'informer de la situation?»; «Quels seraient les avantages de vous reposer un peu et de laisser vos enfants prendre la relève auprès de votre mari pendant le reste de la journée?»; «Que diriez-vous de consulter un médecin pour ce type de problème?; Quelle serait la meilleure façon d'encourager votre mari à le faire?»

Une autre façon de faire des suggestions à la famille tout en respectant la relation de participation qu'elle a avec l'infirmière consiste à lui demander d'expérimenter un comportement ou une tâche. Par exemple : «Accepteriez-vous d'expérimenter une tâche qui s'est avérée très efficace dans plusieurs familles aux prises avec une problématique semblable à la vôtre? Voici cette tâche. Suivant un horaire fixe, il s'agit pour chacun des parents de passer, avec chaque enfant, de 10 à 15 minutes par jour, afin de leur accorder de l'attention individuellement et de favoriser une meilleure communication avec chacun d'entre eux. L'enfant peut suggérer des activités pour cette période.» Ce type de tâche est utile pour les familles dont un enfant présente des problèmes de comportement, et surtout pour les familles où le stress de la vie quotidienne entrave la communication entre ses différents membres.

Les tâches peuvent être décrites sous forme de rituels (Selvini-Palazzoli et autres, 1978). Ces rituels sont susceptibles de structurer les familles où règnent la confusion et l'instabilité. Par exemple, on peut suggérer le rituel suivant à des parents qui ont des techniques de soins différentes auprès de leur enfant, ce qui crée de la tension dans la famille : le lundi, le mercredi et le vendredi, la méthode de la mère s'applique, tandis que celle du père prédomine les autres jours ; le dimanche, ils doivent agir spontanément. Cette stratégie élimine les différends entre les parents et leur permet de constater que l'utilisation d'une méthode à la fois peut s'avérer plus efficace que l'emploi des deux méthodes en même temps.

En général, les tâches ou expérimentations, qu'elles soient accomplies ou non, ont pour but de stimuler la réflexion et de mettre en place un contexte propice au changement (Selvini-Palazzoli, 1986).

PRÉSENTER DES OPINIONS QUI SONT PARTAGÉES

Cette intervention, qui s'inspire des travaux de Papp (1980), s'avère très utile pour les familles dans lesquelles deux idées ou croyances s'opposent vivement et nuisent à la résolution de problèmes. L'intervention consiste à présenter à une famille trois opinions divergentes, dont deux soutiennent les idées ou les croyances divergentes dans la famille, tandis que la troisième offre une nouvelle perspective sur le problème (un recadrage) ou exprime un état de confusion ou d'ambivalence par rapport aux deux premières opinions (afin que l'infirmière maintienne sa neutralité). Par exemple, dans une famille, le père croit qu'il faut favoriser l'autonomie de la grand-mère malade, tandis que la mère pense qu'il faut lui épargner tout effort physique afin qu'elle utilise son énergie pour combattre la maladie. Cette divergence de croyances crée de la confusion chez la grand-mère et de la tension dans les relations familiales. L'infirmière peut intervenir en validant les opinions des deux parents, c'est-à-dire en offrant d'autres arguments qui soutiennent leurs croyances respectives et qui n'ont pas été exprimés par les parents, comme celui-ci : «Je comprends très bien votre opinion, monsieur, car le fait de favoriser l'autonomie de la grand-mère lui permettra peut-être d'augmenter sa confiance en elle-même et l'encouragera à prendre plus d'initiative dans ses activités quotidiennes. Par contre, je vous comprends aussi très bien, madame, car le fait de lui épargner tout effort pour qu'elle combatte mieux la maladie lui donnera probablement l'occasion de recevoir de la famille l'attention qu'elle a elle-même accordée généreusement tout au long de sa vie. Face à ces deux opinions, qui sont très valables à mes yeux, je demeure perplexe et je ne saurais vous conseiller.» L'infirmière peut ajouter une troisième opinion : «Je suis d'accord avec chacune de vos idées, mais je me demande si la grand-mère elle-même n'aurait pas sa propre opinion sur la façon dont elle aimerait être soignée. Peut-être que le fait de lui demander son avis favorisera sa participation à la gestion de ses soins et vous indiquera les soins qui lui conviendront le mieux.» (Si la grand-mère présente un déficit cognitif, on peut demander aux conjoints ce qu'elle aurait répondu avant de perdre sa lucidité.)

Ce type d'intervention permet aux membres de la famille de se sentir compris, tout au moins par l'infirmière, et le fait que leur propre situation soit reconnue devant les autres membres de la famille peut les encourager à respecter celle des autres et même à s'ouvrir à leurs idées. Retenons que la fierté de chaque individu est rattachée au respect de sa propre réalité (de ses idées) et celui-ci s'ouvrira aux idées des autres pour autant que son amour-propre ne sera pas affecté. Ce type d'intervention est illustré au chapitre 11.

PERSONNIFIER OU OBJECTIVER LE PROBLÈME

White (1984) a mis au point une intervention qui a pour but d'objectiver ou de personnifier le problème afin qu'il devienne une entité séparée de la personne ou de la relation à laquelle celui-ci a été imputé. Ce n'est plus la personne ou la relation qui est le problème, c'est plutôt le problème qui est le problème. Ainsi, lorsque les personnes ne considèrent plus que le problème fait partie d'elles-mêmes, elles sont plus en mesure de le combattre et de le résoudre. Une nouvelle description du moi engendre nécessairement un nouveau comportement. Cette intervention est particulièrement efficace pour les enfants qui présentent un problème de comportement et son application a été illustrée par Duhamel (1993) auprès d'enfants hospitalisés.

Cette approche s'avère très efficace dans plusieurs autres situations problématiques. Les problèmes de discipline envers un traitement et les problèmes émotionnels ou de comportements (comme la colère, la crise d'anxiété, l'encoprésie, l'éneurésie, les signes de dépression, la violence ou la négligence) peuvent être objectivés, c'est-à-dire identifiés et séparés des sujets, et par conséquent mieux combattus.

L'avantage de cette nouvelle façon de situer le problème à l'extérieur de la personne est que celle-ci ne se perçoit plus comme une victime, mais comme un adversaire qui peut triompher du problème en question. En examinant l'influence du problème sur la vie de la personne (sur ses activités, ses relations interpersonnelles, etc.) et l'influence de la personne sur le problème (ses capacités d'éviter ou de combattre le problème à certains moments), on renforce l'objectivation du problème et la motivation de la personne à lutter contre celui-ci. Les autres personnes qui participent au maintien du problème par leur réaction à celui-ci sont encouragées à faire équipe avec le patient pour lutter contre le problème objectivé, ce qui modifie la dynamique entre eux. Les habiletés et les ressources que cette équipe utilise dans sa lutte contre le problème sont louées et renforcées par l'infirmière qui désire accroître la confiance de ces personnes en elles-mêmes et les maintenir sur le chemin de la victoire.

Par exemple, prenons, d'une part, une personne qui présente un grave problème d'anxiété et, d'autre part, les membres de sa famille dont la réaction réprobatrice semble maintenir son anxiété. On peut, avec l'aide de la personne et de sa famille, objectiver le problème en disant que c'est l'anxiété qui quelquefois s'empare d'elle et la mène. Alors, la personne est plutôt perçue comme la victime d'un élément extérieur et non comme un être qui présente un déficit. Cette personne est donc encouragée à contrôler et à vaincre l'élément extérieur que constitue l'anxiété.

La prochaine étape consiste à identifier l'effet du problème sur le comportement de la personne et sur ses relations avec les autres. Pour ce faire, on lui pose des questions telles que celle-ci: «Quelle influence l'anxiété a-t-elle sur vous et sur vos relations avec les autres?».

C'est à cette étape que la personne décrit les inconvénients de l'anxiété dans sa vie et reconnaît les situations où elle se sent le plus vulnérable. Toujours à cette étape, la personne est amenée à identifier les compétences et les ressources qu'elle possède et qui lui ont permis antérieurement de contrecarrer l'effet de l'anxiété sur sa vie : «Quelle influence avez-vous eue dans le passé sur l'anxiété?»; «Combien de fois avez-vous contrôlé votre anxiété, à quels moments et comment?» Cette démarche s'avère encore très valorisante puisqu'elle redéfinit la personne comme ayant déjà des capacités et des forces pour maîtriser l'anxiété. Cette nouvelle description d'elle-même rend son image de soi plus positive.

La dernière étape consiste à encourager les membres de la famille ou le personnel soignant à faire équipe avec la personne dans la lutte contre l'anxiété; l'infirmière invite ceux-ci à percevoir et à traiter la personne comme une combattante et non comme une victime du problème. Elle leur recommande d'encourager la personne à vaincre l'anxiété de la même façon qu'un entraîneur le ferait avec ses joueurs, c'est-à-dire en manifestant beaucoup de renforcement positif, d'enthousiasme et de confiance dans les capacités de ces derniers. Ainsi, la relation entre la personne et les soignants qui pouvaient maintenir le problème se transforme complètement pour devenir une relation plus constructive qui a le potentiel pour éliminer le problème. On retrouve un exemple de ce type d'intervention au chapitre 9.

UTILISER DES MÉTAPHORES ET DES LETTRES THÉRAPEUTIQUES

Les métaphores et les lettres thérapeutiques sont d'autres moyens de stimuler la réflexion dans la famille et d'altérer sa perception de la problématique. Par exemple, on pourrait prendre la métaphore de la mécanique du corps humain lors d'une discussion avec un mécanicien pour l'aider à faire certains liens entre les défectuosités et les besoins de son organisme et ceux du moteur d'une voiture. Le fait de le renvoyer à ses connaissances professionnelles peut faciliter son assimilation des informations et sa réflexion sur la problématique en question. Dans une famille dont les membres éprouvent des difficultés de cohésion, on peut faire appel à la métaphore de la colle dont l'efficacité s'accroît sous l'effet d'une plus grande chaleur. La famille peut recourir initialement à une métaphore et l'infirmière élaborer celle-ci pour stimuler la discussion.

L'intervention que constituent les lettres thérapeutiques a été mise au point principalement par Epston (White et Epston, 1990). Ce type d'intervention consiste à faire parvenir à la famille une lettre qui résume les rencontres qui se sont tenues avec elle, qui suggère de nouvelles idées ou opinions sur sa problématique de santé, qui commente son cheminement thérapeutique ou qui souligne ses forces et ses ressources. Le fait de coucher ces observations sur le papier est de nature à leur donner plus de poids. Certains membres de la famille disent qu'ils relisent ces lettres lorsqu'ils ont besoin de réconfort. L'utilisation de telle lettre est illustrée au chapitre 11.

Une autre façon d'utiliser les lettres comme interventions consiste à proposer à un membre de la famille d'écrire dans une lettre ce qu'il ne peut, pour quelque raison que ce soit, verbaliser à un autre membre. Il peut aussi écrire une lettre à une personne décédée afin de se libérer des sentiments qui entravent son processus de deuil. Il peut enterrer cette lettre près du lieu de sépulture.

ORIENTER LA FAMILLE VERS D'AUTRES RESSOURCES PROFESSIONNELLES

Une autre intervention à laquelle l'infirmière doit recourir est l'utilisation des services des autres professionnels de la santé qui compléteront le travail qu'elle a entrepris auprès de certaines familles. Très souvent l'infirmière identifie les besoins d'une famille sans pour autant posséder les habiletés et les connaissances nécessaires pour aider la famille à combler ceux-ci. Les psychothérapeutes en thérapie conjugale et familiale, les psychologues, les travailleurs sociaux, les animateurs de thérapies de groupe, les associations ou organismes qui s'occupent de différentes problématiques de santé offrent des ressources qui favorisent l'adaptation de la famille à ces problématiques.

Il est toutefois important de reconnaître que les infirmières ont une place privilégiée dans les soins qu'il faut donner aux patients et à leurs familles. Il arrive fréquemment que les patients soient plus à l'aise avec leur infirmière pour discuter de leurs difficultés autant psychologiques que physiques parce qu'il s'est déjà établi entre eux une relation de confiance sur le plan des soins physiques et parce que l'infirmière leur démontre de l'intérêt, une ouverture d'esprit et de la compétence lors des soins physiques et psychosociaux qu'elle leur donne.

ÉVALUER LES RENCONTRES AVEC LE PATIENT ET SA FAMILLE

L'infirmière sait que l'évaluation des entrevues avec ses patients est un processus continu qui guide ses interventions et mesure leur efficacité. Lorsque la famille rapporte des changements dans son fonctionnement à la suite de ces entrevues, l'infirmière doit reconnaître que ces changements sont le résultat du travail de la famille et probablement des conversations thérapeutiques qu'elles ont entretenues. Il faut se rappeler que l'infirmière ne fait que créer un contexte propice au changement et que c'est la famille qui détermine la direction et la finalité du changement. Il serait approprié, et même thérapeutique, d'attribuer à la famille les changements positifs qui se produisent afin d'augmenter sa confiance dans ses habiletés à résoudre ses problèmes. L'infirmière invite la famille à décrire ces changements positifs et à déterminer les comportements de chaque membre de la famille qui favorisent les changements désirés. Ainsi, la famille renforce chez chacun de ses membres les comportements qu'elle juge utiles. L'infirmière peut aussi demander aux membres de la famille quelles questions ou suggestions, parmi celles qu'elle leur a faites, les ont le plus aidés. Les commentaires de la famille guideront les interventions de l'infirmière et lui permettront d'évaluer son habileté à créer un contexte favorable au changement.

À la suite des conversations thérapeutiques que l'infirmière a engagées avec des membres de la famille, il importe qu'elle inscrive ses observations, ses hypothèses et ses interventions dans les dossiers des patients. Ces notes doivent être succinctes, pertinentes et se fonder sur l'approche systémique. Afin d'assurer le caractère systémique de ses observations cliniques, l'infirmière gardera à l'esprit que les familles peuvent les lire et même participer à leur rédaction. Ainsi, elle s'abstiendra de rédiger des notes qui risqueraient d'être perçues comme un blâme à l'endroit des membres de la famille. Le fait de documenter les soins infirmiers donnés à la famille peut assurer la continuité de ces soins et témoigne de leur importance dans la pratique infirmière.

En résumé, les interventions infirmières proposées dans ce chapitre s'appuient sur la croyance que les individus et leur famille possèdent les forces, la compétence et les habiletés nécessaires pour résoudre leurs propres problèmes. Leur capacité de changer dépend de leur capacité de modifier leur perception du problème (Wright, Watson et Bell, 1990). Les infirmières jouent un rôle important auprès des familles aux prises avec une problématique de santé en favorisant un échange d'informations qui permet à ces dernières de réviser leur «réalité», d'activer leurs ressources internes et externes et de découvrir les meilleurs moyens de s'adapter à leur problématique de santé.

RÉFÉRENCES

Boscolo, L., Cecchin, G., Hoffman, L. & Penn, P. (1987). «The family with a secret», dans *Milan System Family Therapy*, New York: Basic Books.

Canam, C. (1986). «Talking about cystic fibrosis with the family: What parents need to know», *Issues in Comprehensive Pediatric Nursing, 9* (3), 167-178.

Christman, N.J. (1990). «Uncertainty and adjustment during radiotherapy», *Nursing Research, 39* (1), 17-20.

deShazer, S. (1985). *Keys to Solution in Brief Therapy*, New York: W.W. Norton & Company.

Duhamel, F. (1993). «Vaincre les comportements régressifs des jeunes enfants hospitalisés», *L'infirmière du Québec, 1*, 36-41.

Haley, J. (1976). *Problem Solving Therapy*. New York. Harpen & Row.

Herth, K.A. (1989). «The relationship between level of hope and level of coping response and other variables in patients with cancer», *Oncology Nursing, 16*, 67-72.

Hickey, M. (1990). «What are the needs of families of critically ill patients?: A review of the literature since 1976», *Heart and Lung, 19*, 401-415.

Hough, E.E., Lewis, F.M. & Woods, N.F. (1991). «Family's response to mother's chronic illness: Case studies of well and poorly adjusted families», *Western Journal of Nursing Research, 13* (5), 568-596.

Krulik, T. (1982). «Helping parents of children with cancer during the midstage of illness», *Cancer Nursing, 5* (6), 441-445.

Maturana, H.R. & Varela, F. (1992). *The Tree of Knowledge* (2ᵉ éd.), Boston: New Science Library.

Papp, P. (1980). «The Greek chorus and other techniques paradoxical therapy», *Family Process, 19*, 45-57.

Power, P.W. (1985). «Family coping with behaviors in chronic illness: A rehabilitation perspective», *Rehabilitation Literature, 46* (3-4), 78-82.

Selvini-Palazzoli, M. (1986). «New work on psychosis and eating disorders», conférence donnée à l'Ackerman Institute for Family Therapy, New York.

Selvini-Palazzoli, M., Boscolo, L., Cecchin, G. & Prata, G. (1978). «A ritualized prescription in family therapy: Odd day and even days», *Journal of Marriage and Family Counseling, 4* (3), 3-9.

Tomm, K. (1987a). «Interventive interviewing. Part 1: Strategizing as a fourth guideline for the therapist», *Family Process, 26* (3), 3-13.

Tomm, K. (1987b). «Interventive interviewing. Part 2: Reflexive questioning as a means to enable self-healing», *Family Process, 26* (6), 167-183.

Watson, W.L., Wright, L.M. & Bell, J.M. (1992). «Osteophytes and marital fights: A systemic approach to chronic pain», *Family Systems Medicine, 10* (4), 423-435.

Watzlawick, P., Weakland, J. & Fisch, R. (1974). *Change: Principles of Problem Formation and Problem Resolution*, New York: W.W. Norton & Company.

White, M. (1984). «Pseudo-encopresis: From avalanche to victory, from vicious to virtuous cycles», *Family Systems Medicine, 2* (1), 150-160.

White, M. & Epston, D. (1990). *Narrative Means to Therapeutic Ends*, New York: W.W. Norton & Company.

Wright, L.M. & Leahey, M. (1987). «Families and life-threatening illness: Assumptions, assessment and intervention», dans M. Leahey & L. M. Wright (dir.), *Families and Life-Threatening Illness* (pp. 45-58), Pennsylvanie: Springhouse Corporation.

Wright, L.M. & Leahey, M. (1994). *Nurses and Families: A Guide to Family Assessment and Intervention*, 2ᵉ édition, Philadelphie: F. A. Davies.

Wright, L.M. & Simpson, M.A. (1991). «A systemic belief approach to epileptic seizures: A case of being spellbound», *Contemporary Family Therapy: An International Journal, 13* (2), 165-180.

Wright, L.M. & Watson, W.L. (1988). «Systemic family therapy and family development», dans C. J. Falicov (dir.), *Family Transitions: Continuity and Change over the Life Cycle* (pp. 407-430), New York: Guilford Press.

Wright, L.M., Watson, W.L. & Bell, J.M. (1990). «The family nursing unit: A unique integration of research, education and clinical practice», dans J.M. Bell, W.L. Watson & L.M. Wright (dir.), *The Cutting Edge of Family Nursing* (pp. 95-112), Calgary: Family Nursing Unit Publications.

CHAPITRE 5

L'avenir de la recherche en soins infirmiers de la famille: les interventions

Janice M. Bell et Lorraine M. Wright

INTRODUCTION

L'avenir de la recherche en soins infirmiers de la famille réside dans l'étude des interventions. Nous insistons sur le terme «intervention» pour bien faire ressortir que les travaux de recherche futurs devront aller au-delà de la description et de l'évaluation. L'exercice de la profession infirmière a pour but premier de diminuer la souffrance et de promouvoir la santé. Ainsi, les recherches les plus importantes que peuvent réaliser les infirmières spécialisées en soins de la famille sont celles qui aideront le malade et sa famille à gérer la problématique de santé, à la surmonter ou à composer avec elle. Nos travaux de recherche doivent par conséquent refléter davantage l'exercice de la profession infirmière auprès des familles et indiquer comment les infirmières peuvent le mieux soulager la souffrance physique et émotionnelle.

Le moment est venu d'axer nos recherches sur la façon dont les infirmières peuvent aider les familles qui éprouvent des difficultés en raison d'un problème de santé. Or, il n'y a qu'un moyen d'y parvenir: s'intéresser aux interventions. Il faut découvrir quelles interventions aident le plus les familles atteintes par la maladie et comment elles accomplissent ce rôle. Nous ne devons plus nous contenter de décrire et évaluer les réactions des familles à la santé et à la maladie. Les études décrivant la réaction des membres de différentes familles se sont avérées très profitables, mais il convient aujourd'hui de passer à l'étape suivante. Voyons ce que ces études axées sur le fonctionnement des familles suggèrent de faire pour venir en aide à celles-ci et adoptons les pratiques en cause. La recherche en soins infirmiers de la famille doit maintenant refléter la réalité fondamentale de la profession, soit la nécessité de s'engager plus avant à aider et à guérir les familles en mettant l'accent sur le travail en clinique et en examinant les interventions qui diminuent la souffrance. Nous devons nous montrer moins hésitantes et plus sûres en ce qui concerne notre capacité d'aider les familles.

L'ÉTAT ACTUEL DES SOINS INFIRMIERS DE LA FAMILLE

Les infirmières modifient leurs pratiques habituelles en clinique en faisant participer davantage la famille aux soins de santé (Wright et Leahey, 1994). Toutefois, selon Friedman (1992), malgré ce changement de direction des plus nécessaires, une «approche axée sur la famille demeure un idéal énoncé plutôt qu'une réalité courante, et ce non seulement dans les hôpitaux mais aussi dans les milieux communautaire et clinique» (p. xv). Nous sommes d'accord avec cette remarque, mais nous croyons que faire participer la famille est appelé à devenir la pratique la plus répandue. Or, cela exigera des infirmières un changement de conception et même de paradigme théorique et philosophique, car il importe de s'intéresser à la relation et à la réciprocité entre la maladie ou la santé et le fonctionnement de la famille. Il faut s'attarder davantage aux liens réciproques entre la maladie et le fonctionnement familial et examiner des concepts tels que ceux de «stress», de *coping* et de «fardeau» dans une perspective systémique ou interactionnelle. Nous devons nous intéresser davantage à l'influence qu'exerce la famille sur la maladie. Nous devons aussi porter notre attention sur la manière d'aider les familles à composer avec les effets de la maladie, et non sur l'évaluation de ces effets. Il convient de chercher à améliorer les relations au sein de la famille plutôt que de fournir simplement un enseignement et un soutien à certains des individus qui la composent. En effet, nous devons adopter une vision des choses qui s'appuie sur l'interaction pour que les soins de santé offerts passent du niveau individuel au niveau familial (interactionnel). Il faut étudier la santé et la maladie, la famille et les infirmières comme un tout et non comme des entités séparées (Wright et Leahey, 1994). Les travaux de recherche à venir devront refléter ce changement conceptuel dans la pratique des soins infirmiers.

LES INTERVENTIONS DES INFIRMIÈRES: UNE DÉFINITION

La façon dont les infirmières définissent une intervention a une incidence sur les travaux de recherche qu'elles effectuent. Divers termes ont servi à décrire et à qualifier l'aspect traitement de l'exercice infirmier : «intervention», «traitement», «thérapeutique», «action», «activité» (Bulechek et McCloskey, 1992b). Dans le cadre de nos activités de recherche et de notre travail en clinique auprès de familles, nous préférons utiliser le terme «intervention». C'est à Bulechek et McCloskey (1992a, 1992b) que l'on doit les efforts les plus rigoureux pour établir une terminologie normalisée s'appliquant aux interventions des infirmières en général. Nous avons grand besoin de pouvoir reconnaître et nommer les diverses interventions des infirmières, et tous les efforts en ce sens sont louables.

Bulechek et McCloskey (1990) qualifient d'intervention de l'infirmière «toute prestation directe de soins par une infirmière pour le compte d'un patient, qu'elle relève d'un traitement instauré par l'infirmière, d'un traitement prescrit par le médecin ou de la réalisation d'une fonction quotidienne essentielle» (p. 26). Nous privilégions, quant à nous, une définition différente, soit celle-ci : toute action ou réaction d'une infirmière, c'est-à-dire tout geste thérapeutique manifeste que pose une infirmière dans le cadre de sa relation avec un patient, geste qui a une incidence sur le fonctionnement d'un individu, d'une famille ou de la communauté et dont l'infirmière doit rendre compte (Wright, Watson et Bell, 1990). Nous croyons qu'une intervention de l'infirmière ne peut devenir réalité que dans le cadre d'une relation (Wright et Leahey, 1994). Toute intervention de l'infirmière est en effet relationnelle, les réactions d'une infirmière (ses interventions) étant suscitées par celles du patient et de la famille (les résultats), qui découlent pour leur part des réactions de l'infirmière (Wright et Leahey, 1994). Or, les études portant sur les interventions qui n'examinent que le comportement des patients ou des infirmières ne tiennent pas compte de la relation existant entre eux.

LE CHANGEMENT, LA FAMILLE ET LES INTERVENTIONS

La manière dont les infirmières conçoivent le changement au sein des familles influe sur l'orientation des études réalisées, lesquelles peuvent porter soit sur les résultats, soit sur le processus associé au changement, ou encore sur les deux. Toute intervention de l'infirmière vise à susciter un changement, mais ce but n'est pas toujours atteint. Selon nous, les interventions offertes par une infirmière se révèlent efficaces lorsqu'elles correspondent à la structure biopsychologique du patient et des membres de sa famille (Wright et Levac, 1992). Les infirmières chercheuses et praticiennes qui prédisent le résultat d'une intervention commettent l'erreur de donner une direction particulière au changement, sans tenir compte de la structure du patient.

Mais comment les infirmières peuvent-elles savoir qu'un changement s'est produit? Les idées émises par Bateson (1972) nous apparaissent ici très utiles. Cet anthropologue américain a avancé qu'en matière de perception d'un changement le cerveau ne peut qu'être informé d'une différence. En d'autres termes, la différence est une information et l'information dénote une différence. Conséquemment, selon Bateson (1972), tout changement se définit comme «une différence qui survient dans le temps» (p. 452). Les biologistes chiliens Maturana et Varela (1992) abondent dans ce sens et affirment qu'il se produit des changements structurels chez l'être humain de moment en moment. Fortes de notre expérience en clinique, nous partageons le point de vue de Bateson, Maturana et Varela selon lequel des changements s'opèrent sans cesse au sein des familles. Nous croyons aussi qu'un individu ou un système familial dans son ensemble est à même de subir des transformations profondes que peuvent hâter soit des événements majeurs (comme une maladie grave), soit des interventions des infirmières, ou une combinaison des deux. Les infirmières doivent toutefois reconnaître qu'elles ne sont pas des agents de changement, qu'elles ne peuvent transformer un individu (Wright et Levac, 1992). Les changements intervenus chez les membres d'une famille sont en effet déterminés par leur structure biopsychologique, et non par autrui (Maturana, 1988; Maturana et Varela, 1992). Une telle conception du changement donne à penser que les études portant sur les interventions doivent expliquer les transformations qui surviennent au fil du temps et décrire les diverses manières dont les infirmières encouragent ce changement structurel.

L'INSUFFISANCE DE LA RECHERCHE SUR LES INTERVENTIONS DE L'INFIRMIÈRE AUPRÈS DE LA FAMILLE

Jusqu'à ce jour, peu de travaux de recherche ont porté sur les interventions de l'infirmière auprès de la famille. Seules Craft et Willadsen (1992) ont effectué une étude où elles distinguent et définissent les interventions associées à la famille. Examinant les études réalisées de 1984 à 1990 dans le domaine des soins infirmiers de la famille, Hayes (1993) n'en a trouvé que deux où l'on s'intéressait à l'efficacité des interventions. Comment expliquer cet état de choses? La première raison que l'on peut en donner est que notre profession commence à peine à distinguer les interventions familiales et à les décrire (Wright et Leahey, 1994). Les infirmières ont élaboré des modèles d'analyse des systèmes familiaux et plusieurs instruments de mesure portant sur la famille (Mischke-Berkey, Warner et Hanson, 1989). À notre connaissance, toutefois, un seul modèle d'intervention auprès des familles a vu le jour en sciences infirmières, soit le *Calgary Family Intervention Model* (CFIM) (Wright et Leahey, 1994).

Une autre raison expliquant l'insuffisance des travaux de recherche axés sur les interventions est que nombre d'infirmières enseignantes et chercheuses n'exercent pas leur profession auprès des familles. En effet, on tient davantage à savoir si l'on aide les familles lorsque l'on œuvre auprès d'elles, soit de manière directe en clinique ou de manière indirecte par l'entremise de ses étudiants. Les chercheuses qui n'ont pas cette chance tendent pour leur part à étudier les familles en adoptant une approche anthropologique, sociologique ou philosophique. Les infirmières chercheuses qui désirent venir en aide aux familles devraient côtoyer des familles aux prises avec une problématique de santé. Alors seulement les travaux portant sur les interventions occuperont-ils une place de choix.

LA FAMILLE ET LES ÉTUDES PORTANT SUR LES INTERVENTIONS

Si l'on envisage la recherche comme l'action de chercher et de découvrir, la curiosité amène à se poser deux grandes questions sur les interventions des infirmières auprès de la famille, soit « Avons-nous aidé la famille ? » et « Comment pouvons-nous comprendre ce qui l'a aidée ? »

L'évaluation de l'efficacité des interventions : « Avons-nous aidé la famille ? »

La première question citée (« Avons-nous aidé la famille ? ») touche l'efficacité des interventions et les questions associées à la recherche portant sur les résultats. Bien que les praticiennes responsables aient toujours veillé à aider les familles et reconnaissent intuitivement si elles amènent ou non un changement, la situation économique actuelle en Amérique du Nord a suscité un regain d'intérêt pour l'efficacité des interventions. Ainsi, le National Center for Nursing Research a parrainé récemment une conférence où il a été question des études portant sur les résultats chez les patients (National Institutes of Health, 1992).

Un bref examen des écrits publiés fait ressortir les questions et les tendances actuelles en matière de recherche axée sur les résultats dans trois domaines : celui des soins de santé en général, celui des interventions touchant la santé de la famille et celui de la psychothérapie. Tout d'abord, dans le domaine des soins de santé en général (et non dans le cas particulier de la famille), la plupart des études réalisées ont examiné presque exclusivement l'issue ou les résultats des interventions. On y a évalué l'importance de divers résultats chez les patients en calculant, par exemple, le taux de mortalité, la fréquence des réadmissions et celle des complications (Jennings, 1991). Les données utilisées ont souvent été générées du point de vue des soignants. Certaines études font cependant exception et examinent la satisfaction des patients à l'égard des soins reçus. Un problème-clé réside dans le choix de variables ou d'instruments de mesure qui se révèlent suffisamment sensibles pour bien traduire l'effet des interventions (Stewart et Archbold, 1992, 1993).

En examinant les études consacrées aux interventions touchant la santé de la famille, on découvre une même tendance à s'intéresser avant tout à l'issue ou aux résultats des interventions. Gilliss et Davis (1993) ont dénombré 59 études réalisées entre 1985 et 1989 dans le domaine des interventions touchant la santé de la famille (exception faite des interventions ou thérapies axées sur la santé mentale). Elles ont découvert que les interventions examinées visaient le plus souvent certains individus ou sous-groupes à l'intérieur de la famille (le malade et le soignant naturel) plutôt que l'ensemble de la famille. Ces interventions, qui ont fréquemment été accomplies à l'intérieur de groupes familiaux, apportaient soit un enseignement ou un enseignement et un soutien émotif. Aucune des études examinées ne décrivait des interventions comportementales. L'évaluation des résultats reposait sur les indications fournies par le malade ou par le soignant naturel, ou par les deux, au sujet du stress, *du coping*, du fonctionnement de la famille ou du soutien social. Bien que la description d'une famille en tant qu'unité comporte certaines limites, une analyse d'ensemble de cinq études contenant des données adéquates a démontré que les interventions touchant la santé de la famille ont un effet positif sur les résultats familiaux.

C'est dans le troisième domaine mentionné, soit celui de la psychothérapie, que les chercheurs ont ouvert la voie en ce qui a trait à l'étude des résultats des interventions. Au cours de la longue histoire de ce domaine de recherche fertile, on a utilisé des méthodes allant de la réalisation d'essais cliniques randomisés complexes et coûteux à l'analyse d'études de cas. De manière typique, on procède à une étude axée sur les résultats en obtenant des valeurs initiales de façon quantitative pour ensuite procéder à une intervention standardisée. Cela fait, on recueille des données de suivi en s'assurant de contrôler toute variable externe, et on compare les résultats obtenus à ceux d'un groupe qui n'a pas reçu de traitement ou qui a reçu une autre forme de thérapie. Le but visé est de démontrer qu'il existe une causalité, c'est-à-dire que l'intervention a modifié un certain aspect du comportement des patients à un point tel que l'on observe une différence marquée sur le plan des résultats mesurés entre le groupe expérimental et le groupe de contrôle. Un examen critique des résultats et des méthodes de recherche en thérapie conjugale et familiale a amené l'établissement de critères stricts à respecter lors de la réalisation et de l'évaluation d'études portant sur les résultats (Gurman et Kniskern, 1978; Kniskern, 1985). On a ainsi exigé certaines choses importantes des chercheurs qui étudient les résultats en thérapie conjugale, soit: d'assurer un suivi pendant au moins deux ans après la fin de la thérapie; de tenir compte de l'expérience du thérapeute; de documenter les changements survenus chez les autres membres de la famille, et non seulement chez le patient désigné; et de rapporter les perceptions des membres de la famille au sujet de ces changements en plus des observations à propos de leur comportement. Ces critères reconnaissent que les chercheurs qui s'intéresseront à l'avenir aux interventions familiales devront être au fait des questions conceptuelles et méthodologiques, matière de recherche portant aussi bien sur les interventions que sur la famille.

L'une des controverses que soulèvent les critères associés aux études portant sur les résultats des soins à la famille (Gurman et Kniskern, 1978; Jacobson, 1988) a trait au besoin d'uniformiser les interventions grâce à des manuels de traitement. Or, selon nous, l'emploi d'interventions uniformisées s'oppose à une croyance facilitante voulant que chaque famille soit unique et possède des forces ainsi qu'une capacité de guérison qui lui sont propres. De plus, le recours à de pareilles interventions nie l'importance de la tâche de l'infirmière qui consiste à faire correspondre l'intervention offerte à la structure biopsychologique des membres de la famille. C'est cette correspondance qui devra faire l'objet d'études à l'avenir.

Diverses études en psychothérapie et en thérapie familiale ont ouvert la voie en matière de recherche axée sur les résultats, mais d'autres travaux d'un genre différent sont nécessaires. On a en effet réalisé des centaines d'études sur de nombreux types de thérapies individuelles, conjugales et familiales en utilisant différentes variables pour évaluer leurs résultats. Malgré cela, les questions fondamentales demeurent toujours en grande partie sans réponse: Quelle intervention est la plus efficace? Dans quelle famille? En présence de quel problème? En étant réalisée par quel praticien? Et en étant évaluée par qui et en fonction de quoi?

Quelle leçon importante pouvons-nous tirer de ce qui précède et appliquer dans le cadre de la recherche sur les interventions en soins infirmiers de la famille? Il vaut mieux avoir des données sur les résultats que n'avoir rien du tout, mais peut-être a-t-on adopté une vision trop étroite de la question de l'efficacité. La leçon à retenir est que l'efficacité ne se limite pas aux résultats. Jennings (1991) a appuyé cette idée en affirmant que, dans le cadre des travaux axés sur les résultats, on a évalué les comportements des patients en accordant peu d'attention à ceux des infirmières.

À la University of Calgary, lors de nos premières tentatives pour évaluer l'efficacité des interventions en tenant compte du comportement des infirmières, nous avons fait appel à des exemples cliniques individuels (Kazdin, 1982) combinés avec une description poussée de notre travail en clinique. À l'aide d'outils uniformisés, nous avons obtenu de chaque membre de la famille des données relatives au fonctionnement familial et au stress perçu. Ces données quantitatives recueillies au départ, en cours d'intervention et durant le suivi ont fait l'objet d'une représentation graphique pour chaque membre de la famille. Nous y avons ajouté une description poussée du travail accompli en clinique avec la famille en indiquant comment certains événements d'importance survenus lors des rencontres pourraient expliquer les résultats observés qui dénotaient un meilleur fonctionnement de la famille et une diminution du stress perçu. Les deux rapports de recherche que nous avons publiés, l'un décrivant une famille aux prises avec une problématique de douleur chronique (Watson, Bell et Wright, 1992) et l'autre décrivant une famille qui faisait face à une problématique d'insuffisance coronarienne et de tabagisme (Wright, Bell et Rock, 1989), ne sont qu'un très modeste début. Il reste encore beaucoup à faire dans l'étude des interventions et du changement.

Une vague nouvelle de chercheuses s'intéressant aux interventions ont demandé que l'on aille au-delà des résultats pour examiner ce qui se passe lors d'une intervention (Greenberg, 1986, 1991 ; Johnson et Greenberg, 1988 ; Pinsof, 1988, 1989). Divers aspects du processus qui se déroule au cours d'une intervention, tel le langage utilisé par l'infirmière, peuvent être reliés à des changements qui surviennent au moment même et plus tard chez le patient. Au lieu de ne s'intéresser qu'au résultat de l'intervention chez le patient, on examine le processus en cause lors de l'intervention, ce qui exige de saisir l'interaction de l'infirmière et du patient pour être à même d'analyser aussi bien le langage que le comportement adoptés. Les études ainsi axées sur le processus s'avèrent prometteuses en ce qui a trait à trois besoins importants : (1) définir un langage commun associé aux interventions familiales en soins infirmiers ; (2) fournir une description poussée des interventions et obtenir un consensus à leur sujet et (3) établir l'utilité des interventions qu'on a distinguées.

L'évaluation de l'efficacité des interventions : «Comment pouvons-nous comprendre ce qui a aidé la famille ?»

Pour répondre à la seconde question posée («Comment pouvons-nous comprendre ce qui a aidé la famille ?»), il faut s'intéresser tant au processus qu'aux résultats. Cette nouvelle école de pensée en matière de recherche sur les interventions s'inspire de la vision postmoderne axée sur l'idée du «l'un ET l'autre» plutôt que sur celle du «l'un OU l'autre». Elle soutient que l'infirmière ET la famille évoluent et changent ensemble sous l'effet de leur interaction. Reconnaître que l'infirmière contribue pour beaucoup à rendre une intervention efficace ou non amène à décrire son comportement, son langage et ses processus cognitifs conjointement avec ceux du patient. On envisage alors le processus, les résultats et la relation entre la famille et l'infirmière comme étant inextricablement liés les uns aux autres, et ce dans le but d'établir une théorie du changement qui pourra éclairer les décisions futures des praticiennes.

Tout ce qu'implique le fait de rendre compte aussi bien du processus que des résultats dépasse l'entendement. Cependant, au lieu de tenter de simplifier les choses, nous devrions relever le défi que pose leur complexité. Il faut utiliser avec imagination diverses méthodes de recherche qui nous aideront à décrire la coévolution associée à l'interaction de l'infirmière et de la famille pour en arriver à comprendre comment se produit un changement. Les méthodes qualitatives favorisent l'analyse des données relatives au processus, et les chercheuses en sont déjà les plus grandes utilisatrices.

Comme toute intervention a pour but de susciter un changement, une première étape pourrait consister à examiner les événements-clés qui marquent un changement. En clinique à l'Unité des soins infirmiers de la famille de la faculté des sciences infirmières de la University of Calgary, nous avons observé chez les familles de nombreux changements incroyables qui ont ouvert la porte à une guérison et à un retour à la santé. Certains de ces changements étaient si positifs et si prononcés qu'ils semblaient tenir du miracle. Pour en apprendre davantage à leur sujet, nous avons entrepris un projet de recherche qui s'intitule «Le processus de changement thérapeutique en soins infirmiers systémiques de la famille: une analyse de cinq exemples types». Cette étude porte sur la question suivante: De quelle manière un changement thérapeutique survient-il? Notre équipe de recherche a examiné le dossier de toutes les familles auprès desquelles nous avons œuvré entre 1988 et 1992 pour retenir cinq cas types. Toutes les rencontres auxquelles ont participé les familles choisies ont été dirigées par deux infirmières enseignantes et praticiennes spécialisées en soins de la famille, dont l'une est coauteure de ce chapitre. Dans chaque cas, on a observé chez la famille des changements cognitifs, affectifs ou comportementaux marqués au cours des deux à cinq rencontres tenues. Toutes les familles ont également signalé une amélioration à l'égard de leur problématique initiale lorsque nous les avons interrogées six mois après la fin des séances de thérapie dans le cadre de notre étude des résultats.

Nous tirons notre corpus de données de l'observation directe des rencontres filmées sur vidéocassette. Dans un premier temps, nous regardons ces enregistrements pour bien saisir l'ensemble du travail accompli en clinique avec la famille en cause. Chaque membre de l'équipe de recherche choisit ensuite certaines portions des rencontres qui lui paraissent marquer un point saillant du processus de changement thérapeutique. Pour ce faire, elle étudie chaque entrevue afin d'examiner comment l'infirmière a réagi face à la famille et vice versa. Les membres de l'équipe se réunissent ensuite pour discuter de leurs choix respectifs et établir si elles peuvent en arriver à un consensus. Après avoir transcrit les propos échangés au cours de ces portions d'entrevues associées à un changement, nous les soumettons à une analyse herméneutique. Nous nous posons alors diverses questions : Que se passe-t-il ici du point de vue de l'infirmière et de celui de la famille ? L'action ou l'intervention en cause est-elle unique ou ressemble-t-elle à une autre ? L'avons-nous déjà observée ? A-t-elle un nom usuel ? Quel autre nom pourrions-nous lui donner ? Ce cheminement a permis de découvrir les processus personnels, contextuels et cognitifs qui déterminent la manière dont une praticienne envisage un cas particulier et le modèle d'ensemble de son intervention.

Un des exemples cliniques ayant servi à notre étude est celui d'une famille composée d'un homme de 30 ans et de ses parents âgés. La sclérose en plaques ayant rendu le jeune homme invalide, ses parents étaient partis de l'autre bout du pays pour venir participer aux soins de leur fils à domicile. Les parents expliquèrent que le climat était très tendu à la maison ; ils attribuaient ce fait au fardeau relié aux soins et à un manque de répit. Tous deux croyaient avoir besoin de la permission de leur fils pour s'accorder un repos et ils ne se sentaient pas capables de la lui demander. Par l'une de ses interventions, l'infirmière encouragea la famille à examiner son expérience de la maladie. Pour ce faire, elle posa certaines questions pour susciter leur réflexion, telles que celles-ci : «Cette maladie a-t-elle eu un effet positif quelconque ?» ; «Est-ce que vous exercez plus d'influence sur la maladie qu'elle n'en exerce sur vous ou est-ce le contraire ?» ; «Qu'est-ce qui vous a le plus surpris de cette maladie ?» L'infirmière explora ainsi l'expérience de la maladie vécue par la famille et fit ressortir l'interaction de deux phénomènes, soit l'effet de la maladie sur la famille et l'influence de la famille sur la maladie. Le fils établit également une différence entre le fait de n'avoir aucune influence sur sa maladie et celui «d'accomplir certaines choses malgré elle».

L'analyse de cette portion d'entrevue associée à un changement nous a permis de distinguer et de décrire une intervention familiale que nous appelons «reconnaître l'expérience de la maladie». Dans l'exemple présenté, cette intervention ouvrit la voie à une conversation à cœur ouvert entre l'infirmière et le jeune homme au sujet de la souffrance émotionnelle que provoquait chez lui la sclérose en plaques. Au cours de cet échange, l'infirmière fit ressortir la différence entre la tristesse du jeune homme et sa colère de même qu'entre pleurer en secret et ouvertement. Lors d'une rencontre subséquente, nous apprîmes que la famille n'avait jamais discuté de sa souffrance émotionnelle. En allégeant cette souffrance aussi bien chez le jeune homme que chez ses parents, l'infirmière créa un contexte propice au changement, où tous les membres de la famille pouvaient désormais parler librement de leur besoin d'une séparation occasionnelle. Résultat? Un répit pour les parents de même qu'un climat moins tendu et une meilleure santé pour l'ensemble de la famille.

Nous avons ici tenté de relier le processus aux résultats en offrant une brève description de l'analyse d'une interaction de la famille et de l'infirmière. Nous croyons que nos recherches nous aident à mieux comprendre notre travail en clinique en nous permettant d'élaborer une nouvelle terminologie pour parler de nos interventions et de décrire non seulement ces dernières mais aussi la manière dont elles nous paraissent avoir été utiles.

L'IMPORTANCE DE PLUS EN PLUS GRANDE DES INTERVENTIONS

Les effets de la santé et de la maladie sur la famille ont déjà fait l'objet d'un grand nombre d'études exploratoires et descriptives ainsi que d'études corrélatives. L'exercice de la profession de l'infirmière ayant pour but de réduire la souffrance humaine, il est temps que les infirmières chercheuses s'intéressent aux interventions. En concentrant leurs efforts sur les interventions auprès de la famille, elles établiront un lien plus que nécessaire entre la recherche et la pratique en clinique. Plus important encore, elles amèneront la recherche dans ce domaine à refléter davantage l'objectif premier de la profession, qui est de soulager la souffrance physique et émotionnelle chez le malade et sa famille.

RÉFÉRENCES

Bateson, G. (1972). *Steps to an Ecology of Mind,* New York: Ballantine Books.

Bulechek, G.M. & McCloskey, J.C. (1990). «Nursing interventions: Taxonomy development», dans J.C. McCloskey & H. K. Grace (dir.), *Current Issues in Nursing,* (3ᵉ édition, pp. 23-28), St-Louis: CV Mosby.

Bulechek, G.M. & McCloskey, J.C. (dir.) (1992a). «Defining and validating nursing interventions», *Nursing Clinics of North America, 27* (2), 289-297.

Bulechek, G.M. & McCloskey, J.C. (dir.) (1992b). *Nursing Interventions: Essential Nursing Treatments,* Philadelphie: W. B. Saunders Company.

Craft, M.J. & Willadsen, J.A. (1992). «Interventions related to family», *Nursing Clinics of North America, 27* (2), 527-540.

Friedman, M.M. (1992). *Family Nursing: Theory and Practice,* East Norwalk, Connecticut: Appleton & Lange.

Gilliss, C.L., & Davis, L.L. (1993). «Does family intervention make a difference? An integrative review and meta-analysis», dans S.L. Feetham, S.B., Meister, J.M., Bell & C.L. Gilliss (dir.), *The Nursing of Families. Theory/Research/Education/Practice* (pp. 259-265), Newbury Park, Californie: Sage Publications.

Greenberg, L.S. (1986). «Change process research», *Journal of Consulting and Clinical Psychology, 54* 4-9.

Greenberg, L.S. (1991). «Research on the process of change», *Psychotherapy Research, 1,* 3-16.

Gurman, A.S., & Kniskern, D.P. (1978). «Research on marital and family therapy: Progress, perspective and prospect», dans S. Garfield & A. Bergin (dir.), *Handbook of Psychotherapy and Behavior Change: An Empirical Analysis* (2ᵉ édition), New York: Wiley.

Hayes, V.E. (1993). «Nursing science in family care, 1984-1990, dans S.L. Feetham, S.B. Meister, J.M. Bell & C.L. Gilliss (dir.), *The Nursing of Families. Theory/Research/Education/Practice* (pp. 18-29), Newbury Park, Californie: Sage Publications.

Jacobson, N.S. (1988). «Guidelines for the design of family therapy outcome research», dans L.C. Wynne (dir.), *The State of the Art in Family Therapy Research: Controversies and Recommendations* (pp. 139-155), New York: Family Process Press.

Jennings, B.M. (1991). «Patient outcomes research: Seizing the opportunity», *Advances in Nursing Science, 14* (2), 59-72.

Johnson, S.M. & Greenberg, L.S. (1988). «Relating process to outcome in marital therapy», *Journal of Marital and Family Therapy, 14,* 175-183.

Kazdin, A.F. (1982). *Single-Case Study Design: Methods for Clinical and Applied Settings,* New York: Oxford University Press.

Kniskern, D.P. (1985). «Climbing out of the pit: Further guidelines for family therapy research», *Journal of Marital and Family Therapy, 11,* 159-162.

Maturana, H. (1988). «Reality: The search for objectivity or the quest for a compelling argument», *The Irish Journal of Psychology, 9* (1), 25-83.

Maturana, H. & Varela, F.J. (1992). *The Tree of Knowledge: The Biological Roots of Human Understanding* (2ᵉ édition), Boston: Shambhala Publications.

Mischke-Berkey, K., Warner, P. & Hanson, S. (1989). «Family health assessment and intervention», dans P.J. Bomar (dir.), *Nurses and Family Health Promotion: Concepts, Assessment, and Interventions* (pp. 115-138), Baltimore: Williams & Wilkins.

National Institutes of Health (1992). *Patient Outcomes Research: Examining the Effectiveness of Nursing Practice*, Proceedings of the State of the Science Conference sponsored by the National Center for Nursing Research (NIH Publication No. 93-3411), Washington, DC: U.S. Department of Health and Human Services.

Pinsof, W.M. (1988). «Strategies for the study of family therapy program», dans L. C. Wynne (dir.), *The State of the Art in Family Therapy Research; Controversies and Recommendations* (pp. 159-174), New York: Family Process Press.

Pinsof, W.M. (1989). «A conceptual framework and methodological criteria for family therapy process research», *Journal of Consulting and Clinical Psychology, 57,* 53-59.

Stewart, B.J., & Archbold, P.G. (1992). «Nursing intervention studies require outcome measures that are sensitive to change: Part one», *Research in Nursing & Health, 15,* 477-481.

Stewart, B.J. & Archbold, P.G. (1993). «Nursing intervention studies require outcome measures that are sensitive to change: Part two», *Research in Nursing & Health, 16,* 77-81.

Watson, W.L., Bell, J.M. & Wright, L.M. (1992). «Osteophytes and marital fights: A single case clinical research report of chronic pain», *Family Systems Medicine, 10* (4), 423-435.

Wright, L.M., Bell, J.M. & Rock, B.L. (1989). «Smoking behavior and spouses: A case report», *Family Systems Medicine, 7* (2), 158-171.

Wright, L.M. & Leahey, M. (1994). *Nurses and Families: A Guide to Family Assessment and Intervention* (2e édition), Philadelphie: F. A. Davis.

Wright, L.M. & Levac, A.M. (1992). «The non-existence of non-compliant families: The influence of Humberto Maturana», *Journal of Advanced Nursing, 17,* 913-917.

Wright, L.M., Watson, W.L. & Bell, J.M. (1990). «The family nursing unit: A unique integration of research, education and clinical practice», dans J.M. Bell, W.L. Watson, & L.M. Wright (dir.), *The Cutting Edge of Family Nursing* (pp. 95-109), Calgary; Family Nursing Unit Publications.

DEUXIÈME PARTIE

L'approche systémique : aspect pratique

CHAPITRE 6

La famille et la naissance d'un enfant ayant une déficience physique

Diane Pelchat

INTRODUCTION

La naissance d'un enfant exige une redéfinition des rôles et des tâches de chaque membre de la famille. Cela implique de grands changements qui permettront l'accès à un nouveau stade de développement familial (Carter et McGoldrick, 1989). Cette situation représente donc une source de stress dans la famille, qui devient plus importante encore lorsque le nouveau-né a une déficience (Kazak et Marvin, 1984). La déficience d'un enfant perturbe l'évolution normale de la famille et, la plupart du temps, provoque une situation de crise (Drotar et autres, 1975; Fortier et Wanlass, 1984; Klaus et Kennell, 1976; Pelchat-Borgeat, 1978, 1981; Solnit et Stark, 1961). On évalue au Québec à 3% la proportion d'enfants qui présentent une anomalie grave à la naissance (Dallaire, 1984), ce qui représente environ 3 000 nouveau-nés par année d'après le nombre total de naissances (Statistique Canada, 1992).

Cet enfant, que les parents espéraient à leur image et qui devait confirmer leurs attentes, les place devant une réalité très difficile et exigeante (Bouchard, 1987; Boucher, Kerner et Piquet, 1989; Pelchat, 1989). Le processus d'attachement du parent à l'enfant, qui est amorcé bien avant la naissance, est perturbé, et plus l'enfant réel est différent des rêves des parents, plus il leur est difficile de s'adapter (Carlson,

Ricci et Zhade-Zeldow, 1990; Greenberg Mintzer, 1979; Sloman et Konstantareas, 1990; Solnit et Stark, 1961). Les parents doivent alors renoncer à l'enfant désiré et imaginé «parfait» et traverser un processus de deuil semblable à celui que provoque la mort d'un enfant. Simultanément, ils doivent s'adapter au nouvel enfant et au problème qu'il présente, pour vivre affectivement et concrètement avec lui et en prendre soin (Fortier et Wanlass, 1984; Pelchat, 1989; Trout, 1983). Grâce à leurs ressources et à celles du milieu, certains parents évoluent à travers cette situation de crise et élaborent des stratégies de manière à répondre et à s'adapter aux besoins particuliers de l'enfant et à composer avec le stress (Bouchard, Pelchat et Boudreault, 1994). Toutefois, pour d'autres parents, l'intensité du stress perçu dépasse leurs ressources adaptatives, ce qui provoqe une situation de crise qui se traduit par des difficultés d'adaptation. À plus ou moins long terme, celles-ci laissent des traces, que ce soit chez les parents en tant que personnes, dans le couple, chez l'enfant qui a un problème, dans la fratrie et même dans la famille élargie.

Les études démontrent que l'enfant atteint d'une déficience ainsi que toute sa famille doivent être considérés comme des sujets comportant des risques (Brantley et Clifford, 1979; Fortier et Wanlass, 1984). L'attachement exagéré de la mère à son enfant atteint d'une déficience, qui est souvent au détriment des autres enfants et de l'époux, est décrit par plusieurs auteurs (Blacher, 1984; Clement, Copeland et Loftus, 1990; Solnit et Stark, 1961; Waechter, 1970). Cette attitude, considérée comme étant surprotectrice envers l'enfant, est susceptible de provoquer des effets négatifs sur la cellule familiale. On observe, par exemple, que les frères et sœurs peuvent se sentir négligés. Ils peuvent aussi devenir l'objet d'exigences trop élevées de la part des parents, lesquelles serviraient à compenser la déficience de leur frère ou sœur. De plus, on a observé (Trout, 1983) des problèmes de communication dans le couple pouvant conduire à une séparation ou un divorce. Selon une étude effectuée par Dallaire (1984), 27% des parents d'un enfant ayant des malformations multiples ne vivent plus ensemble un an après la naissance, ce pourcentage étant statistiquement plus élevé que dans les autres groupes. Bref, tout le système familial connaît un état de stress important et a besoin d'une aide particulière.

Par ailleurs, il ressort de certaines études (Fortier et Wanlass, 1984) que, si les interventions des professionnels de la santé étaient plus adéquates et si leur soutien était offert précocement, les familles auraient plus de chances d'évoluer d'une façon positive et de trouver les moyens de s'adapter à cette situation difficile. Mais il arrive trop souvent que les interventions soient tardives et que les professionnels de la santé ne soient pas suffisamment préparés à répondre aux besoins particuliers

de ces familles (Bouchard, 1987 ; Boucher, Kerner et Piquet, 1989 ;
Lamarche, 1987 ; Pelchat, 1989, 1992). De plus, les soignants du milieu
hospitalier se sentant mal à l'aise face à la souffrance des parents et
ne sachant pas quoi faire pour les soutenir, ils ont tendance à adopter
une attitude de retrait au lieu de répondre aux besoins des parents
(Bouchard, 1987 ; Bouchard, Pelchat et Boudreault, 1994 ; Boucher,
Kerner et Piquet, 1989).

La façon dont on annonce aux parents la déficience de leur enfant
influence directement leur adaptation et celle de la famille entière (Bailey
et Simeonsson, 1988 ; Detraux, 1989 ; Eliason, 1991 ; Lynch, 1989 ;
Marois, 1993 ; Pelchat-Borgeat, 1978 ; Roy et autres, 1989 ; Sauter, 1989).
Les témoignages des parents confirment également qu'il s'agit d'un
moment crucial (Pelchat, 1989). Malgré tout, le contexte de l'annonce
n'a pas changé sensiblement depuis vingt ans (Bouchard, Pelchat et
Boudreault, 1994). En effet, cette étude, qui a été effectuée auprès de
32 familles qui ont un enfant souffrant d'une trisomie 21 (le syndrome
de Down), conclut que, dans deux cas sur trois, l'annonce est faite
à un seul parent, par un professionnel de la santé qu'il a vu pour la
première fois ; ce professionnel laisse donc au parent la responsabilité
d'informer son conjoint. La majorité des parents qui ont participé
à cette recherche se disent insatisfaits des premières informations,
qu'ils considèrent comme étant inadéquates, contradictoires et parfois même irrespectueuses.

En plus de faire la preuve que le soutien émotif fait défaut aux
parents (Dallaire, 1984 ; Pelchat, 1992 ; Pelchat-Borgeat, 1978 ; Waisbren,
1980) et que les interventions ne sont pas suffisamment précoces et
adéquates, les études démontrent qu'il n'existe pas de modèle conceptuel permettant aux cliniciens de guider leurs interventions et de
différencier les familles les plus vulnérables de celles qui sont susceptibles de composer plus efficacement avec cette situation de crise
(Blacher, 1984 ; Carlson, Ricci et Zhade-Zeldow, 1990 ; Kazak et Marvin,
1984 ; Longo et Bond, 1984). De plus, les interventions existantes se
fondent sur les déficits des parents plutôt que sur leurs habiletés
(Turnbull et Turnbull, 1986).

À la suite d'une synthèse des programmes d'intervention auprès
des familles ayant un enfant qui souffre d'une déficience, Baker (1984)
note que les programmes qui s'adressent aux parents se limitent à
leurs besoins parentaux et que ces interventions ne débutent généralement que lorsque l'enfant est âgé de trois à huit ans. Une enquête
québécoise, menée par l'Office des personnes handicapées du Québec
(OPHQ, 1990) sur les services d'intervention précoce destinés à ces
familles, souligne par ailleurs l'absence de programme se préoccupant
de l'adaptation de chacun des membres de la famille.

Pour combler cette lacune, nous avons élaboré un programme psychosocial et systémique d'intervention précoce auprès des parents, conséquemment à la naissance d'un enfant atteint d'une déficience (Pelchat, 1989). Dans la section suivante, nous présentons le modèle sur lequel s'appuie ce programme et, dans un deuxième temps, les grandes lignes du programme lui-même.

LE MODÈLE SYSTÉMIQUE DU PROCESSUS ADAPTATIF DES PARENTS À LA SUITE DE LA NAISSANCE D'UN ENFANT AYANT UNE DÉFICIENCE PHYSIQUE

Ce modèle systémique s'inspire de trois théories : la théorie psychodynamique de résolution de la crise (Caplan, 1964 ; Lindemann, 1944), la théorie du stress et de l'adaptation de Lazarus (1968) et la théorie systémique de la gestion du stress familial de Boss (1988).

En premier lieu, le modèle se base sur la conception psychodynamique de la crise dans un contexte de deuil, définie d'abord par Lindemann (1944), puis reprise par Caplan (1964). Le premier établit la différence entre un deuil normal et un deuil pathologique, le second introduit la notion de «déséquilibre homéostatique» dans le processus d'adaptation au deuil. Cette conception repose sur le postulat selon lequel un individu s'efforce de maintenir, tout au long de sa vie, un état d'équilibre interne à l'aide d'un ensemble de comportements d'adaptation et de techniques de résolution de problèmes. Il y a toujours une perte reliée à un événement stressant, et c'est par un processus de deuil que la crise peut se résoudre positivement (Caplan, 1964 ; Lindemann, 1944). Ainsi, c'est à travers un processus de deuil de l'enfant désiré «parfait» que les parents parviennent à s'adapter à l'enfant réel.

En deuxième lieu, Lazarus, Averill et Opton (1974) postulent que ce n'est pas l'événement en soi qui détermine le niveau de stress, mais sa signification pour l'individu. Il y a d'abord une évaluation, primaire, qui se fait dès le premier contact avec la situation ; cette évaluation permet à l'individu d'estimer le potentiel de menace que l'événement peut représenter pour son bien-être. À cette étape, l'individu peut percevoir l'événement comme pouvant générer soit un dommage ou une perte, soit une menace, ou bien un défi. La perte et la menace provoquent un effet négatif sur le bien-être actuel ou futur de l'individu. Par contre, la perception d'un défi est vue comme une possibilité de gain, de maîtrise de son environnement et même de croissance personnelle (Cohen et Lazarus, 1983 ; Lazarus, 1968). Une deuxième évaluation est ensuite effectuée, laquelle tient compte des demandes

FIGURE 6.1

**MODÈLE SYSTÉMIQUE DU PROCESSUS ADAPTATIF DES PARENTS
LORS DE LA NAISSANCE D'UN ENFANT AYANT UNE DÉFICIENCE**

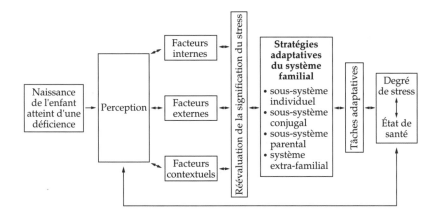

qui entourent la situation et des ressources internes ou externes accessibles. Enfin, une réévaluation de la signification de l'événement est constamment réactivée par les nouvelles informations provenant de l'environnement ou de l'individu lui-même.

En troisième lieu, le modèle s'inspire de la théorie de la gestion du stress familial de Boss (1988), qui repose sur trois variables, soit l'événement déclencheur ou l'agent de stress, les ressources ou les forces que la famille possède au moment de l'événement et la signification que celle-ci attribue à l'événement. À l'instar de la théorie du stress et de l'adaptation de Lazarus, cette théorie accorde une attention particulière à la perception de l'événement, qu'elle décrit comme la variable la plus puissante dans l'explication du stress familial. Cette importance de la perception de l'événement a également été démontrée dans nos travaux antérieurs (Pelchat, 1989). Le modèle de Boss s'inspire entre autres de la théorie des systèmes de von Bertalanffy (1968). En effet, le stress familial est qualitativement différent du stress individuel; ainsi, le comportement de chacun des membres de la famille influence les comportements des autres membres.

Au moyen de ces différentes théories, la logique qui est à la base du modèle systémique d'évolution du processus adaptatif des parents (voir la figure 6.1) est que la perception individuelle de chacun des membres de la famille à la naissance d'un enfant ayant une déficience est influencée par un ensemble de facteurs internes, externes et contextuels. En retour, cette perception détermine le choix des stratégies d'adaptation consécutivement à l'événement, le degré de stress et l'apparition potentielle d'une situation de crise. Par sa nature même, la naissance d'un enfant ayant un handicap requiert de la famille quelle utilise des ressources spéciales pour faire face aux tâches adaptatives particulières qu'exige la situation. Les parents ont deux tâches importantes et difficiles à accomplir : cesser d'investir dans l'enfant idéalisé et investir dans l'enfant réel. En d'autres mots, ils doivent faire le deuil de l'enfant «parfait» afin de s'attacher à l'enfant réel et de donner les soins nécessaires à son développement.

Plusieurs facteurs ont été jugés déterminants face au processus d'adaptation de ces parents (Pelchat, 1989). Suivant la classification de Boss (1988), les facteurs influençant l'adaptation sont internes, externes ou contextuels. Parmi les facteurs internes, on trouve les connaissances antérieures des parents sur le problème, les causes qu'ils attribuent à la déficience, leur système de croyances, leurs convictions religieuses, leur passé, leur personnalité et leurs attentes face à l'enfant. Les facteurs externes sont le soutien qu'apporte la relation conjugale et la qualité de celle-ci, la façon dont l'annonce est faite aux parents, la qualité du suivi médical, l'attitude de la famille élargie, de l'entourage et des professionnels de la santé, les soins requis par l'enfant, la qualité de ses réponses et la gravité de son handicap. En ce qui concerne les facteurs contextuels, il s'agit du déroulement de l'accouchement, des croyances de la société face à la déficience et du revenu familial. Dans cette perspective, les stratégies adaptatives du système familial se définissent comme étant les moyens que chacun des membres des sous-systèmes utilise pour gérer le stress que provoque la situation. Les stratégies sont d'ordre cognitif, émotionnel et comportemental.

LE PROGRAMME PSYCHOSOCIAL ET SYSTÉMIQUE D'INTERVENTION PRÉCOCE

Le but principal du programme est d'intervenir précocement auprès de la famille afin de maintenir le stress à un niveau tolérable et de prévenir une situation de crise. Les objectifs du programme sont établis en fonction des sous-systèmes d'adaptation du système familial suivants :

- **le sous-système individuel :** favoriser chez chacun des parents une perception de la situation qui les aide à progresser dans leur processus de deuil de l'enfant désiré «parfait» ;
- **le sous-système conjugal :** aider les conjoints à mieux comprendre l'expérience de l'autre dans cette situation, à se soutenir mutuellement et ainsi à progresser dans le processus de deuil de l'enfant désiré «parfait» ;
- **le sous-système parental :** favoriser une relation de confiance entre les parents et l'enfant pour assurer l'évolution positive du processus d'attachement ;

–   **le système extra-familial :** aider les parents à conserver des relations significatives avec l'entourage, à utiliser le plus efficacement possible les ressources du milieu et l'aide des professionnels de la santé.

Le programme psychosocial et systémique d'intervention précoce consiste en une série de six rencontres entre la famille et l'infirmière. Deux rencontres ont lieu à l'hôpital, dès la naissance de l'enfant, lesquelles sont suivies de quatre rencontres dans le milieu familial.

L'infirmière explore la perception de la déficience de l'enfant chez chacun des membres de la famille de même que les facteurs internes, externes et contextuels que nous avons énumérés. Ensuite, elle renforce leurs croyances facilitantes et ébranle les croyances qui entravent leur processus d'adaptation (Wright et Simpson, 1991), encourage le contact précoce entre le parent et le nouveau-né ainsi que l'expression des émotions du parent. Pour y arriver, l'infirmière privilégie certaines interventions telles que la normalisation de l'expérience des parents, la valorisation de leurs habiletés adaptatives (ou de leurs forces), l'appropriation par ceux-ci de leur propre sentiment de compétence, le soutien mutuel des conjoints, le recours au soutien de la famille immédiate et l'utilisation d'autres types de ressources.

Les trois principes élaborés par les membres de l'équipe de Milan, qui guident la conversation thérapeutique, sont également à la base de l'intervention infirmière (Selvini-Palazzoli et autres, 1980). Ce sont la formulation d'hypothèses, la neutralité et la circularité (voir le chapitre 2). Le principe de la neutralité exige de l'infirmière qu'elle se questionne sur ses propres valeurs, croyances et préjugés en même temps qu'elle travaille avec la famille (Cecchin, 1987).

Les questions systémiques telles que les ont définies Tomm (1985) et Loos et Bell (1990) s'avèrent très utiles pour faire circuler l'information entre les conjoints, leur permettre de comprendre ce que vit l'autre et s'apporter ainsi du soutien. Ces questions mettent l'accent sur les relations existant entre les personnes que la situation concerne. Combinée avec une compréhension de la psychodynamique individuelle et relationnelle des membres du couple, l'utilisation de questions systémiques permet la formulation d'hypothèses et guide les interventions.

La précocité de l'intervention est un facteur important de l'adaptation des parents qui vivent une telle situation. Par sa présence privilégiée, l'infirmière joue un rôle-clé auprès de ces parents. Si elle ne peut les empêcher d'éprouver de la peine, elle peut les aider à rendre leur souffrance plus supportable (Pelchat, 1994). Le programme psychosocial et systémique d'intervention précoce offre à l'infirmière un outil d'analyse de la famille et des stratégies d'intervention appropriées. L'exemple clinique qui suit constitue une application de ce programme.

EXEMPLE CLINIQUE

PRÉSENTATION DE LA FAMILLE ET DU CONTEXTE D'INTERVENTION

Dans un centre hospitalier, Louise et Jean, âgés respectivement de 23 et 25 ans, viennent de donner naissance à leur premier enfant. Celui-ci présente une fissure labiopalatine partielle. Peu de temps après l'annonce du diagnostic par le pédiatre, l'infirmière entre en contact avec les parents et, constatant leur détresse, leur offre son soutien et les met au courant du programme d'intervention. Le père accepte d'emblée de participer au programme et la mère, bien qu'hésitante dans un premier temps, donne son accord dans le but d'aider son conjoint.

Leur nouveau-né est un garçon de 3,25 kg né à terme. La fissure labiopalatine partielle que l'on constate est habituellement considérée comme un problème mineur. Il ne présente aucun autre problème à la naissance.

ANALYSE DU SYSTÈME FAMILIAL

La présentation de l'analyse de cette famille s'appuie sur le Modèle d'analyse familiale de Calgary (Wright et Leahey, 1994).

Sur le plan de la structure familiale

Il s'agit d'une famille nucléaire comprenant les deux parents et leur premier-né (voir la figure 6.2). Le couple est marié depuis cinq ans. Jean travaille comme infirmier et Louise est esthéticienne et a cessé de travailler deux mois avant la fin de sa grossesse.

Jean est l'aîné d'une famille de neuf enfants, dont les deux derniers sont des jumelles. Il avait 11 ans à leur naissance et il s'est attaché particulièrement à l'une d'elles. À la suite d'une dispute avec son père qu'il décrit comme étant violent, Jean fut mis à la porte du foyer alors qu'il n'avait que 15 ans et il dut se débrouiller seul dans la vie. Ce moment lui apparaît crucial, car il dit qu'à cet âge il savait ce qui lui arriverait dans la vie : par exemple, qu'il aurait un enfant atteint d'une malformation puisque lui-même a une malformation à la colonne vertébrale. Jean décrit sa mère

FIGURE 6.2

GÉNOGRAMME DE LA FAMILLE DE LOUISE ET JEAN

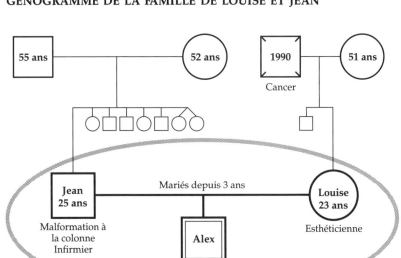

comme étant douce et patiente. En ce qui concerne son travail, il y voit une source de valorisation.

Louise vient d'une famille de deux enfants; son frère est de deux ans son aîné. Elle considère qu'elle a eu une enfance facile et des parents affectueux. Son père est décédé le lendemain de ses 19 ans. Louise est une jolie femme qui s'exprime aisément et qui semble accorder beaucoup d'importance à son apparence. Elle se perçoit comme une personne fière, capricieuse et très sensible.

Sur le plan du cycle de la vie familiale

Ainsi que le décrivent Carter et McGoldrick (1989) et selon Wright et Leahey (1994), cette famille se trouve à l'étape de l'intégration du nouveau-né dans le cycle de la vie familiale. Les parents doivent s'adapter à leur nouveau rôle tout en maintenant leur lien conjugal. Dans le cas de Louise et Jean, cette intégration semble avoir été amorcée avant la naissance de l'enfant. En effet, ils désirent ce premier enfant depuis deux ans. L'échographie répond à leurs attentes en confirmant que c'est un garçon. Dès lors, ils lui attribuent un nom et installent ensemble la chambre du bébé. Louise semble avoir particulièrement investi en lui pendant sa grossesse : «Je l'avais en moi, on apprend à l'aimer.» Elle dit qu'elle s'est préparée à l'arrivée du bébé et elle ajoute: «Nous avions pris une police d'assurance pour que notre enfant soit parfait» en faisant référence à l'échographie. Quant à Jean, il fait des lectures concernant les soins à donner au nouveau-né. Il met ses espoirs dans une vie de famille tranquille. Ayant été privé très jeune d'un foyer, il désire que son fils grandisse dans l'amour et il discute avec son épouse de l'éducation à lui donner. Sur le plan conjugal, les deux conjoints se disent satisfaits de leur relation, du partage des tâches quotidiennes et de leurs loisirs communs.

De plus, il s'agit du premier petit-enfant dans les deux familles d'origine et celui-ci est fortement désiré par toute la famille étendue.

Sur le plan du fonctionnement familial

Cette partie de l'analyse du système familial est examinée pour chaque sous-système. Les hypothèses et les interventions qui découlent de cette analyse sont aussi présentées avec le suivi et l'évaluation.

SOUS-SYSTÈME INDIVIDUEL

À la première rencontre, sur le plan de la communication émotionnelle, les deux parents expriment leur perception de la situation et leur détresse d'une façon bien différente. Louise ne conserve que de bons souvenirs de sa grossesse et de son accouchement. Elle se remémore avec beaucoup d'émotion le geste du bébé qui l'a touchée au visage avant même de pleurer. Elle exprime sa joie d'avoir un garçon. Elle dit ne pas voir de déficience chez son enfant.

De son côté, Jean, qui se sent envahi par le problème, ne retient que les aspects négatifs de l'accouchement. Il a beaucoup de difficulté à distinguer son enfant et la déficience physique. Il réagit très émotivement, d'une manière agressive, et il refuse de voir le bébé pendant les vingt-quatre premières heures.

Hypothèses

L'infirmière constate que, sur le plan individuel, Louise et Jean réagissent à la situation d'une façon fort différente, voire opposée. Le besoin si intense, de la part de Louise, de ne pas voir un problème et, de la part de Jean, de le voir d'une façon dramatique montre que leur évaluation de la situation provoque un stress important chez chacun d'eux malgré que le problème de l'enfant soit mineur. Comme l'indiquent Boss (1988) et Lazarus (1968), la nature de la réponse émotionnelle face au stress est déterminée par le processus cognitif : ce n'est pas la situation problématique elle-même qui est la plus importante, mais l'évaluation cognitive qu'en fait l'individu.

Le mécanisme de déni est nécessaire à Louise à court terme, car il lui permet de prendre progressivement conscience du problème de son nouveau-né et de retarder ainsi le contact avec sa propre souffrance. De plus, le fait qu'elle ne reconnaisse pas le problème de son enfant lui permet de laisser libre cours au processus d'attachement qui a été amorcé avant la naissance de l'enfant. Elle ne voit que du bon chez ce dernier et peut donc s'en occuper, interagir avec lui comme s'il était «parfait». Elle poursuit le processus d'attachement avec la partie saine de l'enfant en refusant de voir ce qui est imparfait. Par ce mécanisme, la mère restaure son estime d'elle-même, qui est atteinte lorsqu'elle donne naissance à un enfant ayant une déficience (Lamarche, 1987). Comme le décrivent Clark et Affonso (1976), l'estime de soi de la mère est un facteur crucial dans le processus d'attachement au nouveau-né. Par conséquent, le déni à court terme permet à Louise de s'attacher à son enfant. Par ailleurs, comme l'enfant ne requiert pas de soins particuliers, le fait de ne pas reconnaître sa déficience ne cause pas d'inconvénients. En fait, le déni de Louise est pour le moment adaptatif. D'un autre côté, Louise retarde ainsi l'amorce du processus de deuil de l'enfant «parfait». Elle ne voit pas l'enfant avec son problème, comme elle le confirme à la dernière rencontre : «Il avait un voile sur la bouche.» Éventuellement, il lui faudra reconnaître la malformation de son enfant, sans quoi elle sera susceptible d'éprouver des difficultés dans sa relation avec lui dans l'avenir (Fortier et Wanlass, 1984 ; Opirhory et Peters, 1982 ; Trout, 1983).

Sur le plan des croyances, l'infirmière explore les facteurs pouvant influencer la perception de la situation par les parents. Elle pourra par la suite ébranler leurs croyances contraignantes et valoriser leurs croyances facilitantes. L'infirmière veille également à respecter le déni de la situation que manifeste Louise et à favoriser chez Jean la prise en main de la situation. Pour explorer les croyances des parents, l'infirmière leur pose des questions telles que celles-ci :
– Comment expliquez-vous le problème de votre enfant ?
– Connaissiez-vous ce genre de problème avant la naissance de votre enfant ?
– Si c'est le cas, qu'en saviez-vous ?
– Qu'est-ce que le médecin vous a dit ?

Parmi les facteurs qui peuvent influencer la perception de la situation, il y a la connaissance antérieure du problème et la qualité des premières informations. En ce qui concerne Louise et Jean, ceux-ci n'avaient jamais entendu parler de ce genre de problème et ils sont tous deux satisfaits des premières informations que le médecin leur a données.

Pour ce qui est de l'attribution de la cause, Jean prend l'entière responsabilité du problème de l'enfant, car dès l'âge de 15 ans il savait qu'il aurait un enfant atteint d'une malformation puisque lui-même a une malformation à la colonne vertébrale. De son côté, Louise ne reconnaît pas le problème; ainsi, elle n'en cherche pas la cause et ne tient pas à s'informer dans un premier temps. À l'aide de ces données, l'infirmière formule une autre hypothèse.

Pour Louise, le fait de ne pas voir le problème chez son enfant apparaît comme une croyance facilitante en ce qui concerne l'adaptation à la situation. Comme le confirme Boss (1988), bien que le déni soit fonctionnel durant les premiers stades suivant un événement stressant, il constitue une barrière à la gestion du stress.

Jean se sent responsable du problème, il se culpabilise et manifeste un retrait face à son enfant. Ce sentiment de responsabilité, le fait de souffrir de sa propre malformation à la colonne vertébrale, le fait d'avoir mis tous ses espoirs dans son bébé, le désir de combler un manque qu'il a connu dans son enfance en créant un foyer rempli d'amour, voilà autant de facteurs susceptibles d'influencer sa perception de la situation et le choix de stratégies adaptatives.

Louise se définit comme étant très fière et elle accorde beaucoup d'importance à son apparence, ce qui s'exprime à travers sa décision de devenir esthéticienne. Nous pouvons supposer que ces facteurs rendent plus difficile son adaptation à un problème physique apparent chez son enfant. De plus, il s'agit du premier enfant dans les deux familles d'origine et celui-ci est fortement désiré par la mère de Louise, que celle-ci décrit également comme étant très fière. Malgré tous ses efforts, le bébé de Louise naît avec une déficience. Tous ces facteurs risquent d'intensifier ses réactions.

Intervention

Puisque Louise ignore la déficience de son enfant, l'infirmière s'adresse dans un premier temps à Jean en particulier; mais elle reste à l'écoute de Louise et favorise un contact entre cette dernière et ce que vit Jean. Il faut noter qu'au début des rencontres, Louise, qui ne voit pas le problème, n'accepte la présence de l'infirmière que pour aider son conjoint.

Information. L'intervention consiste aussi à donner de l'information quant au moment de la grossesse où le problème s'est produit, puis à explorer les nombreux mythes concernant la cause d'une déficience héréditaire. L'infirmière suggère au couple de consulter un généticien pour obtenir des renseignements plus précis à ce sujet.

Suivi et évaluation

À la troisième rencontre, Jean dénote sa compréhension du problème et dit qu'il n'est pas responsable de celui-ci ; cependant, il persiste à chercher la vraie cause et se sent injustement «puni». L'infirmière perçoit là une tentative de Jean pour atténuer son sentiment de responsabilité en l'attribuant à une punition extérieure. Ce déplacement de l'attribution de la cause d'un facteur interne à un facteur externe serait le signe d'une adaptation positive à la crise selon Skilbeck (1974). Parallèlement à ce processus de pensée, Jean manifeste une atténuation de son sentiment de culpabilité.

Interventions

Suggestion d'une opinion. Jean éprouve également un fort sentiment d'impuissance face à sa perte de maîtrise de la situation, car il ne peut pas «régler» ce problème. L'intervention consiste à favoriser chez lui une prise de conscience du lien qui existe entre, d'une part, son sentiment d'impuissance et son incapacité de maîtriser la situation et, d'autre part, l'agressivité qu'il ressent à l'égard des autres. L'infirmière explore avec Jean des façons dont il peut prendre en main la situation, par exemple en cherchant des informations sur la déficience de son enfant. Dans ce sens, Sourkes (1982) affirme que si un individu est capable de dominer de petites situations, il augmente sa capacité de dominer l'ensemble de la situation.

Recadrage. L'infirmière vise à donner une autre signification aux sentiments de frustration et d'agressivité de Jean. Elle lui dit qu'elle perçoit chez lui de la tristesse, de l'impuissance et un sentiment de culpabilité. En modifiant le contexte émotionnel de la situation, en le plaçant dans un cadre différent, l'infirmière favorise la dédramatisation de la situation (Watzlawick, Weakland et Fisch, 1975).

Reconnaissance des forces et des ressources familiales. Jean a de la facilité à chercher de l'information, ce qui constitue une habileté adaptative efficace. L'infirmière valorise cette habileté afin d'augmenter chez lui l'impression d'avoir une certaine maîtrise de la situation. Aussi, le fait pour Jean de se sentir utile l'amène à se déculpabiliser. Dans le même sens, une étude menée par Caplan, Mason et Kaplan (1977) révèle que la recherche active d'informations est un signe d'adaptation à une situation difficile.

Suivi et évaluation

Jean prend conscience de la façon dramatique dont il perçoit la situation et il se rend compte qu'il exprime sa tristesse par un comportement agressif. Après avoir pris une distance face à son enfant, il manifeste son ambivalence (de l'amour et de l'agressivité), fait de plus en plus la distinction entre l'enfant et son problème. Il exprime sa joie et sa fierté vis-à-vis de son enfant. De plus, il se sent valorisé grâce à sa recherche active d'informations, ce qui contribue à améliorer son estime de soi. Ainsi, une utilisation efficace des ressources constitue pour Jean une stratégie qui facilite son adaptation (Boss, 1988; McCubbin et Patterson, 1983). À mesure que Jean dédramatise la situation, Louise prend conscience de son mécanisme de déni et évolue vers une adaptation à l'enfant et à son problème, en passant par un processus de deuil de l'enfant qu'elle désirait «parfait». À la dernière rencontre, elle s'aperçoit qu'elle est capable de dire ce qu'elle ressent et en éprouve une grande satisfaction.

SOUS-SYSTÈME CONJUGAL

Partant des données cliniques recueillies auprès des parents, de l'expérience antérieure avec des parents qui ont eu un enfant déficient et des connaissances théoriques sur le sujet, l'infirmière formule des hypothèses susceptibles d'expliquer comment le système conjugal maintient cette problématique et, réciproquement, comment cette problématique maintient le système conjugal.

Voici des exemples de questions systémiques qui aident l'infirmière à faire l'analyse de la dynamique conjugale et à élaborer les patterns de communication circulaire:

- Que comprenez-vous aux réactions de votre conjoint?
- Qu'est-ce que votre conjoint trouve le plus difficile, actuellement, dans cette situation?
- Qu'est-ce que votre conjoint pourrait faire pour vous actuellement?
- Selon vous, quel est le besoin le plus important de votre conjoint?
- Pensez-vous que votre conjoint a l'impression que vous comprenez ses besoins?

FIGURE 6.3

**PATTERN DE COMMUNICATION CIRCULAIRE
ENTRE LOUISE ET JEAN**

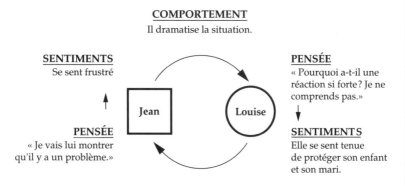

COMPORTEMENT
Il dramatise la situation.

SENTIMENTS
Se sent frustré

PENSÉE
« Pourquoi a-t-il une
réaction si forte ? Je ne
comprends pas.»

Jean   Louise

PENSÉE
« Je vais lui montrer
qu'il y a un problème.»

SENTIMENTS
Elle se sent tenue
de protéger son enfant
et son mari.

COMPORTEMENT
Elle ignore la déficience de l'enfant.

Comme l'illustre la figure 6.3, la première évaluation du sous-système conjugal révèle la présence d'un problème de communication entre les conjoints. Jean perçoit un problème très grave chez l'enfant, tandis que Louise n'en voit pas.

Hypothèse

Leur façon extrême de réagir à la situation crée un certain équilibre dans le couple, surtout au début : les réactions agressives manifestées par Jean menacent la stabilité de la famille, alors que Louise fait tout pour préserver cette stabilité. En d'autres mots, plus Jean voit que le problème est grave et plus il exprime vivement ses émotions, plus Louise a tendance à nier l'existence du problème chez l'enfant.

Puisque Louise ne reconnaît pas le problème de son enfant, elle ne peut progresser dans le processus de deuil de l'enfant qu'elle désirait «parfait» en même temps que son conjoint qui exprime vivement ses émotions. Également, l'état de détresse émotionnelle dans lequel se trouve Jean l'empêche, au début, d'être à l'écoute de sa conjointe. Patterson (1989) considère que la première démarche d'un couple conséquemment à une situation stressante consiste à exprimer ce que celle-ci signifie par chacun d'eux. Les objectifs poursuivis sur le plan individuel concernant les perceptions auront des répercussions sur le sous-système conjugal.

Intervention

Favoriser chez Louise et Jean l'échange de leur perception de la situation.   Par le biais des questions systémiques, l'intervention consiste à favoriser chez Louise et Jean la communication de leur perception de la situation. Cela permet à Louise d'échanger des idées avec son conjoint et de prendre conscience progressivement de la déficience de son enfant.

Suivi et évaluation

Louise est surprise d'apprendre que son conjoint appréhendait un problème chez son enfant et qu'il se sent entièrement responsable de la déficience physique de celui-ci. Louise reconnaît les difficultés d'adaptation de son conjoint tout en éprouvant une incapacité de les comprendre et de les accepter.

Intervention

Prescription d'une tâche.   Dans le but de favoriser le dialogue et la compréhension chez les conjoints, nous les invitons à lire le document d'information intitulé *L'accueil de notre enfant ayant un problème* (Pelchat, 1989).

Suivi et évaluation

À la suite de cette lecture, lors de la quatrième rencontre, Louise exprime sa tristesse et sa difficulté à accepter les réactions de son conjoint; elle dit cependant mieux les comprendre. À ce moment, pour la première fois, elle s'exprime davantage durant l'entrevue et déclare que, jusqu'à maintenant, il n'y avait pas de place pour l'expression de ses émotions car elle devait soutenir son mari. De son côté, Jean exprime à Louise ses doutes face à ses réactions de déni et il paraît à l'écoute de celle-ci, par la suite, lorsqu'elle exprime sa tristesse.

Intervention

Expression d'attentes réalistes de la part de Louise envers son conjoint.   Louise exprime de nombreuses insatisfactions quant à son couple et elle dit qu'elle se sert de son enfant pour donner et recevoir de l'affection, ne pouvant combler ce besoin avec son conjoint. S'inspirant des écrits de Wright et Sabourin (1985), notre intervention consiste à aider Louise dans la formulation d'attentes claires et réalistes envers son mari, et à vérifier auprès de celui-ci s'il peut répondre aux attentes exprimées par son épouse.

Suivi et évaluation

À la dernière rencontre, Louise manifeste une compréhension de ce que vit son mari et elle se rend compte avec satisfaction qu'il a lui aussi de la tristesse et qu'il l'exprime par un comportement agressif. Elle a de plus en plus d'échanges avec son mari sur le plan émotif, elle considère qu'ils se soutiennent mutuellement et elle participe autant que lui aux entrevues.

À mesure que son sentiment de détresse diminue, Jean devient de plus en plus à l'écoute des besoins de son épouse et nous observons chez lui l'apparition d'un sentiment de culpabilité face à ses réactions agressives envers sa femme.

Les conjoints ont évolué dans le sens d'une meilleure capacité d'empathie et ils parviennent à progresser ensemble dans le processus de deuil de l'enfant qu'ils désiraient «parfait».

SOUS-SYSTÈME PARENTAL

Le processus d'attachement envers l'enfant semble bien amorcé chez les deux parents avant la naissance. Ceux-ci désirent un enfant depuis deux ans et se préparent à son arrivée. Lorqu'ils se rendent compte que l'enfant est différent de celui qu'ils avaient imaginé, le processus d'attachement doit s'interrompre le temps pour eux de désinvestir dans l'enfant idéalisé. Dès la première rencontre, l'infirmière constate chez Louise l'absence d'un tel bris du processus d'attachement puisqu'elle ne voit pas de problème chez son bébé. De plus, Louise reconnaît son nouveau-né comme son propre enfant; elle le compare à elle et à son conjoint et lui attribue des caractéristiques propres. Elle le serre contre elle, cherche son regard et l'observe longuement.

Par contre, Jean manifeste violemment sa déception, refuse dans un premier temps de reconnaître le nouveau-né comme étant le sien. La réaction si différente de Louise et Jean face à la situation amène l'infirmière à proposer l'hypothèse suivante:

Hypothèse

Plus Jean manifeste un comportement de retrait face à son nouveau-né, plus Louise manifeste des comportements d'attachement envers celui-ci. C'est un peu comme si elle devait l'aimer pour deux. Il semble que, dans la mesure où Jean pourra prendre en main la situation et manifester de l'attachement envers son nouveau-né, Louise pourra exprimer ses sentiments de tristesse et de déception.

L'objectif de l'infirmière consiste à briser ce pattern de communication circulaire contraignante en permettant à Jean de distinguer l'enfant et son problème et de continuer le processus d'attachement qui semblait bien amorcé avant la naissance.

Interventions

Suggestion. L'intervention consiste à suggérer à Jean d'entrer davantage en contact avec son enfant afin qu'il puisse voir en celui-ci autre chose que la malformation. Elle favorisera chez lui une perception différente de la situation en l'amenant à concevoir moins de fantasmes face au problème (Mercer, 1977 ; Opirhory et Peters, 1982). Ce contact doit se faire en présence de son épouse afin de leur permettre d'échanger au sujet du bébé.

Reconnaissance des forces et des ressources de la famille. L'infirmière souligne les habiletés parentales des deux parents. Leur présence auprès de l'enfant est valorisée à chaque rencontre. Comme le soulignent Opirhory et Peters (1982), le fait de démontrer aux parents qu'ils occupent une place essentielle et unique auprès de leur enfant a pour effet d'augmenter leur estime de soi et d'atténuer leur sentiment de culpabilité.

Suivi et évaluation

Au contact de son enfant, Jean exprime des sentiments ambivalents (de l'amour et de l'agressivité) et cherche des raisons de se consoler en regardant ce qu'il y a de «correct» chez son enfant. Il se rassure également en disant que «ça se répare»; mais il considère en même temps que cette situation provoque un grand bouleversement dans sa vie. Par la suite, il découvre les côtés positifs de son nouveau-né, le reconnaît comme son propre enfant en le comparant à son épouse et à lui et il lui attribue des caractéristiques propres. Comme l'affirme Brazelton (1975), l'acte le plus important durant la période néonatale consiste à «personnifier» l'enfant auprès des parents et à les soutenir dans l'apprentissage des interactions avec l'enfant.

Rapidement, Louise et Jean manifestent des signes de compétence face aux soins à donner à l'enfant, reconnaissent ses besoins, prennent plaisir à interagir avec lui et se sentent de plus en plus essentiels auprès de lui. De plus, Jean se sent compétent lorsqu'il recherche les informations nécessaires concernant les soins particuliers. L'infirmière considère que les parents poursuivent le processus d'attachement envers l'enfant qu'ils avaient amorcé avant la naissance de celui-ci.

SYSTÈME EXTRA-FAMILIAL

Dans un premier temps, Louise refuse de s'engager dans un processus d'aide, car elle ne reconnaît pas l'existence d'un problème. Progressivement, elle participe aux rencontres et dit qu'elle avait besoin de soutien mais était incapable de l'admettre. Louise considère que l'infirmière est la personne qui l'a le plus aidée. Elle ajoute que l'infirmière doit insister pour rencontrer les parents malgré la résistance qu'ils peuvent manifester. De son côté, Jean est conscient du fait qu'il a besoin d'un soutien psychologique. Il reconnaît que, d'habitude, il est capable de résoudre seul ses problèmes; mais ici, ce n'était pas le cas. Il dit: «C'était trop pour moi.» Nous considérons que Jean possède l'habileté à reconnaître et à accepter qu'il a besoin d'un soutien situationnel. Dans ce sens, les recherches de Caplan, Mason et Kaplan (1977) ont démontré que la capacité d'accepter l'aide psychologique est une habileté qui témoigne d'une résolution positive de la situation de crise.

En résumé, Louise et Jean ont, au départ, une perception opposée de la situation; ils évoluent vers une compréhension de plus en plus semblable. Louise se rend compte de l'existence du problème et Jean reconnaît qu'il dramatise la situation. Les conjoints évoluent vers une meilleure compréhension empathique et parviennent ainsi à progresser ensemble dans le processus de deuil de l'enfant qu'ils désiraient «parfait».

L'UTILITÉ DU PROGRAMME D'INTERVENTION

L'infirmière en périnatalité a un rôle important à jouer en ce qui concerne le dépistage de difficultés potentielles dans les différents sous-systèmes de la famille, la valorisation des habiletés parentales et la participation du père aux soins à donner à l'enfant.

La naissance d'un enfant ayant une déficience crée une situation difficile pour les parents. De même, la difficulté est grande pour le personnel soignant qui, souvent, se sent peu préparé pour les aider. L'exemple clinique présenté ici illustre que les parents peuvent exprimer leur détresse d'une façon bien différente. Certains semblent parfois, de prime abord, ne pas avoir besoin d'aide. Il est important que l'infirmière aille au-delà de cette première impression.

Il ne faut pas oublier, par ailleurs, que toute intervention thérapeutique auprès des familles doit être accompagnée d'une réflexion sur ses propres valeurs, croyances, préjugés, et stratégies d'adaptation au stress.

Enfin, connaissant l'influence des différents sous-systèmes familiaux sur l'adaptation de la famille à une situation de stress, et plus particulièrement l'importance de l'harmonie conjugale dans le développement de l'enfant et de la fratrie, un programme d'intervention comme celui-ci apparaît essentiel. Par conséquent, l'élaboration du génogramme, l'utilisation d'un modèle systémique d'évolution du processus adaptatif de la famille et l'application d'un programme systémique d'interventions familiales basé sur les ressources de la famille s'avèrent des outils précieux pour les infirmières en périnatalité.

RÉFÉRENCES

Bailey, D.B. & Simeonsson, R.J. (1988). *Family Assessment in Early Intervention*, Melbourne: Merrill Publishing Company.

Baker, B.L. (1984). «Intervention with families with young severely handicapped children», *Severely Handicapped Children and their Families Research in Review*, Orlando: Academic Press.

Blacher, J. (1984). «Sequential stages of parental adjustment to the birth of a child with handicaps: Factor artifact?», *Mental Retardation, 22*, 55-68.

Boss, P. (1988). *Family Stress Management*, Newbury Park, Californie: Sage Publications.

Bouchard, J.-M. (1987). «La famille: impact de la déficience mentale et participation à l'intervention», *L'intervention en déficience mentale*, volume 1, Bruxelles: Pierre Mardaga, éditeur.

Bouchard, J.-M., Pelchat, D. & Boudreault, P. (1994, à paraître). *Annonce du handicap et trajectoire familiale*, Montréal: Guérin éditeur.

Boucher, N., Kerner, G. & Piquet, A. (1989). «Révélation du handicap de l'enfant et conséquences sur son environnement: Handicap et inadaptation», *Les cahiers du C.T.N.H.E.R., 47-48*.

Brantley, H.T. & Clifford, E. (1979). «Maternal and child locus of control and field-dependence in cleft palate children», *Cleft Palate Journal, 16*, 183-187.

Brazelton, T.B. (1975). «Anticipatory guidance», *Pediatric Clinics of North America, 22*, 533-544.

Caplan, G., Mason, E.A. & Kaplan, D.M. (1977). «For studies of crisis in parents of prematures», dans J.L. Schwartz & L.H. Schwartz (dir.), *Vulnerable Infants. A Psychosocial Dilemma* (pp. 89-107), New York: McGraw-Hill Book Company.

Caplan, G. (1964). *Principles of Preventive Psychiatry*, New York: Basic Books.

Carlson, C.E., Ricci, J. & Zhade-Zeldow, Y. (1990). «Psychosocial aspects of disability in children», *Pediatrician, 17*, 213-221.

Carter, B. & McGoldrick, M. (1989). *The Changing Family Life Cycle: A Framework for Family Therapy*, 2e édition, Toronto: Allyn and Bacon.

Cecchin, G. (1987). «Hypothesizing, circularity and neutrality revisited: An invitation to curiosity», *Family Process, 26*, 405-413.

Clark, A.L. & Affonso, D.D. (1976). «Mother-child relationships», *The American Journal of Maternal Child Nursing, 1*, 94-99.

Clement, D., Copeland, L. & Loftus, M. (1990). «Critical times for families with a chronically ill child», *Pediatric Nursing, 16*, 157-161.

Cohen, F. & Lazarus, R. (1983). «Coping and adaptation in health and illness», dans D. Mechanic (dir.), *Handbook of Health, Health Care and the Health Professions* (pp. 608-635), New York: The Free Press.

Dallaire, L. (1984). *Enquête sur l'accueil à l'enfant handicapé (0-5 ans)*, Québec: Conseil des Affaires sociales et de la famille.

Detraux, J.J. (1989). «La révélation du handicap», *Soins gynécologiques, obstétrique, puériculture, 95*, 7-8.

Drotar, D., Baskiewicz, A., Irvin, N., Kennell, J. & Klaus, M. (1975). «The adaptation of parents to the birth of an infant with a congenital malformation: A hypothetical model», *Pediatrics, 56*, 710-717.

Eliason, M.J. (1991). «Cleft lip and palate: developmental effects», *Journal of Pediatric Nursing, 6*, 107-112.

Fortier, L. & Wanlass, R.L. (1984). «Family crisis following the diagnosis of a handicapped child», *Family Relations, 33,* 13-24.

Greenberg Mintzer, D. (1979). *Parental Reactions to an Infant with a Birth Defect,* thèse de doctorat, Boston: Smith College School for Social Work.

Kazak, A.E. & Marvin, R.S. (1984). «Differences, difficulties and adaptation: Stress and social networks in families with a handicapped child», *Family Relations, 33,* 67-77.

Klaus, M.H. & Kennell, J.H. (1976). *Maternal-Infant Bonding. The Impact of Early Separation or Loss on Family Development,* Saint Louis: Mosby.

Lamarche, C. (1987). *L'enfant inattendu,* Montréal: Boréal Express.

Lazarus, R.S., Averill, J.R. & Opton, E.M. Jr. (1974). «The psychology of coping: Issues of research and assessment», dans G.V. Coelho, D.A. Hamburg & J.E. Adams (dir.), *Coping and Adaptation* (pp. 249-315), New York: Basic Books.

Lazarus, R.S. (1968). «Emotion and adaptation: Conceptual and empirical relations», dans W.J. Arnold (dir.), *Nebraska Symposium on Motivation,* volume 16, Lincoln: University of Nebraska Press.

Lindemann, E. (1944). «Symptomatology and management of acute grief», *American Journal of Psychiatry, 101,* 141-148.

Longo, D.C. & Bond, L. (1984). «Families of the handicapped child: Research and practice», *Family Relations, 33,* 57-65.

Loos, F. & Bell, J.M. (1990). «Circular questions: A family interviewing strategy», *Dimensions of Critical Care Nursing, 9,* 46-53.

Lynch, M.E. (1989). «Congenital defect: Parental issues and nursing supports», *The Journal of Perinatal and Neonatal Nursing, 2,* 53-59.

Marois, P. (1993). «Et si c'était avant tout une question d'attitude...», conférence donnée dans le cadre de la semaine de «L'enfant et l'hôpital», Montréal: Hôpital Sainte-Justine.

McCubbin, H.I. & Patterson, J.M. (1983). «Family adaptation to crises», dans H.I. McCubbin, A.E. Cauble & J.M. Patterson (dir.), *Family Stress Coping and Social Support* (pp. 26-48), Springfield: Charles Thomas.

Mercer, R.T. (1977). *Nursing Care for Parents at Risk,* New Jersey: Charles B. Slack Inc.

OPHQ (1990). *Enquête sur les services d'intervention précoce* par J. Joly, N. Poirier, M. Dorval, et S. Doré.

Opirhory, G. & Peters, G.A. (1982). «Counseling intervention strategies for families with the less than perfect newborn», *The Personnel and Guidance Journal, 60,* 451-455.

Patterson, J.M. (1989). «Illness beliefs as a factor in patient-spouse adaptation to treatment for coronary artery disease», *Family Systems Medicine, 7* (4), 428-441.

Pelchat, D. (1989). *Programme d'intervention précoce auprès des parents d'un enfant atteint d'une déficience physique,* thèse de doctorat en psychologie non publiée, Montréal, 461 p.

Pelchat, D. (1992). «Processus d'adaptation des parents d'un atteint d'une déficience et élaboration d'un programme d'intervention précoce à leur intention», *Revue canadienne de santé mentale communautaire, 11,* 63-81.

Pelchat, D. (1994). «L'annonce de la déficience et processus d'adaptation de la famille», *Les cahiers de l'Afrée, 6,* Montpellier, 81-88.

Pelchat-Borgeat, D. (1978). *La naissance d'un enfant porteur d'une malformation: l'expérience de la mère et de l'infirmière,* mémoire de maîtrise en nursing, Montréal: Université de Montréal.

Pelchat-Borgeat, D. (1981). «La naissance d'un enfant porteur d'une malformation: l'expérience de la mère et du personnel soignant», L'infirmière canadienne, 83, 31-34.

Roy, J., Guilleret, M., Visier, J.-P. & Molenat, F. (1989). «Médecin et annonce du handicap chez un nouveau-né», Archives françaises de pédiatrie, 46, 751-757.

Sauter, S.K. (1989). «Cleft lips and palates: types, repairs, nursing care», Association of Operating Room Nurses Journal, 50, 813-824.

Selvini-Palazzoli, M.P., Boscolo, L., Cecchin, G. & Prata, G. (1980). «Hypothesizing, circularity, neutrality: Three guidelines for the conductor of the session», Family Process, 19, 3-10.

Skilbeck, W.M. (1974). «Attributional change and crisis intervention», Psychotherapy: Theory, Research and Practice, 11, 371-375.

Sloman, L. & Konstantareas, M.M. (1990). «Why families of children with biological deficits require a systems approach», Family Process, 29 (4), 417-429.

Solnit, A.J. & Stark, M.H. (1961). «Mourning and the birth of a defective child», Psychoanalytic Study of the Child, 16, 523-536.

Sourkes, B.M. (1982). The Deepening Shade. Psychological Aspects of Life-Threatening Illness, Pittsburgh: University of Pittsburgh Press.

Statistique Canada (1992). Division de la démographie, Section des estimations démographiques; Bureau de la statistique du Québec.

Tomm, K. (1985). «Circular interviewing: A multifaceted clinical tool», dans D. Campbell & R. Draper (dir.), Applications of Systemic Family Therapy the Milan Approach, volume 3 (pp. 33-45), Londres: Grune & Stratton.

Trout, M.D. (1983). «Birth of a sick or handicapped infant: Impact on the family», Child Welfare, 62, 337-348.

Turnbull, A.P. & Turnbull, H.R. (1986). «Parent involvement in education of handicapped children: A critique», Mental Retardation, 20, 82.

Von Bertalanffy, L. (1968). Théorie générale des systèmes, Paris: Dunod, 1980.

Waechter, E.H. (1970). «The birth of an exceptional child», Nursing Forum, 9, 202-216.

Waisbren, S.E. (1980). «Parents' reaction after the birth of a developmentally disabled child», American Journal of Mental Deficiency, 84, 345-351.

Watzlawick, P., Weakland, J. & Fisch, R. (1975). Changements, paradoxes et psychothérapie, Paris: Seuil. Traduction française par Pierre Furlan.

Wright, J. & Sabourin, S. (1985). L'intervention auprès du couple: diagnostic et traitement, Québec: Les éditions Consultaction.

Wright, L.M. & Leahey, M. (1994). Nurses and Families. A Guide to Family Assessment and Intervention, 2e Édition, Philadelphie: F.A. Davis.

Wright, L.M. & Simpson, M.A. (1991). «A systemic belief approach to epileptic seizures: A case of being spellbound», Contemporary Family Therapy: An International Journal, 13 (2), 165-181.

CHAPITRE 7

La famille et les jeunes enfants : promotion du potentiel des parents dans l'apprentissage de ce nouveau rôle

Denise Paul et Fabie Duhamel

INTRODUCTION

Dans le cadre de sa mission de professionnelle en promotion de la santé, l'infirmière est extrêmement bien placée pour aider les personnes qui font l'apprentissage du rôle de parent. Que ce soit lors des cours prénataux, des visites postnatales ou des cliniques de vaccination, l'infirmière œuvrant dans un CLSC constitue une porte d'entrée naturelle et, de ce fait, elle est moins menaçante pour de futurs ou nouveaux parents qui manifestent un besoin d'aide en relation avec la maîtrise de ce nouveau rôle. De la même façon, l'infirmière qui rencontre les nouveaux parents dans le milieu hospitalier peut, à travers certaines de ses interventions, leur faciliter l'acquisition d'attitudes et de comportements en rapport avec leur nouveau rôle.

Être parent n'est pas inné, cela doit s'apprendre et la tâche est parfois assez ardue. Paradoxalement, il existe très peu de possibilités de s'exercer à ce nouveau rôle ou de revenir sur son engagement s'il s'avérait que l'actualisation de ce rôle est moins intéressante ou plus problématique que prévu.

Selon Wright et Leahey (1994), l'arrivée des enfants dans la famille entraîne les tâches suivantes : (1) l'ajustement du système conjugal en vue de faire de la place à l'enfant ; (2) le partage des tâches reliées au soin des enfants, à la tenue de la maison et à l'acquisition d'un revenu ; (3) le réajustement des relations avec la famille étendue pour inclure les rôles de parents et de grands-parents.

Lacharité, Éthier et Piché (1992) soulignent l'état de stress qui est relié inévitablement au fait de prendre soin d'un enfant. Traditionnellement, cette fonction était dévolue aux femmes. L'évolution du rôle des hommes et des femmes dans notre société, et particulièrement l'augmentation de la participation des femmes sur le marché du travail, a certes entraîné une modification des attitudes en regard du partage des tâches reliées au soin des enfants à l'intérieur du couple. Toutefois, ce partage reste inégal et « dans les faits les responsabilités familiales reviennent encore en premier lieu aux femmes » (MSSS, 1992a). Selon Rexroat et Shehan (1987), la semaine de travail des femmes qui ont des enfants en bas âge et occupent un emploi à temps plein atteint presque 90 heures, soit 24 heures de plus que celle des pères dans la même situation. Il s'ensuit souvent chez ces mères un phénomène d'épuisement dont sont témoins les infirmières qui les rencontrent. Le discours féministe dénonce cette inégalité dans les rapports hommes-femmes et recommande que les hommes apprennent, entre autres, le partage des tâches domestiques (Guberman et autres, 1993).

Sans nier le fait que des influences à de multiples niveaux déterminent le succès ou l'échec de l'apprentissage du rôle de parent (Bouchard, 1981), nous décrirons et analyserons, dans ce chapitre, les effets possibles de certaines interventions des infirmières auprès de nouveaux parents à travers l'étude d'un cas particulier.

Une perspective systémique nous amène à considérer que c'est le couple qui est en cause dans l'apprentissage des tâches reliées à cette étape et qu'en conséquence l'infirmière doit axer son intervention sur le couple tant à la période prénatale qu'à la période postnatale. Il nous apparaît en outre que nos stratégies d'intervention doivent, d'une part, être de nature promotionnelle, c'est-à-dire viser à développer les habiletés et à renforcer le potentiel (MSSS, 1992b) de chacun des membres du couple, et, d'autre part, être absolument exemptes de préjugés à l'endroit de l'un ou l'autre des membres du couple. C'est là un aspect de la neutralité dans le domaine de l'intervention systémique auprès de la famille (Tomm et Trommel, 1986). L'étude de cas d'une famille permettra d'illustrer les défis que pose à un couple l'apprentissage du rôle de parent. En parallèle, l'analyse de certaines interventions visant à faciliter cet apprentissage rendra plus concrète la contribution possible des sciences infirmières à cet égard.

EXEMPLE CLINIQUE

PRÉSENTATION DE LA FAMILLE ET DU CONTEXTE D'INTERVENTION

Le cadre de cette expérience constitue un contexte privilégié de soins infirmiers puisqu'il s'agit d'une clinique d'enseignement et de recherche, soit l'Unité de nursing familial Denyse-Latourelle de la Faculté des sciences infirmières de l'Université de Montréal. Cette unité reçoit des familles qui viennent consulter pour les raisons suivantes:

1. Elles ont de la difficulté à composer avec des problèmes de santé tels que le cancer, le diabète, les maladies cardio-vasculaires, les maladies psychosomatiques ou la dépression.

2. Elles ont du mal à s'adapter à différentes phases de la vie familiale (par exemple, la naissance de l'enfant, la période de l'adolescence ou la retraite) ou à différents événements (comme la séparation, la perte d'un être cher, le placement d'une personne âgée dans une maison d'hébergement).

3. Il y a des problèmes de comportement chez les enfants, tels que les difficultés scolaires, l'indiscipline, l'agressivité et l'énurésie, etc.

4. Il y a des difficultés de communication dans le couple et la famille.

Le but des consultations est d'aider les familles à composer avec leurs problèmes en misant sur leurs ressources et leurs forces afin d'accroître leur autonomie dans la recherche d'une solution à ces problèmes. Les entrevues familiales sont effectuées par une infirmière qui travaille en étroite collaboration avec une équipe d'étudiants et de professeurs qui font des observations derrière un miroir sans tain. Deux caméras vidéo fixées en permanence à l'intérieur de l'unité permettent l'enregistrement des entrevues. Cette méthode permet de générer une plus grande variété d'hypothèses concernant la dynamique de la famille ou de problème.

ANALYSE DU SYSTÈME FAMILIAL

La présentation de l'analyse de cette famille est basée sur le Modèle d'analyse familiale de Calgary de Wright et Leahey (1994). Nathalie, une mère de trois jeunes garçons, a téléphoné pour prendre un rendez-vous pour sa famille à l'unité. Le motif de sa demande de consultation était qu'elle désirait obtenir des réponses à ses questions concernant l'éducation de ses enfants.

Sur le plan de la structure familiale

À cette première rencontre, en présence de toute la famille, l'infirmière élabore un génogramme tel que celui illustré à la figure 7.1.

FIGURE 7.1

GÉNOGRAMME DE LA FAMILLE DE NATHALIE

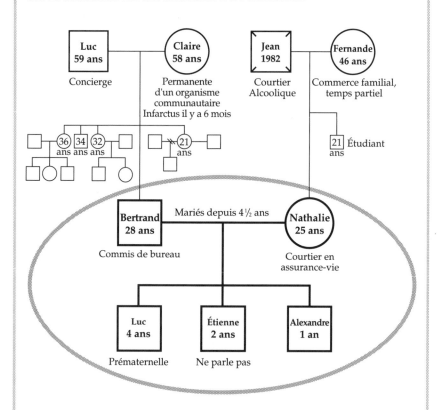

Le génogramme révèle que la famille est composée de Nathalie, la mère âgée de 25 ans, de Bertrand, le père âgé de 28 ans, et de leurs trois garçons, Luc, 4 ans, Étienne, 2 ans et Alexandre, 1 an.

Bien qu'ils se connaissent depuis le début de leur adolescence, Nathalie et Bertrand ont eu une très courte vie commune en tant que couple et se sont mariés pendant la grossesse précédant l'arrivée de Luc. Les mères des deux conjoints semblent avoir acquis une position de force dans leur couple. De plus, la mère de Nathalie était l'épouse d'un alcoolique et elle est devenue veuve lorsque Nathalie avait 15 ans. Quant à la mère de Bertrand, elle a fondé un organisme communautaire mettant en rapport les personnes âgées et les enfants.

Sur le plan du cycle de la vie familiale

En relation avec l'étape du cycle de la vie familiale que traverse actuellement cette famille, il est plausible de croire que le développement de l'intimité à l'intérieur du couple a été interrompu à cause de la venue rapide du premier enfant. Quant à l'apprentissage du rôle de parent, les deux conjoints ont intériorisé une image de la mère qui se préoccupe beaucoup de l'éducation des enfants et qui maîtrise les situations.

Au cours de la première rencontre, la mère réitère son intérêt pour ces rencontres et se montre aussi empressée qu'elle l'avait été lorsqu'elle avait pris un rendez-vous. Elle nous redit qu'elle a souvent tenté, sans succès, d'obtenir des réponses à ses nombreuses questions concernant l'éducation de ses enfants. Le père s'occupe des enfants, mais il parle beaucoup moins facilement de son expérience que la mère, ce qui ne l'empêche pas d'appuyer presque systématiquement les propos de Nathalie. À la question «Êtes-vous différents dans votre façon de voir l'éducation des enfants?», Nathalie répond: «Différents mais avec les mêmes opinions; c'est surprenant comme on pense pareil.» Un peu plus tard, elle ajoute: «On est vraiment papa et maman poule.» Bertrand se décrit comme celui qui a les idées et il décrit son épouse comme celle qui défend les causes et s'occupe des problèmes, car elle s'exprime plus facilement. Vers la fin de l'entrevue, Bertrand répond le premier à la question de l'infirmière: «S'il y avait une question à laquelle vous aimeriez obtenir une réponse durant nos rencontres, quelle serait-elle?» (Wright, 1985). «Si vous êtes capable de me répondre, moi j'aimerais savoir si c'est bien ce qu'on fait... Je n'en ai pas parlé à Nathalie... S'ils ont l'air bien, nos enfants... si ce seront des énervés ou des drogués plus tard.» Nathalie affirme qu'elle fait de la télépathie avec son mari en ce moment et elle valide ce qu'il vient de dire, précisant toutefois qu'elle veut faire de ses enfants des adultes équilibrés.

Il ressort, entre autres, de cette entrevue, que les parents sont tous deux inquiets par rapport au futur de leurs enfants. Cependant, le père est plus inquiet au sujet de Luc, l'aîné, qui aurait tendance à manipuler ses parents et qui serait même responsable du congédiement d'une des gardiennes. La mère est inquiète à propos d'Étienne, le deuxième enfant, qui, malgré ses 27 mois, a un langage peu développé. L'observation de cette famille au moment de la première rencontre nous amène à considérer que, malgré leurs inquiétudes, les parents adoptent une très bonne attitude avec leurs enfants : ils sont tous deux calmes, ils répondent adéquatement à leurs demandes et semblent proches d'eux sur le plan affectif. Les enfants, compte tenu de leur âge et du contexte de l'entrevue, semblent particulièrement autonomes.

INTERVENTION

Reconnaissance des forces et des ressources de la famille

Devant ce tableau presque idéal présenté par la famille, l'équipe s'interroge sur la provenance de l'inquiétude des parents par rapport à l'avenir de leurs enfants. Elle convient d'inviter le couple seul pour la prochaine rencontre. Avant la fin de la rencontre, l'infirmière souligne les forces que l'équipe a observées chez chacun des membres de la famille pris individuellement et à l'intérieur du sous-système parental.

L'échange des perceptions entre les membres de l'équipe au regard des forces observées à l'intérieur de la famille sera repris à la fin de chacune des rencontres subséquentes avec la famille. Cette intervention s'inscrit dans le courant actuel d'habilitation («*empowerment*») qui est discuté tant dans les écrits récents concernant la promotion de la santé mentale (Blanchet et autres, 1993) que dans les énoncés de politiques gouvernementales (MSSS, 1991 et 1992b) et qu'à l'intérieur d'un courant de pensée en soins infirmiers (Jones et Meleis, 1993 ; Peplau, 1988). O'Hanlon et Weiner-Davis (1989) ont explicité les principes et stratégies de l'approche systémique auprès des familles, laquelle se fonde sur le renforcement des compétences au cours de l'entrevue axée sur la recherche d'une solution («*solution-oriented interviewing*»).

Lors de la deuxième rencontre, Bertrand révèle qu'il aimerait que Nathalie en prenne moins sur ses épaules, qu'elle cesse de s'en faire pour tout, y compris pour ce qui ne la concerne pas.

Il désirerait que l'entrevue porte sur des moyens à prendre pour diminuer le stress de son épouse. Il attribue une partie du stress de Nathalie aux difficultés qu'elle rencontre dans sa relation avec sa mère et dit ne pas savoir comment composer avec cette situation. Pour sa part, Nathalie s'inquiète du fait que les conflits qu'elle vit dans sa relation avec sa mère ont parfois des répercussions sur sa relation avec ses enfants. Elle décrit sa difficulté à faire respecter les limites qu'elle tente de fixer à sa mère en ce qui a trait au comportement de celle-ci face à Luc. Nathalie avoue qu'elle est de plus en plus stressée et qu'elle a parfois envie de tout suspendre pour relaxer. Elle dit qu'elle ne s'accorde jamais de répit, ce à quoi Bertrand ajoute que, même la nuit, elle ne dort que de quatre à cinq heures.

Sur le plan du fonctionnement familial

Selon Wright, Watson et Bell (1990), l'identification des croyances de la famille concernant un problème procure à l'infirmière une compréhension de la dynamique qui influence le comportement de cette famille. Les croyances contraignantes réduisent les options de la famille pour résoudre un problème, alors que les croyances facilitantes les augmentent. En offrant des façons différentes de considérer un problème, sans toutefois en privilégier une en particulier, l'infirmière vise à créer un contexte propice au changement et à sensibiliser la famille à la variété et à la portée des options accessibles. Pour Wright, Watson et Bell (1990), la capacité de changer de la famille dépend de sa capacité de modifier sa perception du problème.

Ainsi, Nathalie semble avoir deux croyances contraignantes: (1) si elle fixe des limites à sa mère, celle-ci réagira en lui fermant sa porte, comme cela s'est produit lorsqu'elle était adolescente; (2) c'est elle-même qui doit voir à tout dans la maison, car si elle ne prend pas l'initiative, personne ne le fera. Cette deuxième croyance semble en contradiction avec l'affirmation de Nathalie selon laquelle Bertrand est un père exceptionnel, sa relation avec ses garçons est très saine et son entourage ne cesse de lui dire combien elle est chanceuse d'avoir un mari comme lui. Par ailleurs, Bertrand semble croire que le problème repose entièrement sur l'attitude de Nathalie. Cette croyance peut être perçue comme étant à la fois facilitante et contraignante. Elle peut être facilitante à court terme étant donné qu'elle protège le couple des risques d'un affrontement sur son mode de partage des responsabilités. Elle peut aussi être contraignante en ce sens qu'elle empêche le couple de trouver des solutions au problème présenté par Nathalie.

HYPOTHÈSE

À la suite de cette entrevue, l'équipe formule une hypothèse en rapport avec le fonctionnement des activités quotidiennes et le fonctionnement expressif de la famille : Bertrand et Nathalie ont de la difficulté à s'entendre sur le partage des responsabilités entre eux. Là-dessus, notre expérience clinique nous démontre qu'il existe une différence majeure entre le partage des tâches et le partage des responsabilités et que, même si l'on a pu observer une évolution dans le partage des tâches chez les couples au cours des dernières décennies, le partage des responsabilités, vu son aspect moins tangible, peut s'avérer beaucoup plus complexe. Dans ce cas-ci, la mère semble avoir de la difficulté à renoncer aux responsabilités vis-à-vis du soin des enfants malgré qu'elle accepte de partager les tâches avec son mari. Ce maintien des responsabilités semble devenir une source de stress qu'elle a de plus en plus de difficulté à gérer.

INTERVENTION

Suggestion d'une tâche

À la fin de la rencontre, et tenant compte à la fois des croyances contraignantes des deux époux et de l'hypothèse décrites précédemment, l'équipe suggère au couple de passer, au cours de la prochaine semaine, un moment ensemble à l'extérieur de la maison afin de discuter du type de relation avec la mère de Nathalie qui serait réaliste et acceptable pour eux. La raison de cette intervention consiste dans le fait que, d'une part, le couple croit que c'est Nathalie qui éprouve les difficultés et qu'elle doit les régler seule et que, d'autre part, il apparaissait pertinent à cette étape de transmettre à Nathalie et Bertrand la perception de l'équipe au sujet de leur capacité comme couple de collaborer afin de résoudre une difficulté.

SUIVI ET ÉVALUATION

À la troisième rencontre, nous apprenons que les époux ont pris une journée de congé pour discuter non seulement de leur relation avec la mère de Nathalie, mais aussi d'un certain nombre de tâches à la maison qui préoccupaient Nathalie. Il appert toutefois que Bertrand a été beaucoup moins actif que Nathalie dans la réalisation de la tâche suggérée. C'est elle, en effet, qui a planifié la journée, incluant un cours de danse et une promenade vers le lieu de la discussion. Bertrand avoue qu'il a peu réfléchi à cet échange avant qu'il se produise puisqu'il considère qu'il n'y a pas de difficulté avec sa belle-mère et qu'il s'entend très bien avec elle. À plusieurs reprises au cours de cette rencontre, Nathalie interrompt Bertrand pour expliquer, justifier ou compléter ses propos.

HYPOTHÈSE

Le pattern de communication circulaire illustré à la figure 7.2 est basé sur l'hypothèse formulée à la suite de l'analyse du contenu de la rencontre. Il semble que plus Bertrand refuse de prendre part aux décisions concernant le conflit entre Nathalie et sa mère, plus Nathalie se perçoit comme étant la seule à pouvoir intervenir, ce qui accroît son sentiment de stress. Elle persiste donc à chercher elle-même ses solutions. En contrepartie, Bertrand perçoit que le problème est celui de Nathalie et qu'elle ne lui fait pas confiance puisqu'elle ne requiert pas son aide. Un sentiment d'impuissance l'incite à se retirer de la situation.

FIGURE 7.2

**PATTERN DE COMMUNICATION CIRCULAIRE
ENTRE BERTRAND ET NATHALIE**

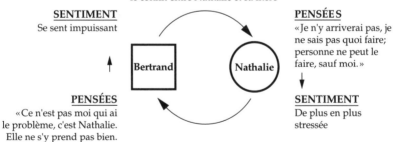

COMPORTEMENT
Il refuse de prendre part aux décisions concernant
le conflit entre Nathalie et sa mère

SENTIMENT
Se sent impuissant

PENSÉES
«Je n'y arriverai pas, je
ne sais pas quoi faire;
personne ne peut le
faire, sauf moi.»

Bertrand   Nathalie

PENSÉES
«Ce n'est pas moi qui ai
le problème, c'est Nathalie.
Elle ne s'y prend pas bien.
Elle ne me fait pas
confiance.»

SENTIMENT
De plus en plus
stressée

COMPORTEMENTS
Elle cherche seule les solutions, lit,
écrit, réfléchit surtout la nuit, ne dort pas,
s'épuise, ne demande pas l'aide de Bertrand

INTERVENTION

Suggestion d'une tâche

À la fin de la rencontre, l'équipe partage avec le couple l'hypothèse systémique selon laquelle Nathalie prend trop de responsabilités et que cette situation est maintenue par le retrait de Bertrand. Les conjoints sont invités à se donner du temps pour déterminer un équilibre différent et partager autrement leur stress.

SUIVI ET ÉVALUATION

Au début de la quatrième rencontre, Nathalie dit qu'elle est beaucoup moins stressée. Elle décrit les nombreux efforts qu'elle a faits pour déléguer davantage de responsabilités à Bertrand, pour se soulager de son fardeau et pour fixer des limites à Luc de même qu'à sa mère. Bertrand réagit à cela en disant qu'il a l'impression que Nathalie s'en fait encore beaucoup. Par la suite, à mesure que Nathalie donne des exemples de changements, il en vient à être d'accord avec le fait que l'affrontement avec Luc s'est apaisé depuis que Nathalie et lui ont réussi à mieux se concerter et depuis qu'ils ont changé de gardienne. Par ailleurs, Bertrand avoue qu'il est mal à l'aise face au conflit qui existe avec sa belle-mère. De son côté, Nathalie se sent mieux avec sa mère, mais elle déplore le fait que Bertrand ait à souffrir de ce changement. Sur invitation de l'équipe, Bertrand se dit prêt à voir sa relation avec sa belle-mère perdre de sa qualité si cela peut améliorer sa relation avec Nathalie.

INTERVENTION

Reconnaissance des forces et des ressources du couple

À la fin de cette rencontre, l'équipe reconnaît les forces de chacun en soulignant les efforts déployés par Nathalie pour maîtriser son stress et par Bertrand pour lui exprimer son malaise en regard de certaines situations. Les conjoints sont invités à déterminer ensemble la tâche qui serait la plus appropriée cette semaine compte tenu des objectifs qu'ils poursuivent.

SUIVI ET ÉVALUATION

À la cinquième rencontre, on dresse un bilan sur les changements qui ont eu lieu depuis le début des rencontres. Bertrand et Nathalie reconnaissent une amélioration marquée dans le comportement de Luc, la diminution du stress de Nathalie et la clarification des limites avec la mère de Nathalie. Les deux conjoints se sont épatés mutuellement depuis la dernière rencontre: Nathalie est impressionnée par la façon dont elle communique avec sa mère et Bertrand par la façon dont il applique l'approche éducative que lui avait suggérée Nathalie. Nathalie rapporte que Bertrand est maintenant plus sensible à son surcroît de travail et qu'il se pose davantage de questions sur l'organisation domestique. Elle lui donne beaucoup de crédibilité, notamment en ce qui concerne son insistance pour qu'elle ait un échange avec sa propre mère. Relativement à cet échange, Nathalie est particulièrement fière d'elle-même et a l'impression qu'après avoir été capable d'affronter cette démarche, plus personne ne lui fera peur. Avec l'accord des deux époux, le nombre de rencontres à venir est fixé à une ou deux.

Par ailleurs, un autre problème continue de préoccuper Nathalie. Il s'agit du retard de langage d'Étienne. L'inquiétude de Nathalie est augmentée par le fait qu'Alexandre, qui n'a qu'un an, commence à répéter les mots alors qu'Étienne ne le fait pas encore. Les deux parents ont essayé divers moyens pour lui faire répéter les mots, comme attendre qu'il dise le mot «lait» avant de lui en donner, mais Étienne se fâche lorsque ses parents feignent de ne pas comprendre les signes qu'il leur fait. Nathalie et Bertrand ont déjà effectué des démarches pour obtenir une consultation en orthophonie, mais Étienne risque d'être sur une liste d'attente pendant un an. L'objectif auquel les professionnels de la santé et les parents ont convenu de travailler au cours de ces rencontres porte sur le retard de langage d'Étienne.

Après l'exploration des croyances reliées à ce problème, il appert qu'une des croyances contraignantes des parents a trait au fait que la lenteur d'Étienne risque de l'amener à ne pas pouvoir faire des études universitaires plus tard. En effet, au cours de la discussion qui suit, Nathalie révèle qu'elle craint que la lenteur dans le langage ne reflète une lenteur dans d'autres domaines et que cela n'ait pour conséquence qu'Étienne devra se contenter d'une formation secondaire. Bertrand enchaîne en disant que Nathalie a deux cousines retardées qui ont dû se contenter d'un secondaire professionnel court. Une amélioration du comportement d'Étienne leur semble urgente, car ils ont peur que celui-ci ne soit dépassé par Alexandre. Nathalie dit qu'elle se sent vulnérable face aux commentaires de son entourage qui laissent parfois entendre que son mari et elle ne parlent pas suffisamment à Étienne.

HYPOTHÈSES

Une hypothèse systémique reliée à l'évaluation du fonctionnement du système familial est formulée. Elle porte sur la réciprocité entre, d'une part, le stress de Nathalie et Bertrand quant à la maîtrise de leur rôle de parents, ce qui les amène à rechercher la réussite de leurs enfants et, d'autre part, la difficulté de langage d'Étienne, qui semble exacerbée par les pressions liées à l'anxiété des parents face à cette situation. Une deuxième hypothèse reliée à l'évaluation de la structure familiale a trait au rang d'Étienne dans la famille. Il est reconnu qu'un enfant qui occupe la position médiane dans la famille peut avoir plus de difficulté à s'y tailler une place. Est-ce que le fait de ne pas parler pourrait être une stratégie pour avoir une identité distincte des deux autres enfants?

INTERVENTIONS

Reconnaissance des forces et des ressources du couple

À la fin de cette rencontre, l'équipe partage d'abord son admiration pour l'ensemble des changements décrits par les conjoints en soulignant leur capacité de s'épater mutuellement et la qualité de l'équipe qu'ils ont formée en tant que parents de Luc.

Normalisation du stress

On affiche une intervention de normalisation concernant les diverses manifestations du stress. On présente alors comme faisant partie de la réalité d'être parents à cette exigeante étape du cycle de la vie familiale. La normalisation du stress de Nathalie amène celle-ci à exprimer son soulagement, car personne jusqu'ici n'avait selon elle reconnu la légitimité de ses inquiétudes. Cette réaction de Nathalie confirme les propos de O'Hanlon et Weiner-Davis (1989) quant à l'effet de soulagement que procure une intervention de normalisation.

Suggestion d'une tâche

Gardant à l'esprit notre désir de continuer à reconnaître la compétence des parents, nous leur faisons part de notre hésitation à leur suggérer une tâche, vu leur capacité d'identifier eux-mêmes les tâches appropriées. Devant leur insistance pour que nous leur fassions cette suggestion, nous les invitons à passer régulière-ment, et à tour de rôle, un moment avec Étienne dans le seul but d'accomplir avec lui une activité de son choix, sans attendre de lui quelque performance que ce soit. Il est convenu, également, que si les parents ont une activité avec Étienne, ils en auront une avec les deux autres enfants. Cette tâche a pour but de reconnaître l'importance d'accorder de l'attention à chaque enfant et de valoriser le jeu et la détente dans la relation entre la parent et l'enfant, car une relation plus détendue peut favoriser le développement de ce dernier.

SUIVI ET ÉVALUATION

À la sixième rencontre, nous apprenons que la tâche proposée à la rencontre précédente n'a pu être exécutée systématiquement en raison de la grippe qu'ont contractée Nathalie et deux de ses enfants. Néanmoins, les deux parents ont noté la satisfaction d'Étienne lors d'une matinée où il était seul à la maison avec eux. Il aurait alors répété une série de mots plus d'une fois au cours d'un jeu avec Bertrand. Quant à la possibilité d'une rencontre prochaine, Bertrand maintient qu'il n'en voit pas la nécessité, alors que Nathalie se dit perplexe, en raison de certaines difficultés qui se sont manifestées de nouveau avec sa mère, principalement en ce qui touche ses rapports avec Luc. Les deux conjoints acceptent la proposition de l'infirmière d'une nouvelle rencontre en compagnie de leurs enfants dans un mois.

Devant la description des difficultés qui sont réapparues dans la relation avec la mère de Nathalie et dans la décision à prendre concernant Luc, l'équipe demande à Bertrand et Nathalie s'il y a un aspect, parmi ceux auxquels ils ont travaillé ensemble au cours des rencontres, qui leur permettrait de discuter de ces sujets. Bertrand affirme qu'ils doivent s'arrêter et s'accorder du temps. Nathalie abonde dans son sens et définit la situation présente comme un cul-de-sac dans lequel il leur arrive de se trouver de temps à autre. Elle éprouve de la difficulté à rester en communication avec Bertrand et se tourne souvent vers l'infirmière. Bertrand s'affirme, affronte Nathalie à l'occasion sur le fait qu'elle devra déléguer davantage de responsabilités.

HYPOTHÈSE

Une hypothèse est posée selon laquelle Nathalie trouve difficile d'accepter la fin des rencontres même si elle y a donné son accord et ne remet pas en question cette décision. Nathalie semble encore sous l'emprise de la croyance que le couple ne possède pas les ressources suffisantes pour prendre les décisions adéquates par rapport à l'éducation des enfants.

INTERVENTIONS

Reconnaissance des forces et des ressources du couple

À la fin de la rencontre, fidèle à son objectif de soutenir la compétence du couple, l'équipe choisit de ne pas pousser plus à fond l'exploration des difficultés de la relation entre Nathalie et sa mère, et cela en vue de donner la priorité à la relation entre Nathalie et Bertrand. L'équipe reconnaît ensuite ouvertement le fait que Bertrand s'affirme et s'engage beaucoup plus qu'auparavant et que, bien que cette situation puisse parfois être quelque peu difficile pour le couple, à long terme ce changement devrait réduire le stress de Nathalie. L'équipe exprime aussi sa perception selon laquelle Nathalie a bien accepté, cette semaine, la nécessité de s'accorder du temps à elle-même. L'équipe souligne également l'importance pour le couple de prendre du temps pour se retrouver.

Présentation d'une opinion partagée

Une opinion partagée est présentée au couple en ce qui concerne la pertinence de suggérer une tâche cette semaine étant donné que le couple semble démontrer qu'il possède la capacité de déterminer les tâches appropriées. On suggère aux époux de lire *La survie du couple* de Wright (1985). Wright et Watson (1988) considèrent l'opinion partagée comme l'une des interventions systémiques les plus puissantes en vue de créer un contexte de changement. Il s'agit d'offrir à la famille deux ou plusieurs points de vue différents, voire opposés. Une égale valeur est accordée à chacun des points de vue et c'est la famille qui doit composer avec ces différentes visions de la réalité. Dans l'exemple que nous venons de donner, la suggestion de lecture pourrait sembler appuyer la vision de Nathalie, qui veut chercher des réponses à ses questions dans des sources extérieures à elle-même. Par ailleurs, le pendant de cette opinion, soit que le couple n'a pas besoin de suggestion de tâche car il possède la capacité de déterminer les tâches qui lui conviennent, va dans le sens opposé, qui consiste à encourager le couple à utiliser ses propres ressources internes.

SUIVI ET ÉVALUATION

Le couple se présente avec les trois enfants à la septième et dernière rencontre. Deux événements majeurs se sont produits depuis un mois. Nathalie a subi un examen important relié à sa carrière et Étienne a eu des frayeurs nocturnes qui ont amené le couple à se rendre compte qu'il était capable de trouver plusieurs solutions pour réduire ces frayeurs. Le couple a été étonné de constater qu'il disposait de forces pour composer avec ces deux situations stressantes. Nathalie a été en mesure d'établir beaucoup plus clairement ses balises en ce qui a trait aux responsabilités familiales, ce qui lui a permis de se donner du temps pour préparer son examen. Face au problème de retard de langage d'Étienne, Nathalie a réussi à obtenir que le couple et Étienne soient suivis à une clinique d'orthophonie.

ÉVALUATION DES RENCONTRES PAR LA FAMILLE

Les conjoints ont perçu que les rencontres avaient renforcé ce qu'il y avait de positif chez eux. Ils se sont sentis écoutés et n'ont pas eu l'impression d'être jugés. Ils ont apprécié de recevoir des suggestions, sans qu'elles leur soient imposées. Bertrand a dit qu'il s'était senti en confiance car il a parlé beaucoup, alors qu'habituellement il parle peu. Nathalie a affirmé que jamais le couple ne s'était ouvert comme cela à d'autres personnes. Bertrand s'est aperçu que Nathalie et lui étaient de meilleurs parents qu'ils ne le pensaient. Ils ont semblé plus en mesure de se faire confiance quant à leur capacité de prendre soin des enfants. Les inquiétudes, voire la panique qu'ils ont éprouvées au début des rencontres quant à l'avenir des enfants ont diminué et les problèmes semblaient maintenant moins nombreux et plus faciles à aborder. Nathalie s'est sentie confirmée dans son droit de s'accorder des congés pour tenir compte de ses besoins et Bertrand a déclaré qu'ils ont tous deux appris à refuser certaines situations pour se donner du temps comme couple ou comme individus lorsqu'ils en ressentent le besoin.

INTERVENTION

Reconnaissance des forces et des ressources du couple

L'infirmière renforce les apprentissages que nous avons décrits précédemment en demandant aux conjoints d'expliquer en détail les différences qu'ils ont observées quant à leur nouvelle façon de fonctionner. L'épisode des frayeurs d'Étienne est utilisé comme exemple de situations qui continueront à arriver et à mettre leur confiance en eux à l'épreuve. L'infirmière souligne l'habileté des conjoints à composer avec ce type de situation comme une illustration du progrès accompli dans l'acquisition de la confiance en leurs forces pour faire face aux situations difficiles. L'équipe remercie le couple de ses commentaires positifs sur les rencontres et indique que, de la même manière que le couple s'est senti renforcé quand on lui a souligné ses points forts, l'équipe était renforcée dans sa conviction qu'il est important de souligner ceux-ci. Nathalie se montre alors étonnée que l'équipe ait pu apprendre quelque chose du contact avec sa famille.

Comme on peut le constater, une constante de l'intervention auprès de cette famille a été de souligner, parfois de façon élogieuse, à la famille les forces qu'elle possède. Wright et Watson (1988) considèrent que l'éloge des forces («*commendation of strengths*») est une intervention qui a le pouvoir d'altérer non seulement la perception des membres de la famille, mais leur réalité même. Notre expérience avec la famille que nous venons de présenter semble illustrer ce processus.

Comme nous l'affirmions au début de ce chapitre, cette expérience s'est déroulée dans un contexte privilégié. Nous croyons toutefois que certaines interventions que nous avons utilisées, telles que la reconnaissance des forces d'un individu ou d'une famille, l'exploration des croyances reliées au problème de santé et la normalisation des inquiétudes, peuvent s'appliquer à plusieurs contextes de soins infirmiers. Ces interventions s'appuient sur le postulat que les familles sont en mesure de participer à la résolution de leurs difficultés. L'approche axée sur les forces et le potentiel s'inscrit dans le courant de l'habilitation («*empowerment*») et s'apparente de ce fait à la promotion de la santé des familles, par opposition aux approches axées sur les déficits qui sont reliées aux interventions préventives et curatives.

RÉFÉRENCES

Blanchet, L., Laurendeau, M.-C., Paul, D. & Saucier, J.-F. (1993). *La prévention et la promotion en santé mentale: préparer l'avenir,* Comité de la santé mentale du Québec, Boucherville: Gaëtan Morin Éditeur.

Bouchard, C. (1981). «Perspectives écologiques de la relation parent(s)-enfant: des compétences parentales aux compétences environnementales», *Apprentissage et socialisation,* 4 (1), 4-23.

Guberman, N., Broue, J., Lindsay, J. & Spector, L. (1993). *Le défi de l'égalité. La santé mentale des hommes et des femmes,* Comité de la santé mentale du Québec, Boucherville: Gaëtan Morin Éditeur.

Jones, P.S. & Meleis, A.I. (1993). «Health is empowerment», *Advances in Nursing Science,* 15 (3), 1-14.

Lacharité, C., Éthier, L.E. & Piché, C. (1992). «Le stress parental chez les mères d'enfants d'âge préscolaire: validation et normes québécoises pour l'Inventaire de Stress Parental», *Santé mentale au Québec, XVII,* (2), 183-204.

MSSS (1991). *Un Québec fou de ses enfants,* Québec: Gouvernement du Québec.

MSSS (1992a). *Les rapports hommes-femmes et les inégalités socio-économiques qu'ils produisent: implications pour la santé et le bien-être,* Québec: Gouvernement du Québec.

MSSS (1992b). *La politique de la santé et du bien-être,* Québec: Gouvernement du Québec.

O'Hanlon, W.H. & Weiner-Davis, M. (1989). *In Search of Solutions: A New Direction in Psychotherapy,* New York, W.W. Norton & Co.

Peplau, H. (1988). «The art and science of nursing: similarities, differences and relations», *Nursing Science Quarterly, 1,* (1), 8-15.

Rexroat, C. & Shehan, C. (1987). «The family life cycle and spouses' time in housework», *Journal of Marriage and the Family, 49,* 746.

Tomm, K. & Trommel, M.V. (1986). «La thérapie systémique: vue d'ensemble de l'approche de l'école de Milan», *Systèmes humains, 2,* (1), 9-60.

Wright, J. (1985). *La survie du couple,* Montréal: La Presse.

Wright, L.M. & Leahey, M. (1994). *Nurses and Families,* Philadelphie: F.A. Davis.

Wright, L.M. & Watson, W. (1988). «Systemic family therapy and family development», dans C.J. Falicov, *Family Transitions, Continuity and Change over the Life Cycle,* New York: The Guilford Press.

Wright, L.M., Watson, W.L. & Bell, J.M. (1990). «The family nursing unit: A unique integration of research, education and clinical practice», dans J.M. Bell, W.L. Watson & L.M. Wright, *The Cutting Edge of Family Nursing,* Calgary: Family Nursing Unit Publications.

CHAPITRE 8

La famille monoparentale et les problèmes de comportement chez les enfants d'âge scolaire

Johanne Goudreau

INTRODUCTION

Des parents ou des enseignants consultent fréquemment les infirmières en milieu scolaire au sujet de problèmes de comportement que de jeunes enfants présentent à domicile ou à l'école. Bien souvent, les problèmes de comportement chez ces enfants sont reliés à une situation familiale difficile ou instable. Une relation tendue entre les parents, un processus de séparation ou de divorce ou des difficultés d'adaptation à un contexte de monoparentalité sont en effet des facteurs qui entraînent des comportements problématiques chez des enfants d'âge préscolaire. Dans ce chapitre, nous examinerons une approche familiale systémique face à des problèmes de comportements d'enfants au sein de familles qui vivent des difficultés d'adaptation au divorce et à la monoparentalité.

LE DÉVELOPPEMENT FAMILIAL ET LE DIVORCE

Au cours de son évolution, une famille doit affronter plusieurs changements inhérents au cycle de la vie familiale. Certains changements, dits normatifs, sont prévisibles et ont trait au développement des personnes selon les étapes du cycle de la vie (Paul, 1993) ; d'autres changements, comme la maladie, le chômage ou le divorce, se présentent de façon souvent inattendue. Tous ces changements sont des transitions qui exigent un réajustement de la dynamique familiale basé sur certaines tâches que les membres de la famille doivent accomplir (Wright et Leahey, 1994). Par exemple, les familles ayant des enfants d'âge scolaire doivent faciliter le développement des relations des enfants avec l'école et avec les pairs et s'adapter à ces influences extérieures ; les parents doivent établir une collaboration sur les plans éducatif, domestique et financier.

Quand un événement comme le divorce survient, la famille doit composer avec de nouvelles tâches reliées à cet événement. Le divorce modifie les relations interpersonnelles et les rôles familiaux et requiert un réajustement de la dynamique familiale. McGoldrick et Carter (1988) décrivent le divorce comme une transition d'une durée de deux à trois ans. Faire le deuil d'une famille intacte et négocier une collaboration entre les ex-conjoints quant aux aspects éducatif, organisationnel et financier, alors que sont ressenties des émotions telles que la tristesse et la colère, constituent tout un défi pour la famille.

Après le divorce, la famille doit se réorganiser, clarifier les nouvelles frontières, établir de nouvelles règles et de nouveaux rôles, ce qui modifie la routine de la vie quotidienne. Lorsque les négociations reliées au divorce s'avèrent fructueuses, une nouvelle dynamique familiale s'instaure et les relations à l'intérieur et à l'extérieur de la famille deviennent satisfaisantes pour les membres. Cependant, beaucoup de divorces se font dans un climat d'affrontement et la négociation entre les deux ex-conjoints engendre une tension dans les relations familiales qui nuit au processus d'adaptation des membres à la nouvelle structure familiale.

LE DÉVELOPPEMENT FAMILIAL ET LA MONOPARENTALITÉ

Sachant que plus de la moitié des couples se séparent et que plusieurs d'entre eux ont des enfants, un grand nombre de familles se retrouvent dans une situation de monoparentalité. Statistique Canada dénombrait 260 375 familles monoparentales au Québec en 1991.

McGoldrick et Carter (1988) ont examiné les défis que doivent relever les familles qui traversent un processus de monoparentalité. Elles rapportent que le départ de l'un des deux parents, le père le plus souvent, oblige la famille à se réorganiser autour d'un seul parent, ce qui crée souvent des difficultés financières, organisationnelles et affectives. Sur le plan financier, les femmes obtiennent le plus souvent la responsablilité des enfants et connaissent ainsi des difficultés économiques (Imber-Black, 1987). Les conséquences économiques du divorce, telles que le changement de domicile et de niveau de vie, sont en effet très importantes et peuvent ajouter aux autres défis entourant l'adaptation à la monoparentalité.

Les tâches parentales se retrouvent entre les mains d'un seul parent, et ce que l'on faisait à deux, plusieurs tentent de continuer à le faire seul, ce qui est souvent impossible, sauf pour les «supermamans» ou les «superpapas», qui au bout d'une certaine période en subissent le contrecoup puisqu'ils deviennent isolés socialement.

Devant l'ampleur de la tâche, le parent et sa famille utilisent plusieurs stratégies. Des personnes extérieures sont quelquefois intégrées au système familial, soit un grand-parent ou une gardienne salariée, soit un nouveau conjoint rapidement sélectionné qui emménage dans la famille. Cependant, ce nouveau conjoint peut créer un conflit de loyauté chez les enfants qui pleurent encore le départ du parent externe. Dans certains cas, la famille se réorganise sans aide extérieure. Les tâches domestiques sont alors réparties entre les enfants, tandis que les tâches liées à la dimension affective incombent au parent ou, plus ou moins ouvertement, à certains enfants. McGoldrick et Carter (1988) notent à ce sujet : «Bien qu'il soit utile que les enfants exécutent plus de travaux domestiques, cela doit rester sous le tutorat du parent, à la demande et aux conditions de ce dernier. Un enfant-parent qui ne fonctionne plus sous cette supervision prend une position de pair avec le parent» (p. 394). Un enfant qui assume ce rôle peut y trouver de la gratification ; par contre, de telles responsabilités peuvent l'empêcher de faire les expériences nécessaires pour franchir les étapes de son développement, ce qui crée des difficultés à moyen et à long terme pour la famille.

La difficulté la plus importante pour les familles monoparentales est l'inconstance de la présence affective et, plus particulièrement, de la discipline du parent qui tente de mener de front toutes les tâches familiales. Cette inconstance crée un climat d'insécurité, lequel peut entraîner des problèmes de comportement chez les enfants. Cependant, la garde partagée à temps égal ou une collaboration étroite de la part du parent externe peuvent alléger les tâches et minimiser les difficultés du parent interne. La constance dans la planification des rencontres entre le parent qui est à l'extérieur et les enfants facilite aussi l'adaptation de la famille à la séparation des parents.

LE DIVORCE, LA MONOPARENTALITÉ ET LES PROBLÈMES DE COMPORTEMENT CHEZ LES ENFANTS

Le divorce et ses conséquences organisationnelles et affectives ajoutent aux fonctions déjà lourdes du système familial. Webster-Stratton (1989) cite plusieurs études qui ont démontré qu'il existe un lien entre les problèmes de comportement des enfants et le divorce. Dans son étude qui visait à clarifier cette relation, elle conclut que les enfants de familles monoparentales ont plus de difficultés comportementales que les enfants de familles de compositions différentes (les familles intactes dans lesquelles il existe un soutien entre les membres et les familles intactes qui ont des relations conflictuelles). La chercheuse conclut que les mères monoparentales critiquent plus, commandent plus, sont plus envahissantes auprès de leurs enfants, tout en se montrant souriantes et affectueuses; une telle conduite peut confondre les enfants et avoir des répercussions sur leurs comportements. Elle suggère l'hypothèse que l'isolement, le manque de soutien, le sentiment de culpabilité et la dépression, ainsi que les conflits conjugaux qui persistent après le divorce, contribuent aux comportements difficiles des enfants ou encore à la perception des mères monoparentales que leurs enfants sont difficiles.

Cependant, plusieurs familles monoparentales s'ajustent adéquatement à leur nouvelle structure et aux transformations dans les tâches qui en résultent. De même, bien que la plupart des enfants présentent des comportements difficiles pour leurs parents à un moment ou à un autre de leur développement, les parents réussissent généralement à gérer ces comportements par eux-mêmes. Il arrive toutefois que les parents persistent à modifier les comportements de leurs enfants au moyen de stratégies basées sur des croyances profondément ancrées et qui s'avèrent inefficaces. Devant leurs échecs qui génèrent de la fatigue, du découragement et un sentiment d'incompétence, les parents ont parfois recours aux services de l'infirmière scolaire afin de mieux faire face à leur difficulté à gérer la vie quotidienne (les heures de sommeil, les habitudes alimentaires) ou les comportements d'agressivité (les colères, la désobéissance) de leurs enfants (McDaniel, Campbell et Seaburn, 1990). Dans le milieu scolaire, les enseignants consultent aussi l'infirmière quand ils observent chez leurs élèves des comportements problématiques tels que la fatigue, l'irritabilité, l'isolement et la désobéissance. Les parents informés des difficultés pour lesquelles une consultation a été demandée éprouvent souvent de la culpabilité, de l'incompétence et un certain malaise devant l'«échec» de leur rôle de parent.

Un comportement difficile peut être considéré comme le symptôme d'un problème plus important qui existe dans la dynamique familiale

(Cohen et Milberg, 1992). Hoffman (1981) soutient qu'un problème peut avoir une fonction positive dans la famille en maintenant le fonctionnement habituel de la famille vis-à-vis d'une autre problématique. Parallèlement, Wright et Leahey (1994) nous enseignent qu'un problème réside souvent dans la façon de percevoir le comportement problématique ou dans les croyances qui l'entourent. Ces différentes notions nous incitent à explorer la dynamique familiale reliée au comportement problématique en mettant l'accent sur les perceptions ou les croyances associées à ce comportement.

Dans le milieu scolaire, l'infirmière rencontre des enfants qui manifestent par des comportements problématiques la difficulté qu'ils ont à composer avec la séparation de leurs parents et avec les défis des familles monoparentales. Une analyse du contexte familial de ces enfants permettra de mieux comprendre ces comportements. Il est d'autant plus important pour l'infirmière d'effectuer cette exploration que le fait de suggérer prématurément à l'enfant une thérapie individuelle peut être facilement interprété par celui-ci comme un renforcement de sa responsabilité dans la séparation de ses parents. Il se dira «Je suis méchant», ou «Je suis malade», et conséquemment il se sentira coupable et son estime de soi diminuera.

Le Modèle d'analyse familiale de Calgary peut guider l'infirmière dans son approche auprès des familles monoparentales. Pour cela, elle peut poser des questions systémiques à la famille et formuler des hypothèses sur sa situation. La mise en application de cet outil d'analyse de Wright et Leahey (1994) ainsi que de certaines interventions systémiques (Tomm, 1987a, 1987b, 1988; Selvini-Palazzoli et autres, 1980) est illustrée dans les deux exemples cliniques suivants.

EXEMPLE CLINIQUE 1

PRÉSENTATION DE LA FAMILLE ET DU CONTEXTE D'INTERVENTION

Maria, 38 ans, d'origine italienne, demande à l'infirmière de l'école d'obtenir une consultation pour sa fille Mirella, âgée de sept ans, auprès de la psychologue de l'école. Selon Maria, Mirella ne lui obéit pas et la période d'étude quotidienne à la maison est insupportable. Elle ajoute: «Je suis séparée de mon mari depuis huit mois, et je pense que Mirella ne l'accepte pas.»

Considérant le fait que les comportements difficiles des enfants peuvent suggérer des problèmes reliés à la dynamique familiale, l'infirmière offre à Maria de la rencontrer avec les membres de sa famille. Maria accepte de participer à ces rencontres avec sa fille

Mirella, mais sans son fils Carlo qu'elle juge trop jeune pour contribuer à l'entrevue. L'infirmière accepte la décision de Maria et lui explique qu'elle désire explorer les perceptions de sa fille et d'elle face au problème, les conséquences de ce problème pour la famille et les moyens qui ont été essayés pour le résoudre. L'infirmière a rencontré Maria et Mirella une première fois, à l'école, pendant environ une heure. Par la suite, elle a rencontré Maria seule à cinq occasions, toutes les deux semaines et de 30 à 45 minutes chaque fois.

À la première rencontre, Mirella et Maria arrivent à l'heure. Mirella est une jolie petite fille aux yeux pétillants et au sourire enjôleur; quant à Maria, il s'agit d'une très grande femme aux allures de mannequin et aux manières très décidées. L'infirmière les accueille en leur expliquant l'objet de la rencontre et en leur donnant un aperçu de sa durée et du déroulement prévu. Puis elle s'intéresse à la composition de la famille en élaborant un génogramme. Pour encourager la participation de Mirella à la rencontre, l'infirmière invite celle-ci à l'aider à élaborer le génogramme. Les enfants sont toujours fascinés par cette représentation graphique de leur famille et ils sont souvent très fiers de contribuer à cette tâche. Le premier contact étant établi avec Mirella, l'infirmière lui demande si elle connaît les raisons de sa présence à cette rencontre. La fillette répond: «C'est parce que je n'écoute pas ma mère et elle veut que j'écoute plus.»

L'INFIRMIÈRE: Qu'est-ce qui va se passer ici cet après-midi?

MIRELLA: On va parler.

L'INFIRMIÈRE (à Maria): Qu'est-ce qui vous a amenée à consulter?

MARIA: Je suis à bout de nerfs. J'ai peur de moi-même. La petite m'exaspère tellement. Je pense qu'elle n'accepte pas mon divorce. Pourtant, elle est intelligente et devrait comprendre la situation. Quand j'ai dit à son professeur que j'avais des difficultés avec ses devoirs, elle a été étonnée parce qu'elle n'a pas de problèmes avec Mirella. C'est toujours ça de pris. Quand j'ai parlé du divorce au professeur, elle m'a dit que vous pourriez permettre à ma fille de rencontrer la psychologue. Ce n'est pas dans mes habitudes de consulter. J'ai appris à m'en sortir toute seule!

En réponse à la demande de consultation de la psychologue de l'école, l'infirmière dit qu'elle désire mieux comprendre le comportement de Mirella à la lumière du contexte familial et vérifier si son problème n'est pas plutôt celui de l'adaptation à la nouvelle situation familiale.

À la demande de l'infirmière, Maria explique sa perception du problème. Il semble que, depuis le début de l'année scolaire, Maria et Mirella se querellent au sujet du travail scolaire : «Elle ne s'assoit pas tant que je ne crie pas! Elle me contredit sur tout, jusqu'à ce que je l'envoie dans sa chambre!» L'infirmière veut savoir si d'autres situations amènent ce comportement difficile. Maria explique alors que la préparation du matin, soit l'habillement et le petit déjeuner, est devenue une corvée : «Ce que je propose, elle n'en veut jamais! Elle n'est tout de même pas pour aller à l'école avec de vieux vêtements sales!» Encouragée à continuer, elle ajoute : «Quand je travaille le samedi, elle me téléphone 20 fois pour des niaiseries. Quand nous prenons l'auto, elle ne veut pas s'attacher. Au supermarché, elle remplit le panier de bonbons, de croustilles et de biscuits quand j'ai le dos tourné. J'en ai assez!»

QUESTIONS SYSTÉMIQUES

Afin de mieux comprendre l'interaction de Maria et de sa fille, l'infirmière pose à Maria une question sur ses réactions à des comportements : «Vous avez dit que lorsque Mirella n'obéit pas au moment où elle doit faire ses travaux, vous l'envoyez dans sa chambre. Comment réagit-elle?» Maria répond : «Elle crie, elle se jette sur le plancher, elle peut même me griffer.» L'invitant à continuer, l'infirmière dit : «Et alors?» Maria réplique : «Alors, ça dépend. Quelquefois je tiens mon bout et elle va dans sa chambre, d'autres fois je lui donne une chance, on pleure ensemble, on se rassoit et on recommence.»

Pendant ce temps, Mirella écoute, bien assise sur sa chaise, les yeux fixés sur ses mains ou sur le plancher. Quand l'infirmière lui demande de décrire le problème, elle hausse les épaules, regarde sa mère et l'infirmière tour à tour. Maria l'encourage du regard, la petite fille ne répond pas. L'infirmière pose une autre question : «Il semble qu'il y ait des difficultés entre toi et ta maman ces temps-ci. J'aimerais que tu m'en parles.» Mirella répond : «Elle me chicane toujours, elle me donne des ordres. Moi, je sais quoi faire, je suis grande maintenant.» Maria reprend : «Tu fais comme un bébé, cependant! C'est vrai que tu es grande, aussi tu dois comprendre et être raisonnable.» Et elle dit à l'infirmière : «Je lui ai pourtant expliqué plusieurs fois que je travaille et que j'ai besoin de sa collaboration. Tout n'est pas si horrible, vous savez, nous avons quand même de bons moments, nous allons au restaurant, au cinéma, comme des copines.»

Maria décrit ensuite comment elle gagne sa vie et celle de sa famille. Elle dirige une entreprise de vêtements. Elle arrive au bureau à 8 heures le matin, et ne rentre à la maison qu'après 18 heures le soir; elle travaille souvent le samedi et il arrive qu'elle s'absente plusieurs jours. «Il faut que Mirella comprenne. Je suis toute seule pour tenir le rôle de la mère et du père.»

L'infirmière pose à Maria une autre question systémique, celle-là sur les différences dans le temps: «Quel est le plus grand changement qui soit survenu dans votre famille depuis le divorce?» Maria répond que Mirella est plus accaparante, et ce à tous les moments de la journée. Si elle n'obtient pas tout ce qu'elle exige, elle fait des crises. Souvent, Maria trouve trop difficile de résister à ses crises et Mirella obtient alors ce qu'elle demande. Maria dit: «Je sais que je ne devrais pas céder, mais je deviens à bout de nerfs et je la frapperais.» Quant aux changements qu'elle a sentis en elle, Maria dit que même si elle a éprouvé le divorce comme un échec sérieux, elle est en accord avec elle-même: «Il me trompait depuis que j'étais devenue mère et surtout depuis que j'avais plus de succès que lui en affaires. Il avait d'ailleurs accumulé de nombreuses dettes sans m'en parler, dont quelques-unes que j'ai dû rembourser.» Actuellement, la relation avec Marco est distante; ils ne se parlent qu'au sujet des visites des enfants et ne se rencontrent jamais. De son côté, Mirella dit qu'elle ne voit pas beaucoup son père, car c'est sa grand-mère qui les garde, son frère et elle, lorsqu'ils vont chez lui. Par contre, elle ajoute que cela ne lui manque pas.

L'infirmière profite de cette occasion pour se renseigner sur le réseau familial et social de Maria. Outre son père retraité âgé de 72 ans et sa mère, qui a 70 ans, Maria a des relations d'affaires. «Vous êtes la première à qui je parle de ces difficultés. J'ai brisé notre famille! Je me sens tellement coupable! Tellement incompétente de n'avoir pas été capable d'arranger la situation! Si Mirella faisait un effort pour comprendre, mais elle ne le veut pas, elle est méchante avec moi! Je pense qu'elle se venge de moi à cause du divorce! Elle doit croire que c'est ma faute!» À ce moment, Maria pleure beaucoup. Alors, Mirella pleure aussi et, se rapprochant de sa mère, elle la prend dans ses bras.

ANALYSE DU SYSTÈME FAMILIAL

L'infirmière organise les premières données selon les trois catégories du modèle d'analyse familiale, soit la structure familiale, le cycle de la vie familiale et le fonctionnement familial. Elle commence entre autres à élaborer des hypothèses au sujet du problème présenté.

Sur le plan de la structure familiale

Le génogramme de la figure 8.1 indique que Mirella est l'aînée de deux enfants ; son frère a cinq ans. Maria vit avec ses deux enfants et une gardienne âgée de 30 ans qui habite avec la famille du lundi au vendredi. Marco, 42 ans, et Maria se sont séparés il y a huit mois, après dix ans de mariage, incluant trois ans de conflits conjugaux. Marco visite les enfants une journée toutes les deux semaines ; il les amène alors chez sa mère, une veuve âgée de 82 ans, chez qui il est retourné vivre après sa séparation.

FIGURE 8.1

GÉNOGRAMME DE LA FAMILLE DE MARIA

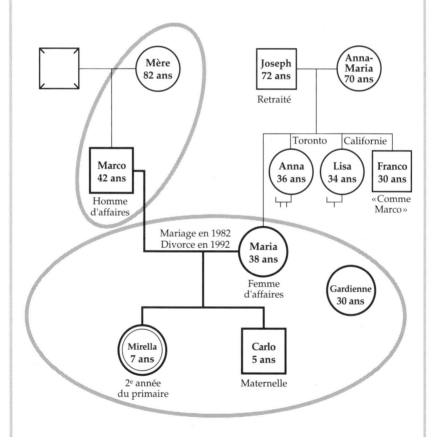

Il s'agit d'une famille monoparentale dont la mère travaille et qui, sans avoir de problèmes financiers, semble avoir peu de soutien affectif. En effet, l'infirmière sait déjà que Maria n'a que des relations d'affaires à l'extérieur de sa famille. Elle lui demande donc : «Vous m'avez dit tantôt que vous aviez encore vos parents; avez-vous des frères et des sœurs?» Maria répond qu'elle est l'aînée de quatre enfants. Ses deux sœurs vivent à l'étranger, les deux sont mariées et ont un ou deux enfants en bas âge. Elle dit aussi : «Ma sœur Lisa est partie en Californie il y a six mois, nous parlions beaucoup ensemble et elle m'a aidée quand j'ai décidé de quitter Marco.» En ce qui concerne son frère, elle précise : «C'est le bébé de la famille. Il ne comprend rien d'autre que ses petits besoins personnels. Il ressemble tellement à Marco.»

HYPOTHÈSE

Devant cet isolement de la famille et en particulier de la mère, l'infirmière émet l'hypothèse suivante : Maria exige peut-être du soutien de sa fille de sept ans qui perçoit cette tâche comme étant trop exigeante. Celle-ci est tentée d'accepter de jouer le rôle de soutien de sa mère parce qu'elle se sent responsable du divorce de ses parents, sa mère ayant dit que Marco la trompait depuis sa naissance. Par la manifestation de son symptôme, Mirella a trouvé une solution pour conduire sa mère à demander une aide professionnelle.

Sur le plan du cycle de la vie familiale

Cette famille doit actuellement appuyer les deux enfants qu'elle compte dans leur démarche d'apprentissage et d'ouverture graduelle à l'extérieur. Elle doit en même temps s'adapter aux changements matériels et relationnels qu'a entraînés le divorce. Cette tâche est probablement amplifiée par les croyances et les valeurs culturelles italiennes.

QUESTIONS SYSTÉMIQUES

Pour préciser ces croyances, l'infirmière demande à Maria quelle a été la réaction de ses parents quand ils ont appris son divorce. Aussi, pour explorer les croyances reliées à l'éducation des enfants, elle lui pose ces questions : «Les différentes familles ont différentes manières de concevoir l'éducation des enfants. Qu'en est-il dans votre famille? Quelles sont les ressemblances et les différences entre ce que vous pensez et ce que pensent vos parents à ce sujet?» Maria rapporte que sa belle-mère lui a reproché de travailler à l'extérieur, affirmant qu'une femme doit s'occuper de son mari : «C'est la raison qu'elle a invoquée pour excuser les infidélités de son fils. Pour les Italiens, une femme doit s'occuper de sa famille avant tout! C'est vrai, je suis d'accord! Mais quand on ne peut faire autrement!»

HYPOTHÈSES

L'information sur les croyances reliées à l'étape du cycle de la vie familiale de cette famille permet à l'infirmière de formuler d'autres hypothèses. Se rappelant que Maria a déclaré qu'elle résout habituellement ses problèmes elle-même, l'infirmière se demande si l'isolement de Maria quant aux tâches reliées aux enfants et au divorce expliquerait ses exigences face à sa fille. Par ailleurs, Mirella fait-elle payer à sa mère le départ de son père? Pour confirmer ou réfuter ces hypothèses, l'infirmière pose à Maria des questions comme celles-ci: «Comment Mirella a-t-elle réagi au départ de son père?»; «Comment son frère y a-t-il réagi?»; «Quelles ressemblances et quelles différences voyez-vous entre les réactions de vos deux enfants?»; «Comment votre relation avec Mirella a-t-elle évolué depuis le divorce?»; «Et votre relation avec votre fils?»

Sur le plan du fonctionnement familial

L'infirmière recueille les informations suivantes sur les aspects reliés au fonctionnement sur le plan des activités quotidiennes et sur le plan affectif de cette famille: Maria prend toutes les responsabilités financières et matérielles de sa famille. Elle est la seule pourvoyeuse, son ex-conjoint ne contribuant pas aux dépenses. Elle s'occupe aussi de toutes les relations avec l'école et le système de santé, de même que des activités sportives et récréatives de ses enfants. De plus, Maria s'attend à ce que Mirella comprenne sa situation de mère monoparentale et qu'elle se conduise en conséquence, «comme une grande». Qu'est-ce que l'expression «comme une grande» signifie pour Maria et Mirella? L'infirmière leur demande ce qu'elles comprennent de ces attentes et discute avec elles des effets de ces attentes sur leur relation.

HYPOTHÈSE

Une autre hypothèse est ainsi engendrée: les croyances de cette famille en matière de rôles parentaux semblent exiger de Maria une performance trop élevée. L'infirmière désire mieux comprendre l'importance des croyances sur les rôles parentaux afin de mesurer avec la famille la compatibilité de ces croyances avec la situation familiale. Elle démontre aussi sa neutralité en explorant et en respectant les croyances familiales et en évitant d'imposer les siennes.

INTERVENTIONS

Toutes ces hypothèses guident l'infirmière dans ses interventions auprès de la famille. Voici en quoi consistent ces interventions:

Questions systémiques

Les questions de l'infirmière constituent en soi des interventions. Comme nous l'avons vu dans les chapitres précédents, les questions systémiques (Tomm, 1987a, 1987b) stimulent la réflexion des membres de la famille et créent un contexte propice au changement en faisant circuler l'information entre eux. Les questions systémiques suivantes semblent avoir été les plus utiles pour décrire le problème : « À quel moment et à quel endroit ce comportement problématique se produit-il ? Décrivez-le-moi ? » ; « Mirella, qu'est-ce que ta mère fait quand tu commences à agir comme cela ? Que fais-tu ensuite ? » ; « Maria, que faites-vous quand cela arrive ? Et ensuite ? »

D'autres questions systémiques portent sur les différences entre avant et après le divorce, entre les réactions des deux enfants, entre les croyances de la famille d'origine et les croyances actuelles au sujet de l'éducation des enfants. Ces questions ont permis à Maria d'exprimer son malaise quant au divorce et les conséquences de ce malaise. Ainsi, elle se rend compte qu'elle n'a discuté avec personne des problèmes que Mirella lui occasionne. Elle dit : « Je ne sais pas à qui j'en aurais parlé. Mes parents me diraient d'être plus à la maison, de moins travailler. »

Recadrage

À la fin de la première rencontre, l'infirmière recadre le problème, c'est-à-dire qu'elle lui donne une autre signification en lui attribuant une valeur positive. Elle dit : « Il me semble que Mirella a fait du bon travail, malgré tout. Elle vous voyait vous comporter comme une femme-orchestre et s'imaginait perdre sa place auprès de vous. Elle a fait ce qu'une petite fille de sept ans sait faire pour exprimer son malaise. Cela a eu pour effet de vous amener en consultation. »

L'infirmière propose alors de revoir Maria seule afin de la soutenir dans son rôle de mère en particulier. Maria accepte aussitôt cette suggestion, disant qu'elle se sent déjà mieux d'avoir parlé. Mirella semble rassurée, ce qu'elle manifeste en se levant pour dessiner au tableau alors que sa mère et l'infirmière terminent l'entrevue.

Enseignement

Cinq rencontres individuelles avec Maria ont eu lieu par la suite. L'infirmière et elle ont discuté du rôle de mère dans le contexte du divorce et de la monoparentalité, du « syndrome de la superfemme » et des risques que comporte l'isolement, cela à la lumière des croyances de Maria. Cette dernière est ressortie des rencontres rassurée et plus confiante dans ses capacités. L'infirmière lui a conseillé de faire quelques lectures sur le sujet et de prendre contact avec un groupe d'entraide de familles monoparentales. De même, elles ont discuté de la manière dont Maria prenait soin d'elle-même. Maria a vite pris conscience de sa non-disponibilité à cet effet : «Je n'ai jamais le temps de m'occuper de moi! Ça fait si longtemps que j'ai pris un bain tranquillement avant d'aller au lit.» Elle a remédié à la situation et se portait déjà mieux au troisième rendez-vous.

Maria et l'infirmière ont aussi abordé le développement des enfants d'âge scolaire. L'infirmière s'inquiétait des attentes de Maria face à Mirella. En effet, Maria disait que Mirella devait comprendre leur situation, étant donné son intelligence, et qu'«elles étaient copines quand elles sortaient». L'infirmière s'inquiétait aussi du fait que Maria croyait que Mirella était consciemment méchante avec elle. Elle a d'abord demandé des précisions là-dessus : «J'ai cru comprendre, l'autre jour, que vous croyez que Mirella planifie ses crises, qu'elle est malintentionnée à votre égard. J'aimerais que vous me parliez de cela.» Ensuite, elle a discuté avec Maria du développement du sens moral des enfants afin d'ébranler chez elle cette croyance contraignante : «J'ai consulté quelques livres à ce sujet en préparant notre rencontre et j'ai trouvé que les enfants de l'âge de Mirella n'ont pas de mauvaises intentions quand ils se comportent de cette façon. Ils expriment plutôt un malaise et, bien que ce malaise soit très difficile à identifier, ils continuent à se comporter ainsi probablement parce qu'ils obtiennent l'attention de l'adulte. Qu'en pensez-vous?» La réponse fut spontanée : «C'est rassurant ce que vous dites! J'avais tellement peur d'avoir une fille méchante!»

En ce qui a trait à l'éducation des enfants, l'infirmière et Maria ont discuté de la discipline et surtout de l'importance de faire preuve de constance lorsqu'on donne des renforcements positifs ou négatifs à la suite des comportements manifestés par les enfants. L'infirmière a expliqué que, conséquemment à une crise, il est préférable d'accorder une période de 15 minutes d'isolement pour permettre le retour au calme avant d'amorcer une discussion.

SUIVI ET ÉVALUATION

La mère rapporte que les crises de Mirella, ainsi que son harcèlement, ont diminué, en nombre et surtout en intensité; la période des devoirs scolaires exige de Maria encore de la patience, mais elle ne donne plus lieu à des affrontements. Maria affirme que leur relation s'est améliorée : «On n'est pas des copines... on est plutôt une petite fille et sa mère. Je l'aime beaucoup, et elle me le rend bien.»

EXEMPLE CLINIQUE 2

PRÉSENTATION DE LA FAMILLE ET DU CONTEXTE D'INTERVENTION

L'infirmière de l'école désire rencontrer Francine, la mère monoparentale de Philippe, sept ans, à la demande de l'enseignante de ce dernier, qui a remarqué une immaturité comportementale chez lui. Elle ne pourra malheureusement pas compter sur la présence de l'enseignante ; cependant, cette dernière a communiqué avec Francine afin de lui exposer ses observations et les inquiétudes qui l'ont poussée à demander cette consultation. Après une première rencontre qui a duré 75 minutes avec Francine, Philippe et Martin à l'école, l'infirmière les a revus quatre fois durant une période de trois mois ; chaque rencontre a duré environ 50 minutes.

À la première rencontre, Francine est accompagnée de ses deux fils, Philippe et Martin. D'emblée, Francine déclare à l'infirmière qu'elle a beaucoup refléchi à la suite de sa conversation avec Monique, l'enseignante de deuxième année : «On me dit depuis la maternelle que Philippe est bébé, qu'il veut obtenir toute l'attention, qu'il a de la difficulté à suivre les consignes et à s'intégrer aux jeux des autres.» Elle ajoute : «J'ai besoin que vous m'aidiez face à ce problème même si je n'ai pas aimé qu'on me le mette sous le nez ! Je pense que j'ai essayé de l'oublier parce qu'il ne me paraît pas aussi grave qu'aux professeurs. J'aime bien mon bébé !»

Interrogé à ce sujet, Philippe se cache derrière Martin, se tiraillant avec lui. Il dit : «Je n'aime pas l'école, j'aime jouer dehors. C'est trop long, l'école !» À la question «Comment cela se passe-t-il à l'école ?», il répond : «Les autres me traitent de bébé. Ils rient quand je fais des farces en classe. Dehors, ils ne veulent pas jouer avec moi.»

De son côté, Martin dit qu'il ne voit pas le problème, que Philippe vieillira bien assez vite : «Il faut être patient avec lui. Moi, je m'en occupe et je n'ai pas de difficulté. Ma mère le couve trop, je le lui dis souvent.» Francine se montre d'accord avec cela :

«Philippe a eu plusieurs infections urinaires quand il était petit. Il a été hospitalisé six fois, il a pris beaucoup d'antibiotiques. J'ai dû m'en occuper beaucoup, et je pense que je continue même si son problème urinaire est terminé. C'est difficile de changer ça.»

À ce point de la rencontre, l'infirmière résume sa conception du problème tel que l'ont défini les membres de la famille : «Je comprends qu'à l'école on trouve que Philippe se conduit d'une manière inacceptable pour son âge et que vous expliquez cette conduite par le fait que, madame, vous vous êtes occupée de lui tout le temps qu'il a été malade. Jusqu'à maintenant, vous ne perceviez pas ces comportements comme étant problématiques, mais puisqu'à l'école on semble le croire, vous êtes prêts à en discuter. Est-ce que j'ai compris correctement ?»

La famille étant d'accord avec cette définition du problème, l'infirmière invite celle-ci à élaborer un génogramme avec elle : «Je voudrais maintenant vous connaître mieux comme famille. Je vous propose donc de faire avec vous une espèce d'arbre généalogique qu'on appelle un génogramme.»

ANALYSE DU SYSTÈME FAMILIAL

Sur le plan de la structure familiale

Le génogramme (voir la figure 8.2) indique que la famille est composée de Francine, la mère âgée de 35 ans, et de ses deux fils Martin et Philippe, respectivement âgés de 16 et 7 ans. Francine a été mariée trois ans avec Marcel, ils se sont quittés «sans en faire une tragédie», n'étant pas prêts à faire les ajustements que le nouveau bébé exigeait. Elle n'a eu aucune autre relation avec un homme jusqu'à sa rencontre avec Yves. Elle est tombée enceinte de Philippe avant qu'ils ne vivent ensemble ; Francine et Yves n'ont cohabité que quelques mois.

Marcel, le père de Martin, voit son fils presque tous les mois et paie une partie des dépenses qu'il occasionne. Cependant, Yves, le père de Philippe, voit celui-ci très irrégulièrement, mais il continue de verser une pension pour lui à Francine. De son côté, Francine s'entend bien avec ses deux ex-conjoints, «sauf quand ça fait deux mois que je ne les ai pas vus». Francine est la cadette de trois enfants. Elle a eu une vie plutôt heureuse jusqu'à l'âge de 10 ans, avant le départ de son père. Elle décrit ce dernier comme un homme chaleureux, plein de vie, qui aimait raconter des histoires et jouer avec les enfants. Elle dit de sa mère qu'elle était «toujours malade, au lit», qu'elle exigeait beaucoup de son mari et de ses enfants. Francine révèle aussi qu'elle était très proche de son frère, mais pas de sa sœur.

FIGURE 8.2

GÉNOGRAMME DE LA FAMILLE DE FRANCINE

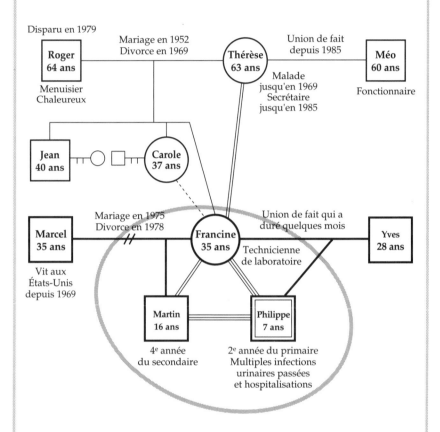

Son père est parti un jour, sans que Francine se soit doutée de ce départ. «Il est parti, il ne revenait que très rarement et pas longtemps.» Cela fait au moins 15 ans qu'elle ne l'a pas revu, elle le croit mort à présent. Après le départ de son père, c'est sa mère qui a pris la maison en main. Les enfants croyaient qu'elle l'avait fait fuir à cause de ses trop nombreuses exigences. Le frère aîné est parti pour les États-Unis l'année suivante. «C'est comme si tout mon univers s'écroulait. J'aurais voulu qu'il m'emmène avec lui.» Francine dit qu'à ce moment elle est devenue timide, qu'elle s'est retirée, n'a plus eu d'amis. Sa mère, qui travaillait à l'usine, demandait beaucoup de services à ses deux filles. Elle n'était jamais satisfaite des tâches qu'elles accomplissaient. Sa sœur aurait eu une adolescence mouvementée: petits vols et consommation de drogues. Mariée très jeune, à 18 ans, elle est encore avec le même conjoint et a deux enfants.

Francine voit très peu sa sœur, car elles n'ont rien en commun: «Elle me fait constamment la morale. Ça a été terrible quand j'ai été enceinte de Philippe! Elle voulait que je me fasse avorter!» Par contre, elle voit sa mère assez souvent; celle-ci a un nouveau conjoint depuis sept ans et n'a plus besoin de travailler. Quant à son frère, elle le voit toujours avec grand plaisir, mais elle ne le rencontre qu'à l'occasion, car il vit aux États-Unis avec sa famille.

Francine travaille depuis quelque temps, après avoir reçu des prestations d'assurance-chômage et d'aide sociale de façon intermittente. Elle aime son nouveau travail, elle y trouve des défis intéressants. Elle fréquente un nouvel ami et dit qu'elle a tendance à s'attacher rapidement et craint d'être déçue encore une fois. Làdessus, ses garçons ne lui facilitent pas la tâche, laissant peu de place à l'ami: «Qui veut d'une femme responsable de deux enfants pas toujours faciles?»

Il s'agit d'une famille monoparentale ayant un réseau social très peu étendu. Lorsqu'on compare cette famille nucléaire à la famille d'origine de Francine, plusieurs ressemblances apparaissent: père absent, mère «contrôlante», enfants socialement isolés.

HYPOTHÈSE

Rapidement, l'infirmière se rend compte que le comportement problématique de Philippe à l'école pourrait avoir une fonction dans la dynamique familiale. Francine et Martin composent très bien avec le comportement de Philippe. L'infirmière peut émettre l'hypothèse que le comportement puéril de Philippe garde la famille centrée sur elle-même. Ainsi, le nouveau travail et le nouvel ami de la mère menaceraient-ils la stabilité de cette structure?

Sur le plan du cycle de la vie familiale

Cette famille est la quatrième étape du cycle de la vie familiale: la famille avec un adolescent (Wright et Leahey, 1994). Un des enfants est un adolescent alors que l'enfant suivant a à peine atteint l'âge scolaire. Dans le contexte de la famille monoparentale, l'infirmière peut prévoir des difficultés d'adaptation à cette étape, car la famille doit donner au plus jeune enfant l'environnement sécurisant dont il a besoin pour se développer tout en permettant à l'adolescent de devenir autonome et d'avoir une vie sociale plus étendue.

La relation de Francine avec chacun de ses fils est-elle appropriée à l'étape de développement actuelle? L'infirmière questionne la famille à ce sujet: «Ça ne doit pas toujours être facile à la maison avec un grand de 16 ans et un petit de 7 ans? Comment arrivez-vous à maintenir la discipline quant aux heures de sortie ou du coucher? Et qu'en est-il des activités en famille?» Francine répond: «Ça se passe assez bien parce que Martin a toujours été un enfant facile. Il est responsable depuis qu'il est très jeune. C'est lui qui couche Philippe, moi je ne réussis pas. Il lui fait faire ses devoirs et l'amène dehors pour jouer. Je peux toujours compter sur lui.»

HYPOTHÈSE

L'infirmière formule alors une hypothèse quant au rôle de parent joué par Martin. Qu'en pense-t-il? De son côté, a-t-il des amis, des activités d'adolescent? Elle demande à Martin: «Il me semble que tu es un soutien important pour ta mère et un grand frère extraordinaire pour Philippe. Habituellement, les garçons de ton âge sortent beaucoup, ont des amis. Comment arrives-tu à concilier tout ça?» Il dit: «Je ne sors pas tant que ça. J'ai un ami avec qui j'écoute de la musique le vendredi soir. J'ai bien quelques amis à l'école, mais ils ont des activités qui ne conviennent pas à mon horaire. Il faut que je sois à la maison quand Philippe arrive de l'école.»

S'adressant à Philippe, l'infirmière demande: «Et toi, Philippe, as-tu des amis?» Philippe regarde son frère et répond: «Je joue avec Pierre-Luc en bas de chez nous. C'est mon ami, mais il ne va pas encore à l'école. On joue dans la cour. Ma mère ne veut pas que je sorte de la cour sans mon frère.» L'hypothèse de l'infirmière concernant le rôle de parent joué par Martin se confirme peu à peu. Elle retient qu'elle devra revenir sur cette question lors d'une autre rencontre.

Sur le plan du fonctionnement familial

La description du fonctionnement sur le plan des activités quotidiennes de cette famille vient soutenir l'hypothèse déjà avancée. La mère, aidée des deux pères, s'acquitte des tâches du pourvoyeur. Martin reçoit cependant la responsabilité des soins de Philippe, le matin avant l'école, l'après-midi après l'école, le soir pour les devoirs et le coucher, les fins de semaine pour les activités. Francine s'occupe des tâches ménagères et partage les activités de fin de semaine avec ses fils, «sauf depuis qu'elle a un ami», dit Martin.

Quant au fonctionnement expressif de la famille, Martin est le confident de sa mère. C'est lui qui lui a conseillé de venir à cette rencontre ; il espère que sa mère couvera moins Philippe. Peut-être cela lui laissera-t-il plus de liberté ? L'infirmière perçoit que Martin trouve ces responsabilités un peu lourdes. Elle lui demande : « J'ai l'impression, Martin, corrige-moi si je me trompe, que cela fait beaucoup de responsabilités pour un jeune homme de 16 ans. » Francine répond à sa place : « J'y ai souvent pensé, et mon nouvel ami me l'a dit pas plus tard que la semaine dernière. Il faut que je m'organise pour que Martin puisse avoir plus de temps libre. » Martin répond : « De quoi il se mêle, celui-là ? C'est vrai que j'aimerais être un peu plus libre. Mais ma mère, qu'est-ce qu'elle ferait ? »

HYPOTHÈSES

L'infirmière émet l'hypothèse que Martin semble croire que lui seul peut aider sa mère. Il ne pense pas qu'elle puisse faire confiance à un ami, à quelqu'un de l'extérieur ; ses expériences précédentes avec son père et le deuxième conjoint de sa mère le lui ont prouvé. Malgré tout, il sent le besoin de s'éloigner de sa famille pour vivre d'autres expériences. Peut-être hésite-t-il entre la sécurité du fonctionnement habituel à la maison, son rôle de parent-substitut et le risque que comportent les nouvelles expériences à l'extérieur de la maison ? De la même manière, Francine perçoit-elle des possibilités plus intéressantes pour elle-même ? Et Philippe se cantonne-t-il dans des comportements puérils pour éviter de faire face à des bouleversements qui lui font peur ?

L'infirmière démontre sa neutralité dans cette situation en proposant ces hypothèses plutôt qu'en imposant un diagnostic. De plus, en partageant ces hypothèses avec les membres de la famille, elle leur permet de les discuter, de les accepter ou de les réfuter.

INTERVENTIONS

Les hypothèses que nous avons mentionnées précédemment ont conduit l'infirmière à faire les interventions suivantes.

Reconnaissance des forces et des ressources de la famille

Au moment de la première entrevue, l'infirmière explique aux membres de la famille qu'elle perçoit chez chacun d'eux un niveau de motivation assez élevé face au changement. Francine ressent le besoin de profiter de sa nouvelle situation en ce qui concerne le travail et l'amour. Martin désire avoir plus de liberté. Quant à Philippe, il aimerait se faire des amis parmi les enfants de sa classe. Cependant, le fonctionnement actuel de la famille a procuré à ses membres un tel équilibre jusqu'à maintenant qu'il est inquiétant pour eux d'envisager le changement. L'infirmière vise à les encourager à faire les changements souhaités en valorisant leur fonctionnement antérieur et en nommant leurs forces: «Il y a entre les membres de cette famille beaucoup d'amour et de respect. Cela crée un climat dans lequel les problèmes ne tournent pas au drame et où des solutions sont rapidement mises en œuvre. Ce n'est pas facile de s'occuper de deux enfants toute seule et Francine s'en sort très bien, il me semble, financièrement et émotivement. De leur côté, les garçons font une bonne part du travail...»

Recadrage

L'infirmière recadre positivement le comportement problématique de Philippe. Elle dit: «Je trouve ça fascinant de constater à quel point vous vous tirez bien d'une situation très difficile, grâce au soutien que vous vous donnez tous les trois. Je n'ai pas vu cela très souvent et je vous remercie de m'en donner la possibilité. C'est sans doute ce soutien mutuel que Philippe démontre par son comportement. Il nous dit: "Regardez, il est temps de changer quelque chose maintenant parce que je ne peux pas continuer d'être un bébé, ça ne peut plus aller comme ça!"»

Enseignement

L'infirmière offre aux membres de la famille de les revoir pour les accompagner dans la démarche de changement qu'ils ont déjà amorcée en venant la rencontrer. Elle leur dit qu'elle pourrait leur être utile en partageant avec eux ses connaissances sur le développement des enfants et des adolescents. Elle prévoit qu'ils hésiteront à laisser d'autres personnes s'immiscer dans leur vie malgré le besoin qu'ils en ont. Elle les invite donc à venir discuter de ces hésitations avec elle.

SUIVI ET ÉVALUATION

Francine, Philippe et Martin sont revenus à quatre reprises rencontrer l'infirmière de l'école durant une période de trois mois. La première fois, encouragé par l'infirmière, Martin a parlé de son désir de se joindre à une équipe de sport à la polyvalente. Philippe reste maintenant à la garderie de l'école deux après-midi par semaine pendant que Martin joue au ballon-panier. C'est Francine qui passe le chercher à la fin de l'après-midi. La fréquentation de la garderie aide Philippe à se faire des amis de son âge. Toujours un peu farceur pendant la classe, il est toutefois plus à son affaire et ses résultats scolaires s'améliorent. Francine veille maintenant à le mettre au lit après qu'ils ont lu ensemble une histoire que Philippe choisit lui-même. C'est une approche que Francine a découverte dans un livre suggéré par l'infirmière. À ce sujet, Francine dit : « J'ai toujours eu peur que ce genre d'activité l'excite et l'empêche de s'endormir. Maintenant, c'est un moment bien spécial pour moi et pour lui. »

Lors d'une de ces entrevues, l'infirmière a abordé le sujet des visites des pères des garçons. Elle a partagé avec la famille ses connaissances sur l'importance de la régularité de ces visites. Elle a questionné Philippe et Martin à ce sujet et tous les deux ont manifesté le désir de voir leurs pères sur une base plus régulière. L'infirmière a demandé aux enfants comment leurs pères respectifs réagiraient si elle les invitait aux rencontres familiales. Quelques jours plus tard, le père de Philippe a demandé s'il pouvait participer à une rencontre avec son fils. Une rencontre a eu lieu et Philippe voit maintenant son père toutes les deux semaines et lui parle au téléphone le mercredi. Martin et son père ont discuté ensemble du même sujet et ils ont convenu d'un horaire de visites satisfaisant pour les deux.

Francine a mis fin à la relation avec son ami. Elle trouvait que ce dernier devenait trop exigeant. Cela lui a fait beaucoup de peine et l'a fait réfléchir sur la possibilité d'une relation future. L'infirmière l'a alors dirigée vers le CLSC au cas où elle aurait besoin d'une thérapie individuelle.

L'APPROCHE SYSTÉMIQUE ET LA FAMILLE MONOPARENTALE

Ces deux exemples cliniques illustrent bien comment une approche systémique peut soutenir efficacement une famille lorsqu'elle doit s'adapter à une séparation ou à un divorce. Cette période de transition remet en question les croyances fondamentales au sujet de la famille et des rôles de chacun de ses membres qui voient leur sécurité affective ébranlée.

L'infirmière qui facilite l'expression des perceptions et des sentiments crée un climat de confiance qui permet à chacun de comprendre la réalité des autres. Dans ce contexte positif et rassurant, l'enseignement et le recadrage de l'infirmière peuvent amener la famille à altérer sa réalité et à découvrir de nouvelles pistes de solutions à ses problèmes.

RÉFÉRENCES

Cohen, W.I. & Milberg, L. (1992). «The behavioral pediatrics consultation: Teaching residents to think systematically in managing behavioral pediatrics problems», *Family Systems Medecine, 10* (2), 169-179.

Hoffman, L. (1981). *Foundations of Family Therapy,* New York: Basic Books.

Imber-Black, E (1987). «Intervening with single-parent families with children having school problems», dans M. Leahey & L. M. Wright (dir.), *Families and Psychosocial Problems,* Pennsylvanie: Springhouse.

McGoldrick, M. & Carter, B. (dir.) (1988). *The Changing Family Life Cycle: A Framework for Family Therapy,* New York: Gardner Press.

McDaniel, S., Campbell, T.L. & Seaburn, D.B. (1990). *Family-Oriented Primary Care,* New York: Springer-Verlag.

Paul, D. (1993). «Les étapes du cycle de la vie familiale», *Nursing Québec, 13* (4), 32-39.

Selvini-Palazzoli, M., Boscolo, L., Checcin, G. & Prata, G. (1980). «Hypothesizing-circularity-neutrality: Three guidelines for the conductor of the session», *Family Process, 19,* 3-12.

Statistique Canada, *Recensement canadien, Profil A,* (1991).

Tomm, K. (1987a). «Interventive Interviewing. Part 1: Strategizing as a fourth guideline for the therapist», *Family Process, 26,* 3-13.

Tomm, K. (1987b). «Interventive Interviewing. Part 2: Reflexive questioning as a means to enable self-healing», *Family Process, 26,* 167-183.

Tomm, K. (1988). «Interventive Interviewing. Part 3: Intending to ask lineal, circular, strategic or reflexive questions?», *Family Process, 27,* 1-15.

Webster-Stratton, C. (1989). «The relationship of marital support, conflict and divorce to parent perceptions, behaviors, and chilhood conduct problems», *Journal of Marriage and the Family, 51* (mai), 417-430.

Wright, L.M. & Leahey, M. (1994). *Nurses and Families: A Guide to Family Assessment and Intervention,* Philadelphie: F.A. Davis.

CHAPITRE 9

La famille et la jeune mère hospitalisée en psychiatrie

Marjolaine Roy et Nicole Ricard

INTRODUCTION

La maladie mentale occupe le deuxième rang au regard de la prévalence des problèmes de santé au Québec (Bureau de la statistique du Québec, 1989). Elle représente une source de stress chronique et un fardeau particulier pour les familles des personnes atteintes, en raison de son étiologie mal connue, des comportements dérangeants du malade et des stigmates sociaux qui accompagnent la maladie mentale. Pour l'ensemble du Québec, on estime qu'entre 30 % et 50 % des personnes atteintes vivent avec un membre de leur famille et que 15 000 familles comptent un membre dont la santé mentale est gravement atteinte (Gouvernement du Québec, 1985, 1987).

Hatfield (1987) souligne à quel point il est consternant de constater que, pendant trente années de désinstitutionnalisation, les professionnels de la santé ont été si peu attentifs à ce que représentait, pour la famille, la prise en charge du malade sans avoir accès aux ressources et à la formation nécessaires. En fait, les professionnels de la santé ont été, par le passé, et peut-être le sont-ils encore aujourd'hui, très influencés par les théories du rôle étiologique de la famille dans la maladie mentale. Cette tendance a contribué à entretenir dans la famille des attitudes culpabilisantes et à l'exclure du processus thérapeutique et de réadaptation de la personne atteinte.

Actuellement, l'évolution des connaissances sur les causes de la maladie mentale et les changements apportés aux politiques de santé modifient considérablement la perception du rôle de la famille quant aux soins à donner au patient. Ainsi, la notion de partenariat avec la famille dans la prise en charge de la personne atteinte devient un objectif prioritaire qui oblige les professionnels de la santé, et en particulier les infirmières, à repenser et à renouveler leur pratique.

Alors qu'ils adoptaient auparavant une perspective linéaire et individualiste, les soins et les interventions psychosociales auprès de la famille évoluent vers des approches systémiques, soit interactives et circulaires. Ainsi, au lieu de concevoir la famille comme étant la cause de la maladie mentale d'un de ses membres, il convient d'examiner comment elle est influencée par le problème de santé mentale et comment les forces du système familial peuvent aider cette famille à faire face à la crise de la maladie mentale.

L'apparition de la maladie mentale bouleverse chacun des membres de la famille immédiate et élargie (Terkelsen, 1987). Cette expérience modifie les attitudes vis-à-vis de soi ainsi que le sens de la vie ; elle altère la structure familiale, les rôles des membres de la famille, les valeurs individuelles et familiales ; enfin, elle menace le bien-être émotionnel des personnes en cause.

C'est souvent après avoir effectué une longue démarche que la famille se présente pour la première fois dans le milieu psychiatrique, sans trop comprendre ce qui se produit et avec la conviction de n'avoir pas su reconnaître assez tôt les manifestations d'un problème d'ordre «mental». Il peut même arriver que la détérioration de l'état du malade, avant son hospitalisation, ait été particulièrement éprouvante pour certaines familles. Par exemple, il est possible que les membres de la famille aient craint d'être agressés verbalement ou physiquement. Il se peut également qu'ils aient eu à assumer la prise en charge de la personne qui était autrefois plus autonome. Enfin, si ces membres n'ont pas été placés devant des tentatives de suicide, peut-être les ont-ils redoutées (Grunebaum et Friedman, 1988).

La première hospitalisation représente un moment critique pour le patient et sa famille. Il s'agit très souvent d'une situation de crise intense due au choc du diagnostic, qui comporte une stigmatisation inhérente à la maladie «mentale». En plus, s'ajoutent le sentiment de culpabilité qui accompagne la croyance qu'on est soi-même la cause de cette pathologie et l'incertitude face à l'identification des symptômes et à l'évolution de la maladie, qui peut, dans certains cas, progresser vers la chronicité. Enfin, la famille risque de se percevoir comme étant incompétente puisqu'elle n'a pas su éviter l'hospitalisation. À la suite de cet échec, elle est susceptible de croire que seuls les professionnels de la santé sont les experts de ce type de situation (Terkelsen, 1987). Paradoxalement, cette famille aura à composer avec la personne malade à sa sortie de l'hôpital. Ces sentiments de culpabilité et d'incompétence, de même que la perception d'avoir échoué, risquent d'influencer négativement la famille dans son rôle de soutien auprès de la personne atteinte.

Il devient essentiel que l'infirmière intervienne de façon adéquate, et le plus tôt possible, afin d'aider la famille à identifier ses forces, à ébranler ses perceptions négatives et à retrouver un sentiment de confiance dans sa propre compétence.

Tout d'abord, dans l'analyse du système familial, l'infirmière doit s'appuyer sur un modèle théorique. Parmi les modèles théoriques qu'on trouve dans les écrits, il faut privilégier celui de Wright et Leahey (1994) puisqu'il est adapté spécifiquement aux infirmières et qu'il considère, entre autres, la théorie des systèmes, de la cybernétique et de la communication, le cycle de la vie familiale, l'aspect structurel et fonctionnel de la famille, dont les croyances et les forces du système familial. Il s'agit du Modèle d'analyse familiale de Calgary présenté au chapitre 3.

Ce modèle, qui est appuyé par certaines infirmières cliniciennes et chercheuses (Shaw et Halliday, 1992 ; Watson, Wright et Bell, 1992 ; Wright et Simpson, 1991), indique qu'il faut explorer les croyances des membres de la famille. Les croyances familiales sont importantes puisqu'elles sont capables d'influencer les attitudes et les comportements (Harkaway et Madsen, 1989 ; Searight et Noce, 1989), de même que les stratégies d'adaptation à une situation (Patterson, 1989). De plus, les croyances portent en elles-mêmes des indices des besoins et des forces que l'infirmière peut identifier dans le meilleur intérêt des familles.

L'exemple clinique qui suit illustre une approche systémique axée sur les croyances familiales. Cet exemple est tiré d'un rapport de stage de deuxième cycle universitaire (Roy, 1993).

EXEMPLE CLINIQUE

PRÉSENTATION DE LA FAMILLE ET DU CONTEXTE D'INTERVENTION

Lise est hospitalisée en psychiatrie depuis près de deux mois. Elle aurait connu une détérioration progressive de son état émotionnel quatre mois et demi avant son hospitalisation. L'élément déclencheur serait l'écoute d'une émission de télévision à caractère ésotérique où l'on discutait des prédictions de Nostradamus concernant la fin du monde pour 1999. Il était aussi question de Richard Glenn, dont la prédiction de la guerre du Golfe s'était réalisée quelques mois seulement avant la diffusion de cette émission.

D'abord suivie en psychiatrie et traitée en clinique externe, Lise, dont les problèmes sont d'ordre psychotique, a dû être hospitalisée à la suite de l'aggravation de ses symptômes. Étant donné la non-spécificité du tableau clinique et le fait qu'elle est hospitalisée pour la première fois, le diagnostic demeure prudent.

Neuf rencontres familiales ont lieu avec Lise, son mari Luc et l'infirmière. Elles s'échelonnent sur une période de quatre mois à des intervalles variables. Notons que seule la quatrième rencontre inclut un nouveau membre de la famille, soit Yan, le fils unique de Lise et Luc. Il faut dire que l'absence des autres membres de la famille constitue une limite à laquelle l'infirmière fait souvent face dans sa pratique quotidienne. Malgré cette limite, nous verrons qu'il est possible d'adopter une perspective systémique.

Lorsque l'infirmière rencontre la famille pour la première fois, Lise est hospitalisée depuis deux mois et il s'est écoulé six mois et demi depuis l'apparition de ses symptômes. Malgré une médication de neuroleptiques, un suivi médical et infirmier constant, ses hallucinations visuelles demeurent envahissantes et boule-versantes.

Dans cette histoire de cas, l'analyse du système familial porte sur la structure interne (le génogramme), sur la structure externe (l'écocarte) et sur le cycle de la vie familiale. Sur le plan de l'analyse du fonctionnement familial, on aborde surtout les croyances, de même que la communication émotionnelle dans la relation conjugale. On présente ensuite les hypothèses découlant de l'analyse du système familial, ainsi que les interventions de l'infirmière, et enfin le suivi et l'évaluation de ces interventions.

ANALYSE DU SYSTÈME FAMILIAL

Sur le plan de la structure familiale

Lise est d'origine canadienne-française. Elle est adoptée à sa naissance. Enfant unique de cette nouvelle famille, elle perd sa mère adoptive (Paule) à l'âge de 10 ans. Selon Lise, la relation avec son père (André) aurait toujours été tendue. De plus, l'alcool, qu'il consommait alors qu'elle était encore enfant, aurait amplifié leurs difficultés relationnelles. Redevenu sobre, son père s'est remarié et il passe une partie de ses hivers en Floride avec son épouse. Le génogramme de la figure 9.1 représente la structure interne de la famille.

Âgée de 25 ans, Lise est mariée depuis quatre ans et elle est la mère d'un fils, Yan, âgé de 2 ans et 8 mois. Les ancêtres de son époux, Luc, qui a 33 ans, ont quitté l'Europe il y a une centaine d'années environ.

FIGURE 9.1

GÉNOGRAMME DE LA FAMILLE DE LISE

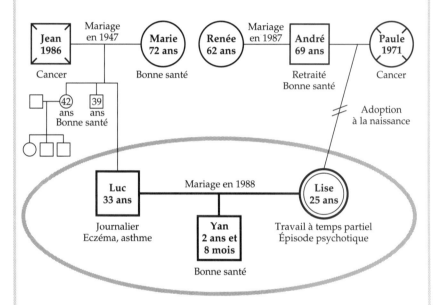

HYPOTHÈSES

Lorsqu'on observe le génogramme de cette famille, il apparaît que le nombre de membres dans la famille d'origine de Lise est très restreint ; sa mère adoptive est morte il y a plusieurs années et Lise a été adoptée à sa naissance. Elle a probablement souffert d'isolement dès son jeune âge et subi de lourdes pertes : ses parents biologiques et sa mère adoptive. Par surcroît, Lise a sans doute été appelée à prendre trop tôt des responsabilités autrement réservées à la mère, et cela sans pouvoir compter sur le soutien d'une fratrie. De plus, la période de l'adolescence a sûrement été difficile pour Lise, sachant qu'elle devait établir sa propre identité sans avoir de modèle féminin dans son entourage immédiat. Par ailleurs, Lise s'est probablement interrogée sur l'histoire de ses parents biologiques et sur les raisons de son adoption. Luc nous informe également que le père de Lise a déjà éprouvé des problèmes reliés à une consommation excessive d'alcool. L'alcoolisme de son père, en plus du décès précoce de sa mère, a pu entraîner, chez Lise, un manque affectif important.

Comme la plupart des enfants de son âge, Yan a sans doute présenté ces derniers temps un comportement plus difficile vu les changements propres à cette étape du cycle de la vie familiale et à la situation de crise qui règne dans sa famille.

Luc souffre d'eczéma et d'asthme. Ces symptômes ont souvent été considérés comme étant d'origine psychosomatique et associés à la difficulté qu'il a à exprimer des émotions. La détérioration de l'état de santé de sa conjointe pourrait amplifier ce problème de santé.

Une fois que le génogramme a été tracé, Luc parle de la relation tendue qui existe entre le père de Lise et eux. Lise confirme le manque de soutien de la part de son père et le fait que ces difficultés relationnelles la font souffrir davantage. Par ailleurs, Lise et Luc précisent que Marie, la mère de Luc, apporte beaucoup d'aide et d'affection à la famille. Elle est en ce moment leur seule ressource en ce qui concerne la garde de Yan, l'horaire de travail de Luc l'empêchant par ailleurs de conduire son fils à la garderie. Bien que cette ressource soit un avantage significatif pour le couple, il serait important d'explorer les effets de cette nouvelle responsabilité sur la grand-mère de l'enfant.

Afin de mettre en relief les conséquences de l'hospitalisation de Lise sur le système familial, deux écocartes illustrent la structure externe de la famille de Lise, avant et pendant son hospitalisation (voir la figure 9.2). Suivront les commentaires et interventions relatifs aux différences observées.

Sur le plan du cycle de la vie familiale

La famille de Lise se situe à la troisième étape du cycle de la vie familiale, soit la famille ayant de jeunes enfants (Wright et Leahey, 1994). Il faut considérer l'hypothèse selon laquelle les troubles psychiques qu'éprouve Lise ont dû bouleverser les rôles parentaux habituels de même que ceux des grands-parents, surtout la mère de Luc. En effet, l'hospitalisation de Lise l'éloigne de son fils, sans que cette séparation ait pu être progressive ou préparée. La grand-mère devient la gardienne de l'enfant. Quant au père, il assume seul, pour le moment, la responsabilité de l'éducation de son fils et les tâches reliées à l'entretien de la maison. Par ailleurs, la relation conjugale habituelle est complètement modifiée, de même

FIGURE 9.2

ÉCOCARTE DE LA FAMILLE DE LISE

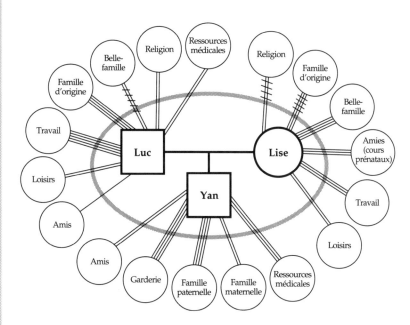

Avant l'hospitalisation

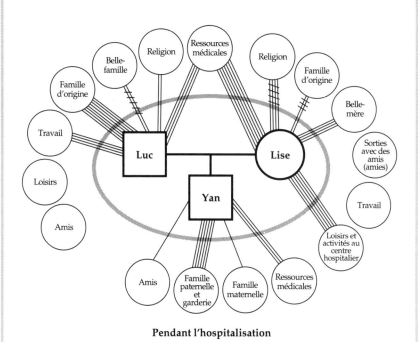

Pendant l'hospitalisation

que la façon de communiquer du couple. Enfin, la socialisation de Yan est interrompue, celui-ci étant maintenant coupé de son réseau naissant d'amis à la garderie.

Sur le plan du fonctionnement familial

Cette partie de l'analyse du système familial porte surtout sur les croyances de la famille de Lise et sur la communication émotionnelle du couple. L'identification des croyances a permis de cerner les principaux besoins de la famille et de guider les interventions de l'infirmière. Voici maintenant les questions systémiques que celle-ci a utilisées pour atteindre ces objectifs, ainsi que les hypothèses qu'elle a formulées. Enfin, nous décrivons les interventions qui découlent de ces hypothèses, de même que le suivi et l'évaluation de ces interventions.

QUESTIONS SYSTÉMIQUES

Comme nous l'avons vu dans les chapitres précédents, les questions systémiques réflexives mettent l'accent sur les relations entre les personnes aux prises avec une problématique de santé, et non sur les individus (Tomm, 1987a, 1987b, 1988). Elles ne cherchent pas à déterminer les causes, elles visent plutôt à recueillir des informations qui serviront à formuler des hypothèses systémiques. De plus, elles constituent des interventions en elles-mêmes.

À ce point-ci du début de la relation de l'infirmière avec la famille, les questions systémiques sont axées sur l'investigation plutôt que sur l'intervention et elles s'adressent aux deux conjoints, à tour de rôle :

– Comment expliquez-vous les symptômes que Lise a éprouvés ?
– Pourquoi Lise présente-t-elle des symptômes à cette période-ci de sa vie ?
– Que craignez-vous le plus au regard de sa condition ?
– D'après vous, quel est le meilleur traitement pour ce genre de problème ?
– Qu'est-ce qui est le plus difficile à vivre actuellement ?
– Qu'est-ce qui vous aide le plus ?
– Comment votre conjoint réagit-il face à votre expérience ?

HYPOTHÈSES

Ces questions permettent d'identifier trois grands types de croyances portant sur l'évolution de la maladie de Lise, sur l'attachement des membres de la famille de Lise aux membres de sa famille adoptive et sur la communication émotionnelle du couple. Certaines de ces croyances semblent facilitantes pour Lise et Luc, tandis que d'autres semblent plutôt contraignantes (Wright et Simpson, 1991).

Les croyances facilitantes pour le couple sont les suivantes : « l'hospitalisation de Lise est nécessaire, voire bénéfique » ; « le suivi médical et pharmacologique est indispensable » ; « les professionnels de la santé sont là pour aider ». Par contre, les croyances contraignantes sont, du point de vue de Lise, « la certitude de ne jamais guérir », celle de « faire une rechute dès sa sortie de l'hôpital » et celle de « devoir passer sa vie dans un milieu psychiatrique ». Elle craint également d'être abandonnée par son époux et les membres qui lui sont chers de sa famille d'origine et de sa belle-famille, si elle ne guérit pas dans un avenir rapproché. Par ailleurs, le couple pense que la guérison de Lise est une affaire de volonté et tous deux, de même que les familles d'origine, croient que Lise pourrait faire plus d'efforts pour guérir et qu'elle « devrait guérir au moins pour son enfant ». Enfin, au regard de la communication, Luc et Lise sont persuadés qu'ils vont peiner l'autre s'ils expriment mutuellement leurs véritables besoins et sentiments.

INTERVENTIONS

Afin de mieux cerner le besoin majeur de chacun, l'infirmière demande au couple : « S'il y avait une seule question à laquelle vous aimeriez obtenir une réponse le plus tôt possible, ce serait laquelle ? » Lise répond : « Vais-je passer ma vie dans un hôpital psychiatrique ? » ; et Luc : « Pendant combien de temps encore pourrai-je tenir le coup ? »

L'infirmière pense que si Lise arrivait à réduire la fréquence des hallucinations visuelles dont elle souffre, son anxiété, de même que sa peur de passer sa vie dans un hôpital psychiatrique, pourraient diminuer grâce à un sentiment de maîtrise accrue de la situation. Il est également possible que le désespoir de Luc s'atténue par la même occasion. Pour atteindre ce but, l'infirmière choisit deux interventions, soit la personnification ou l'objectivation du problème et le recadrage.

Personnification du problème

Comme nous l'avons vu au chapitre 4, la personnification du problème est une approche thérapeutique qui encourage les personnes à se détacher du problème qu'elles perçoivent comme étant oppressant (White et Epston, 1990). Par le biais de cette intervention, les familles sont amenées à penser que le problème n'est pas nécessairement inné, qu'il a eu un début et qu'il pourrait donc avoir une fin et qu'il est possible de le maîtriser jusqu'à son élimination. Grâce à la personnification du problème, la dynamique des relations interpersonnelles change, de telle sorte que les personnes que concerne le problème s'unissent pour lutter contre celui-ci et non plus contre la personne qui est considérée comme ayant le problème.

La première étape de l'intervention consiste à explorer l'influence que le problème exerce sur les personnes et leurs relations.

On utilise alors une question systémique : «Quelles sont les conséquences de la présence de ces hallucinations visuelles dans votre vie depuis leur apparition?»

Selon Luc, avant l'hospitalisation de son épouse, Lise lui téléphonait tous les jours au travail, répétant continuellement les mêmes propos: «J'ai peur de mourir; vais-je m'en sortir?»; «Je vois ceci, je vois cela»; «On n'en a pas pour longtemps, il va y avoir un tremblement de terre»; etc. La nuit, elle l'éveillait sans cesse, disant: «Je ne passerai pas la nuit, je vais mourir»; «Je suis possédée du démon», etc. Luc était donc épuisé; il n'avait plus d'énergie au travail, ne faisant que l'essentiel. À la maison, Lise le suivait constamment, répétant les mêmes choses et posant les mêmes questions.

À son travail, Lise avait songé à donner sa démission, mais le service de santé, constatant son état, lui a suggéré de prendre un congé de maladie.

Au point de vue de la relation de couple, Lise décrit Luc comme étant très nerveux, découragé; elle ajoute: «C'est comme si on ne se comprenait plus...» Par ailleurs, Luc rapporte que Yan a moins de patience, qu'il est plus nerveux: «Il ne sait plus quoi faire pour nous faire enrager.»

Voici une autre question systémique, laquelle explore les effets du problème sur les parents du couple: «Comment vos parents sont-ils affectés par la situation?» Cette question vise à amener Lise à exprimer ce qu'elle éprouve: «Je sens que je dérange mon père et ma belle-mère dans leur programme; que le chalet à ouvrir pour l'été est plus important que moi...» Luc mentionne également la grande peine que sa propre mère éprouve. Par exemple, lorsqu'un jour Lise lui confie: «Je le sais que je suis finie; je ne

reviendrai pas... Je vais finir mes jours dans un hôpital pour ça!»,
Marie, se met à pleurer en disant: «Pense à ton petit, c'est lui qui
fait pitié là-dedans... Il y a des gens qui t'aiment autour de toi;
reviens pour eux, reviens sur terre, ça n'a pas de sens que tu penses
à ces choses-là!»

L'évaluation des effets du problème sur le réseau d'amis révèle
que Luc n'a pas vraiment d'amis, il n'a que des compagnons au
travail, tandis que Lise craint d'être rejetée par ses amies parce
qu'elle est «folle» et qu'elle se trouve dans un «hôpital psychiatrique».

À la fin de la première étape de cette intervention, l'infirmière
personnifie les hallucinations visuelles de la façon suivante: «Alors,
c'est un intrus, hein? Il s'introduit dans votre vie de couple, il
s'introduit dans votre travail, dans vos relations avec votre fils,
vos parents, vos amis. Il s'introduit dans votre vie à un point tel
qu'il vous envoie à l'hôpital. Il en fait des ravages!»

La deuxième étape de cette intervention consiste à explorer
dans le couple l'influence positive possible des personnes et de
leurs relations sur le problème. Il s'agit, au départ, de déterminer
une exception, un succès, par le biais d'une question systémique:
«Avez-vous réussi au moins une fois à empêcher l'intrus de
s'introduire dans votre vie?»

Lise, souriante, dit: «Oui, à Pâques!» L'infirmière et Lise
parlent alors de cette réussite et l'infirmière renforce la capacité
de Lise d'agir sur le problème, de même que l'existence d'une
collaboration entre les personnes en cause. Pour Lise, le fait de
participer à des activités qui exigent une certaine concentration
l'aide à maîtriser cet «intrus», ainsi que le fait de communiquer
avec ses compagnes, de regarder les gens dans les yeux, d'éviter
d'écouter certaines émissions de télévision ou d'aborder certains
sujets. De plus, l'écoute active et l'empathie que manifestent les
infirmières ou son médecin contribuent à diminuer son anxiété
et ses exigences envers elle-même. Par contre, l'autosuggestion
consistant à se convaincre que les hallucinations visuelles sont
imaginaires n'est pas vraiment efficace, pas plus que les exhor-
tations à une guérison rapide de la part de son mari, d'elle-même,
de certaines infirmières ou encore des deux familles d'origine.
Lise apprécie de Luc l'aide qu'il lui apporte lorsqu'il reconnaît
les efforts qu'elle fait. Elle profite de l'occasion pour dire à Luc
combien elle aimerait être aidée davantage dans sa lutte contre
ses hallucinations, qu'elle nomme maintenant «l'intrus». Enfin,
Lise souligne que le contenu des hallucinations visuelles varie
parfois.

Recadrage

Face à cette variation du contenu des hallucinations visuelles, l'infirmière demeure perplexe; elle se demande : «Combien de formes différentes ces hallucinations pourraient-elles prendre?»; «Serait-il possible que Lise éprouve de l'impuissance devant son incapacité de maîtriser la situation et que ce sentiment d'impuissance soit à l'origine de cette nouvelle dynamique, soit celle de la métamorphose des hallucinations? Si c'est le cas, il serait très important d'intervenir de façon à mettre en échec ce nouveau phénomène, avant même qu'il ne s'installe.»

Le recadrage est l'intervention choisie ici pour renforcer la personnification du problème. Le recadrage consiste à donner une nouvelle signification à une situation existante.

L'infirmière s'exclame : «Ah, tiens, tiens! L'intrus change de forme maintenant? Est-il obligé de se métamorphoser pour ne pas être reconnu? Il peut toujours essayer, hein, nous sommes toute une équipe pour le reconnaître : votre mari, vos parents, votre mère, le psychiatre, les infirmières, vos compagnes, toutes les personnes qui font de la recherche dans ce domaine, moi-même et surtout vous qui arrivez de plus en plus à le dominer! Je vous jure qu'il n'a pas fini d'avoir de la misère avec nous tous...» Lise accueille cette intervention avec le sourire.

SUIVI ET ÉVALUATION

À la deuxième rencontre avec la famille, lorsque l'infirmière demande à Lise et Luc ce qu'ils retiennent de la première rencontre, Lise répond : «L'équipe que nous sommes pour lutter contre l'intrus.» Elle ajoute : «C'est comme si je sentais que je ne suis plus seule!» Quant à Luc, il apprécie cette intervention, car elle peut leur donner des indices sur la façon d'«oublier» l'intrus. L'infirmière explique alors au couple que le but de cet exercice n'est pas de chasser ou d'oublier l'intrus, mais de le dominer afin de diminuer l'influence qu'il exerce sur Lise et de lui permettre de vivre sa vie malgré sa présence, exactement comme une personne qui est aux prises avec le diabète (recadrage). Il est intéressant de noter qu'à partir de la première rencontre avec la famille, des différences quant à la fréquence des hallucinations visuelles ont été notées dans le dossier de Lise par le personnel soignant et ont été observées par le couple.

INTERVENTIONS

Lise est persuadée qu'elle fera une rechute dès sa sortie de l'hôpital. Pour tenter d'ébranler cette croyance contraignante, l'infirmière utilise diverses stratégies, et principalement les questions systémiques qui conduisent à une métaphore. Nous décrirons maintenant cette progression.

Tout d'abord, l'infirmière explore les pensées de Lise et de Luc que suscite le mot «rechute». Signalons que les questions sont posées de telle sorte que Lise tentera d'identifier la pensée de Luc, et vice versa.

Questions systémiques

«D'après vous, quelle est la pensée de votre conjoint au sujet du mot "rechute"?»

Selon Lise, Luc croit qu'il vaut mieux ne pas y penser, «pour éviter de nourrir ces idées négatives», tandis que, selon Luc, Lise est convaincue qu'elle va rechuter, tant elle en a peur. Les deux conjoints confirment ensuite que l'un a bien identifié la pensée de l'autre (validation).

Ensuite, la signification donnée au mot «rechute» est explorée directement. Lise explique ce mot en disant: «Redevenir comme j'étais au début»; pour Luc, il signifie: «Une autre hospitalisation». Puis les comportements observables qui sont typiques d'une rechute (l'insomnie, la peur de mourir, un questionnement sans relâche, le retour envahissant des hallucinations visuelles, etc.) sont différenciés de ceux qui caractérisent les réactions normales de la vie quotidienne (la fatigue, l'inquiétude, la mauvaise humeur, le goût d'être seul, etc.).

L'infirmière demande à Lise: «Si un jour, en vous levant, vous vous rendez compte que vous avez moins de concentration ou n'avez pas envie de parler aux gens, est-ce une rechute?» (question systémique hypothétique). Lise répond: «Euh… Je dirais… dans un sens, oui, parce que… Ce n'est pas aussi terrible que j'étais par exemple, mais je dirais que j'ai peut-être descendu une marche.»

Métaphore

L'infirmière voit ici se présenter l'occasion d'utiliser une métaphore basée sur le vocabulaire de Lise, soit la «marche», l'«escalier». L'infirmière lui demande: «Combien de marches avez-vous montées depuis que vous êtes hospitalisée?» Surprise, Lise répond: «Ah! c'est une bonne question, ça. Je n'ai jamais compté les marches, je ne le sais pas…» Après un silence, Luc intervient: «Tu peux prendre une échelle de 10.» Lise est d'accord.

Un escalier de dix marches est alors dessiné et Lise indique l'endroit où elle se trouve, chaque fois qu'un exemple de comportement ou d'émotion est apporté par Luc, par elle-même ou par l'infirmière lors de la discussion.

Plus tard, une rechute est imaginée et l'infirmière pose la question suivante à Lise : «Est-il possible que vous vous retrouviez complètement au bas de l'escalier si vous n'abandonnez pas les conditions qui vous aident à demeurer plus haut actuellement (les discussions, les activités, le suivi médical et infirmier, etc.)?»

Luc prend aussitôt la parole : «Non, tu ne pourras pas retomber aussi bas! Il y a du chemin de fait, là, il y a cinq mois de distance... Et même si des fois tu descends une marche, c'est pour mieux remonter; c'est comme le ''kickdown'' d'une voiture...» Lise ne semble pas très convaincue, mais elle écoute et regarde.

Normalisation

Enfin, comme il est important de reconnaître l'éventualité d'une rechute et d'en informer les patients, la peur des rechutes de Lise est ensuite normalisée, de même que la possibilité réelle qu'elle en fasse une.

SUIVI ET ÉVALUATION

D'une part, la normalisation permet à Lise de discuter d'un sujet qu'elle refusait absolument d'aborder auparavant. Il apparaît également que le niveau d'anxiété suscité en elle par le seul mot «rechute» s'est amoindri tout au cours de l'entrevue. D'autre part, la métaphore de l'escalier permet à Luc de trouver de l'espoir pour lui-même et de le transmettre à son épouse, et de reconnaître les efforts et les progrès qu'elle a faits. Ces interventions aident également les époux à se rendre compte qu'ils peuvent influencer, dans une certaine mesure, l'évolution des conditions de santé de Lise, en reconnaissant les signes précurseurs d'une rechute et en adoptant, le plus tôt possible, des comportements capables de maîtriser ou, tout au moins, de tempérer la crise avant qu'elle ne s'installe. Enfin, Lise et Luc confirment qu'ils se sentent un peu moins impuissants.

INTERVENTION

Face à la crainte qu'éprouvent Luc et Lise de blesser l'autre s'ils expriment leurs véritables sentiments, l'infirmière utilise une nouvelle fois la métaphore comme moyen d'intervention.

Métaphore

Un arbuste frêle est dessiné et l'on discute des perceptions concernant sa fragilité. Pour chacun, cet arbuste semble très fragile. L'infirmière demande au couple: «Est-il aussi fragile que cela? Qu'arrive-t-il généralement à un arbuste lorsqu'on coupe le sommet de sa tête ou encore le bout de ses branches?»

Ils répondent: «Il pousse encore plus fort» et «C'est nécessaire pour qu'il grandisse». L'infirmière souligne alors qu'il est possible que chaque conjoint sous-estime les forces de l'autre, son potentiel de croissance et sa capacité d'affronter ce qui peut faire mal. Le terme «faire mal» représente ici les risques associés à l'expression de sentiments et d'opinions véritables.

SUIVI ET ÉVALUATION

La métaphore de l'arbuste est ramenée dans la conversation par Luc au cours d'une rencontre ultérieure où l'infirmière relève un exemple de communication verbale claire et directe entre les conjoints. Luc établit immédiatement le parallèle entre cet exemple et l'arbuste et souligne ses réactions positives et celles de son épouse face au risque qu'ils ont pris en choisissant d'exprimer ouvertement leurs opinions.

INTERVENTION

Tout en discutant avec Lise et Luc de leurs relations familiales avec l'extérieur (les familles d'origine et élargies, la communauté, etc.), l'infirmière trace deux écocartes, l'une représentant ces relations avant que Lise ne soit hospitalisée et l'autre pendant son hospitalisation (voir la figure 9.2, page 175). De cette manière, il est plus facile pour le couple et pour l'infirmière de visualiser les différences qu'a amenées le problème de santé, de préciser ensuite les besoins des personnes en cause et de guider les interventions de l'infirmière.

Tout d'abord, il apparaît à la figure 9.2 que, pendant l'hospitalisation de sa mère, Yan a des liens beaucoup plus étroits avec sa grand-mère paternelle. Il ne fréquente presque plus ses amis et ses contacts avec ses grands-parents du côté maternel sont presque nuls.

Luc a délaissé tous ses loisirs, de même que la plupart des relations sociales qu'il entretenait. De plus, il dit que l'énergie qu'il consacre à son travail est à sens unique, car il a l'impression de donner sans retour. Il travaille épuisé, sans ressentir de motivation autre que celle de gagner sa vie. Avec sa famille d'origine, ses rapports avec sa mère se sont multipliés. Quant aux ressources médicales, ses contacts avec les professionnels de la santé ont augmenté. En effet, Luc fut hospitalisé pendant douze jours pour des problèmes cutanés (eczéma) importants, soit deux mois avant l'hospitalisation de Lise. Cela confirme une hypothèse émise antérieurement, soit le lien possible existant entre l'exacerbation de l'eczéma de Luc et la situation de plus en plus stressante vécue alors dans la famille.

L'hospitalisation de Lise a entraîné pour elle plusieurs changements, dont beaucoup plus de contacts avec le personnel soignant et les autres patients et beaucoup moins de contacts avec Yan et son milieu de travail. Avant l'hospitalisation, les loisirs de Lise étaient très limités, tandis que, pendant celle-ci, Lise participe à la plupart des activités qu'offre le milieu hospitalier (cinéma, danse, colonie de vacances, feux de camp, etc.) et aux loisirs planifiés (jeux à l'extérieur ou à l'intérieur). Souvent, son époux l'accompagne aux activités qui se déroulent le soir, tandis que Yan n'y va jamais. Par ailleurs, la fréquence et le type de contacts entre Lise et sa famille d'origine n'ont pas changé depuis son hospitalisation, si ce n'est qu'elle a fait une sortie avec son père, ce qui constitue un élément nouveau et positif.

HYPOTHÈSE

Lise semble trouver beaucoup de choses à l'hôpital, en ce qui concerne les relations, les loisirs, les activités, en plus de la présence de son époux. L'hospitalisation est aussi pour elle l'occasion de prendre une distance par rapport à Yan, dont les comportements ont été plus déroutants depuis l'âge de deux ans. Il est donc important pour l'infirmière de se poser la question suivante: «Quelles seraient les conséquences possibles, pour la famille, d'un retour de Lise à la maison si un minimum d'activités ne sont pas maintenues, à savoir des loisirs de couple sans la présence de Yan et des loisirs individuels et de groupe sans la présence de Luc?»

L'infirmière décide alors d'explorer, avec le couple, uniquement les aspects positifs de l'hospitalisation de Lise.

INTERVENTION

Questions systémiques

«Selon vous, qu'est-ce que votre époux (et ensuite votre épouse, votre fils, votre père, votre mère, etc.) peut retirer de positif de l'expérience de l'hospitalisation?» (À noter qu'on pose cette question de façon croisée afin de connaître l'opinion de l'un au regard de l'expérience de quelqu'un d'autre.)

Selon Lise et Luc, le fait que Yan soit gardé par sa grand-mère permet à ce dernier de connaître une vie plus réglée, étant donné qu'il n'a pas à se déplacer pour aller à la garderie. En outre, il peut obtenir des permissions supplémentaires de la part de sa grand-mère, car celle-ci a du mal à lui fixer des limites.

Selon Lise, «Luc sait maintenant ce que c'est de s'occuper de Yan quand l'autre travaille!» Luc confirme cette remarque humoristique; il a l'occasion de comprendre jusqu'à quel point un enfant demande de l'attention.

Par ailleurs, Luc dit qu'il apprécie encore plus ses discussions avec son épouse ainsi que sa présence. De plus, il a appris à mieux planifier son temps et ses activités, à prendre des décisions et à faire plusieurs choses à la fois. De même, il est plus près de sa mère et reçoit du soutien de la part des autres membres de sa famille d'origine. Il se sent valorisé dans son rôle de père et indispensable à son épouse et à son fils.

Selon Lise, son hospitalisation lui donne l'occasion d'être mieux suivie par les professionnels de la santé, de se faire de «vraies amies», de s'ennuyer de son mari et de son fils, de comprendre que sa famille d'origine lui manifeste de l'intérêt, d'apprécier la liberté d'action qu'elle avait à la maison et, enfin, de participer à plusieurs activités agréables.

Selon Luc, Lise connaît un milieu de vie plus discipliné, organisé et sécuritaire. Elle a l'occasion de se faire des amies et d'acquérir différentes habiletés lors d'activités. Une fois, Lise s'est même affirmée face à une patiente envahissante, alors qu'elle était incapable de le faire auparavant.

L'infirmière ajoute que l'hospitalisation semble permettre à Lise de diminuer son isolement et de prendre une distance par rapport à Yan. Elle peut également favoriser sa relation de couple en obligeant Luc et elle à se consacrer du temps à eux deux.

À la fin de cette intervention, et après que le couple et l'infirmière ont examiné ensemble les différences existant entre les deux écocartes (voir la figure 9.2), l'infirmière pose la question suivante à Lise et à Luc: «Que pensez-vous lorsque je dis que le retour à la maison devrait être assez agréable et conserver au moins quelques-uns des aspects positifs qui ont été trouvés à l'hôpital?» Lise regarde l'infirmière avec étonnement et fait un signe affirmatif de la tête. Luc répond avec fermeté et conviction: «Certain, parce que si ça peut se faire ici, ça peut se faire à l'extérieur aussi!»

SUIVI ET ÉVALUATION

À la neuvième rencontre, soit un mois et demi après la sortie de Lise de l'hôpital, Lise précise que son époux et elle-même vont régulièrement prendre un bon repas au restaurant, parfois sans Yan, parfois avec lui. De plus, Luc joue aux quilles une fois par semaine dans une ligue masculine, pendant que Lise fait de même avec deux de ses amies. Elle ajoute : «Ça me donne l'occasion de reprendre confiance en moi en dehors de la présence de Luc. Je suis très fière de pouvoir faire ça! Ça me fait du bien!»

Lise considère qu'elle a acquis plus d'autonomie et de confiance en elle et elle perçoit maintenant qu'elle peut maîtriser de plus en plus «l'intrus». Elle désire également pousser plus loin sa relation avec son père.

Luc se qualifie de «meilleur gestionnaire» dans l'organisation de la vie familiale et reconnaît l'importance du partage de certaines tâches domestiques. Il perçoit également qu'il est un meilleur père, qu'il fait preuve d'une plus grande patience avec Yan.

Enfin, Luc et Lise communiquent de plus en plus de façon claire et directe et consacrent plus de temps à leur relation de couple.

L'APPROCHE SYSTÉMIQUE ET LA PSYCHIATRIE

L'évaluation globale des entrevues familiales permet, d'une part, de reconnaître les compétences, les efforts et les acquis de Lise et de Luc à travers cette expérience et, d'autre part, d'apprécier la pertinence du modèle d'analyse familiale utilisé et des diverses interventions systémiques.

Ce modèle d'analyse familiale et les interventions retenues favorisent la créativité et l'intuition de l'infirmière. Ils sont particulièrement pertinents dans le domaine des soins en psychiatrie parce qu'ils n'entraînent pas de blâme ou de menace pour des familles qui font trop souvent face à la culpabilisation et à la stigmatisation inhérentes à la maladie mentale. De plus, ils misent sur les forces et les ressources des familles dans la prise en charge de leur santé et la maîtrise de leur vie.

Cependant, il ne faudrait pas oublier que ce modèle d'analyse et ces interventions seront d'autant plus pertinents et efficaces s'ils s'inscrivent dans une relation de respect et d'engagement de l'infirmière auprès des familles.

RÉFÉRENCES

Bureau de la statistique du Québec (1989). *Le Québec statistique*, 59ᵉ édition, Québec : Les Publications du Québec.

Gouvernement du Québec (1985). *La santé mentale, de la biologie à la culture*, Comité de la santé mentale du Québec, Gouvernement du Québec, Bibliothèque nationale du Québec, 4ᵉ trimestre.

Gouvernement du Québec (1987). *Pour un partenariat élargi : projet de politique de santé mentale pour le Québec. Rapport Harnois*, Comité de la politique de santé mentale, Ministère de la Santé et des Services sociaux.

Grunebaum, H. & Friedman, H. (1988). «Building collaborative relationships with families of the mentally ill», *Hospital and Community Psychiatry, 39* (11), 1183-1187.

Harkaway, J.E. & Madsen, W.C. (1989). «A systemic approach to medical non-compliance : The case of chronic obesity», *Family Systems Medicine, 7* (1), 42-65.

Hatfield, A.B. (1987). «Families as caregivers : A historical perspective», dans A.B. Hatfield & H.P. Lefley (dir.), *Families of the Mentally Ill : Coping and Adaptation* (chap. 1, pp. 3-29), New York : The Guilford Press.

Patterson, J.M. (1989). «Illness beliefs as a factor in patient-spouse adaptation to treatment for coronary artery disease», *Family Systems Medicine, 7* (4), 428-441.

Roy, M. (1993). *Évaluation et interventions infirmières auprès de familles dont un membre est atteint de schizophrénie*, rapport de stage de maîtrise inédit, Montréal : Université de Montréal, Faculté des sciences infirmières.

Searight, R.H. & Noce, J.J. (1989). «Towards a systemic model of health care compliance : Rationale and interview protocol», *Journal of Strategic and Systemic Therapies, 7* (1), 42-53.

Shaw, M.C. & Halliday, P.H. (1992). «The family crisis and chronic illness : An evolutionary model», *Journal of Advanced Nursing, 17*, 537-543.

Terkelsen, K.G. (1987). «The meaning of mental illness to the family», dans A.B. Hatfield & H.P. Lefley (dir.), *Families of the Mentally Ill* (pp. 128-150), New York : The Guilford Press.

Tomm, K. (1987a). «Interventive interviewing. Part 1 : Strategizing as a fourth guideline for the therapist», *Family Process, 26* (3) 3-13

Tomm, K. (1987b). «Interventive interviewing. Part 2. Reflexive questioning as a means to enable self-healing», *Family Process, 26,* (6) 167-183.

Tomm, K. (1988). «Interventive interviewing. Part 3. Intending to ask linear, circular, strategic, or reflexive questions?», *Family Process, 27* (1), 1-15.

Watson, W.L., Wright, L.M. & Bell, J.M. (1992). «Osteophytes and marital fights : A systemic approach to chronic pain», *Family Systems Medicine, 10* (4), 423-435.

White, M. & Epston, D. (1990). *Narrative Means to Therapeutic Ends*, New York : W.W. Norton & Company.

Wright, L.M. & Leahey, M. (1994). *Nurses and families : A Guide to Family Assessment and Intervention*, 2ᵉ édition. Philadelphie : F.A. Davis.

Wright, L.M. & Simpson, M.A. (1991). «A systemic belief approach to epileptic seizures : A case of being spellbond», *Contemporary Family Therapy : An International Journal, 13* (2), 165-180.

CHAPITRE 10

La famille devant l'attente d'une chirurgie cardiaque

Lyne Campagna

INTRODUCTION

Au Canada, environ 41 % de tous les décès sont attribuables aux maladies cardio-vasculaires (Canadian Centre for Health Information, 1990). En dépit du fait que l'on observe depuis quelques décennies une baisse du taux de mortalité, il n'en demeure pas moins que les maladies cardio-vasculaires continuent de compromettre considérablement la santé de plusieurs Canadiens. De ce nombre, certains se trouvent à un moment ou un autre placés devant les limites du traitement médicamenteux offert et doivent envisager sérieusement une intervention chirurgicale telle que les pontages coronariens ou la transplantation cardiaque.

À ce sujet, une étude de Higginson et ses collaborateurs (1992) révèle que l'attente moyenne d'une chirurgie cardiaque est de 22,6 semaines et que le Québec figure parmi les deux provinces du Canada où l'attente reste la plus longue (plus de 32 semaines). Par rapport à la transplantation cardiaque, Québec Transplant (1993) estime à 16,7 semaines le temps moyen d'attente pour l'obtention d'un donneur d'organe compatible, permettant à la transplantation d'avoir lieu.

Par conséquent, nombreux sont les auteurs (Artinian, 1989 ; Cozac, 1988 ; McRae, 1991 ; Nolan et autres, 1992) qui affirment que l'attente d'une chirurgie cardiaque s'avère pour plusieurs patients atteints d'une cardiopathie sévère et les membres de leur famille une expérience des plus stressantes. À titre de comparaison, les patients et leur famille disent qu'ils tiennent dans leurs mains une bombe munie d'une mèche communiquant peu à peu le feu à la charge (Andersen et Naess, 1986; Suszycki, 1988). En effet, le patient et sa famille doivent composer à la fois avec une maladie qui menace la vie et avec le stress de l'attente de la chirurgie cardiaque.

En ce qui a trait aux patients eux-mêmes, Keckeisen et Nyamathi (1990) observent que ces derniers, qui sont aux prises avec plusieurs symptômes tels que des problèmes digestifs et de sommeil, des douleurs thoraciques, de la fatigue, éprouvent beaucoup de difficulté à s'adapter sur le plan psychologique. Kuhn et ses collaborateurs (1988) rapportent une augmentation du niveau d'anxiété et de dépression chez les patients qui connaissent une détérioration considérable de leur état de santé. Dracup et ses collaborateurs (1984) mentionnent que la majo-rité des patients sont préoccupés par les restrictions que leur impose la maladie. Nombre d'entre eux doivent mettre un terme à leur travail. Lough (1988) soutient que la perte de l'emploi non seulement provoque la perte du revenu, de l'estime de soi, de l'indépendance, des amis, des contacts sociaux mais engendre aussi des sentiments de colère et d'amertume. De plus, selon Dracup et ses collaborateurs (1984), les patients sont apeurés par la mort, la douleur, l'arythmie et les éventuelles crises cardiaques. Porter et ses collaborateurs (1991) sou-lignent qu'outre la peur de leur propre mort les patients craignent tout autant l'influence de cette dernière sur leur famille.

Plusieurs auteurs se sont plus particulièrement intéressés à l'expé-rience des conjointes dont le mari souffre d'une maladie cardiaque. À ce propos, Nyamathi (1987) rapporte que les conjointes font face à maintes difficultés : la perte ou la menace de perdre leur conjoint, les problèmes reliés aux soins des enfants, les contraintes financières, l'atteinte à l'estime de soi et un avenir incertain et surtout imprévisible. Muirhead (1992) observe que ces conjointes sont parfois accablées sous la responsabilité qui leur incombe d'offrir un soutien émotionnel non seulement à leur conjoint malade mais également à leurs enfants et aux membres de la famille étendue. De plus, Nyamathi (1987) affirme que certaines réactions physiques et émotionnelles peuvent survenir, comme des perturbations de l'alimentation et du sommeil, des maux de tête, des douleurs thoraciques, de l'anxiété, de la fatigue, de l'irri-tabilité et une mauvaise concentration. Plusieurs études ont en effet démontré une incidence plus élevée de maladies chez la conjointe d'une personne malade (Yaremko-Dolan, 1984).

Indéniablement, la maladie cardiaque grave affecte le fonction-nement même de tout le système familial (Shanfield, 1990). Certains auteurs (Hook et ses collaborateurs, 1990; Lough, 1988) soutiennent que la réorganisation des rôles, exigée par la maladie, demeure extrêmement stressante pour les membres d'une famille. Rolland (1984) précise que la tendance à voir le membre de la famille malade peut engendrer des comportements inadaptés face à la réorganisation des rôles, ce qui enlève ainsi au membre «malade» des responsabilités importantes. La famille devient souvent surprotectrice envers la personne atteinte d'un problème de santé (Invernizzi et autres, 1991; Lough, 1988). Gilliss (1989) rapporte que certains membres de la famille se voient dans l'obligation de surveiller les activités de la personne malade. À ce sujet, une étude de Nyamathi (1987) révèle que 50 % des femmes observent la respiration de leur conjoint durant son sommeil et que 60 % des femmes expriment l'importance de maintenir le calme au sein de leur famille en évitant des sujets de discussion qui pourraient troubler leur mari. Mishel et Murdaugh (1987) ajoutent que certaines conjointes filtrent même les informations pour protéger leur conjoint des informations qui pourraient lui être néfastes. Ces comportements de surprotection entraînent parfois des conflits au sein du couple (McRae, 1991).

Cependant, Gilliss et ses collaborateurs, (1985) ont remarqué de plus grandes perturbations dans les familles où la personne malade a subi une chirurgie cardiaque en comparaison des familles où le patient est médicalement bien contrôlé. La chirurgie cardiaque est souvent perçue comme une crise. De plus, King (1985) rapporte que les patients en attente d'une chirurgie craignent les douleurs postopératoires, l'apparence de l'incision et ont peur de mourir avant que la chirurgie n'ait lieu. Selon Cozac (1988) et McRae (1991), les conjointes craignent également beaucoup que leur conjoint ne puisse survivre jusqu'à la chirurgie cardiaque. Andersen et Naess (1986) ainsi que Gilliss (1991) affirment que ces craintes sont souvent plus ou moins exprimées au sein de la famille, ce qui a pour effet d'augmenter les tensions familiales déjà existantes. Herz Brown (1989) soutient que plus l'expérience stressante se prolonge et s'intensifie, plus grandes sont les difficultés pour les membres d'entretenir de bonnes relations familiales.

De façon réciproque, les relations familiales influencent l'évolution de la maladie et, par le fait même, le déroulement de l'attente d'une chirurgie cardiaque. Selon Sirles et Selleck (1989), les membres de la famille participent au processus de définition de la maladie et donnent une validation du rôle de malade. La famille peut, dans certaines situations, avoir un effet sur le désir de vivre de la personne malade (Wright et Leahey, 1987). De plus, Wright et Leahey (1987) soutiennent que l'évolution de la maladie menaçant la vie est grandement influencée par les réactions des membres de la famille. De l'avis de certains auteurs (Wright et Leahey, 1987; Invernizzi et autres, 1991), les personnes malades répondent davantage aux réactions des membres de leur

famille face à leur maladie qu'à leur propre état de santé. Par conséquent, Weakland et Fisch (1984) relatent que les réactions familiales
ont une incidence sur les décisions d'entreprendre ou de retarder un
traitement, sur les perceptions des symptômes présentés et la gravité
de la maladie, sur l'assiduité aux traitements et la satisfaction face
à ceux-ci.

Maintes études démontrent que le soutien familial peut atténuer
les effets du stress que ressentent les individus (Blake, 1988), offrir
une certaine protection contre les maladies cardiaques (Medalie et
Goldbourt, 1976) et améliorer l'état de santé tant physique qu'émotionnel (Ross, Mirowsky et Goldsteen, 1990). De ce fait, plusieurs
auteurs (Porter et autres, 1991; Muirhead, 1992) sont d'avis que le
soutien familial demeure une ressource importante pour le patient
qui doit composer avec l'expérience stressante de l'attente.

Quoi qu'il en soit, l'infirmière qui côtoie régulièrement ce type
de patients constate que les patients aux prises avec une cardiopathie
grave et leur famille perçoivent de façon différente l'expérience stressante de l'attente d'une chirurgie cardiaque et composent autrement
avec elle. Il va sans dire que certaines familles composent beaucoup
plus difficilement que d'autres avec les nombreuses exigences de
l'attente. L'infirmière, par sa présence tout au long de l'expérience
de la chirurgie cardiaque, occupe inévitablement une position privilégiée pour comprendre l'expérience que vivent ces familles et aider
ces dernières à composer avec les difficultés qu'elles doivent affronter
en cette période stressante de l'attente.

De l'avis de Wright et Simpson (1991) et de celui de Watson, Wright
et Bell (1992), l'approche familiale systémique s'avère particulièrement
efficace pour aider les familles à composer avec la maladie. Dans cette
perspective systémique en soins infirmiers, le système familial devient
la principale cible d'intervention. L'infirmière s'intéresse à la fois au
patient et aux membres de sa famille en mettant l'accent sur l'interaction
des différents membres et sur la réciprocité entre la maladie cardiaque
et la dynamique familiale (Wright et Leahey, 1990).

L'adoption d'une telle approche systémique auprès de familles
qui sont dans l'attente d'une chirurgie cardiaque devrait aider ces
dernières à composer avec cette expérience stressante et à les préparer
par le fait même aux différentes éventualités (comme la réalisation
de la chirurgie cardiaque, les modifications de l'état cardiaque du
candidat à la chirurgie ou le décès de ce dernier) pouvant survenir
lors de l'attente.

L'exemple clinique qui suit constitue une application d'une
approche systémique auprès de ce type de famille.

EXEMPLE CLINIQUE

PRÉSENTATION DE LA FAMILLE ET DU CONTEXTE D'INTERVENTION

La famille Martin se compose essentiellement de Benoît, âgé de 61 ans, et de sa conjointe Clara, âgée de 58 ans. Benoît, qui est aux prises avec une détérioration de sa cardiomyopathie ischémique, apprit il y a deux mois que la chirurgie cardiaque, soit un double pontage coronarien, s'avérait pour lui le traitement de choix. Bien que surpris par cette nouvelle, Benoît Martin accepta aussitôt que son nom soit inscrit sur la liste d'attente pour une chirurgie cardiaque.

Toutefois, depuis quelque temps, Benoît Martin semble vivre beaucoup plus difficilement l'attente d'une chirurgie cardiaque. En effet, l'infirmière remarque que Benoît se présente plus fréquemment à la clinique de cardiologie, se plaignant davantage d'une grande fatigue et, par le fait même, des limitations physiques qui restreignent ses activités quotidiennes. Tantôt, son état cardiaque exige un réajustement de sa médication, tantôt, il ne démontre pas nécessairement de changements importants lors de l'examen clinique.

Au cours d'une visite médicale qu'effectue Benoît, l'infirmière profite du moment où elle fait les prises de sang et vérifie les signes vitaux pour explorer l'influence du besoin d'une chirurgie cardiaque sur la vie de la famille Martin. S'appuyant sur son expérience professionnelle dans ce domaine, elle mentionne à Benoît que les patients lui révèlent souvent que l'attente d'une chirurgie cardiaque entraîne dans leur famille certains changements. L'acquiescement de Benoît à ces propos incite l'infirmière à poursuivre la conversation. Pour ce faire, l'infirmière a recours aux questions systémiques, dont la formulation, comme nous l'avons vu au chapitre 2, vise à établir les liens existant entre les personnes, les comportements, les sentiments, les événements et les croyances (Tomm, 1987). L'infirmière demande notamment à Benoît: «Depuis l'annonce d'une future chirurgie cardiaque, quel est le plus grand changement que vous ayez observé au sein de votre famille?» Benoît répond: «Ma femme ne me laisse plus rien faire dans la maison et elle est en train de ruiner sa propre santé, qui est déjà précaire. Si vous lui parliez, peut-être qu'elle me laisserait un peu tranquille.» L'infirmière lui propose plutôt de rencontrer sa femme et lui ensemble lors de la prochaine visite médicale de Benoît. Sans hésiter, celui-ci accepte et il se charge de transmettre l'invitation à sa conjointe. Dès le lendemain matin, Clara communique avec l'infirmière de la clinique pour l'assurer de sa participation à la rencontre familiale.

L'infirmière profite de cette rencontre initiale pour établir une relation de confiance avec les conjoints. Ainsi, elle leur expose le principal motif de la rencontre qui sera d'une durée approximative de 20 minutes, soit de discuter de leur expérience reliée à l'attente de la chirurgie cardiaque de Benoît; elle veille à répondre à leurs questions qui se rapportent aux rencontres. Se basant sur le Modèle d'analyse familiale de Calgary (Wright et Leahey, 1994), l'infirmière invite les conjoints à faire le génogramme de leur famille (voir la figure 10.1) et recueille par le fait même quelques informations complémentaires qui seront utiles à l'élaboration de l'écocarte (voir la figure 10.2, page 196) et à l'analyse du fonctionnement de la famille Martin. Cette analyse du système familial permettra à l'infirmière d'établir des hypothèses qui sauront guider ses interventions auprès de la famille. Puis il y aura un suivi et une évaluation des interventions qui auront été faites.

Pour réaliser l'analyse du système familial des Martin, l'infirmière a recours principalement à ces questions-ci : «Qui sont les membres de votre famille?»; «Quel est leur état de santé?»; «Que faites-vous comme travail?»; «Depuis quand savez-vous que Benoît est atteint d'une maladie cardiaque?» Elle fait également appel à certaines questions systémiques telles que celles-ci : «Qui, parmi les membres de votre famille, est le plus affecté par l'attente d'une chirurgie cardiaque de Benoît?»; «Comment le démontre-t-il?»; «Lorsque vous avez des ennuis de santé, quelles sont les personnes qui vous aident le plus?»

ANALYSE DU SYSTÈME FAMILIAL

Sur le plan de la structure familiale

L'analyse de la structure familiale, à l'aide des deux outils que constituent le génogramme et l'écocarte, illustre bien que la famille Martin doit composer à la fois avec les problèmes de santé de Benoît et avec ceux de Clara. Cette dernière évoque avec beaucoup d'émotion ses divers problèmes, tels que ses ulcères de l'estomac, que ne parvient pas à soulager complètement sa présente médication, et ses maux de dos, qui lui occasionnent des céphalées et des douleurs dans les jambes. Quant à Benoît, ses problèmes cardiaques ont fait leur apparition en 1991. Ses malaises, qui ne s'étaient pas manifestés depuis, ont refait surface à la suite d'un deuxième infarctus qui a eu lieu deux mois seulement après sa mise à la retraite dans son emploi de gardien de sécurité. L'annonce

FIGURE 10.1

GÉNOGRAMME DE LA FAMILLE MARTIN

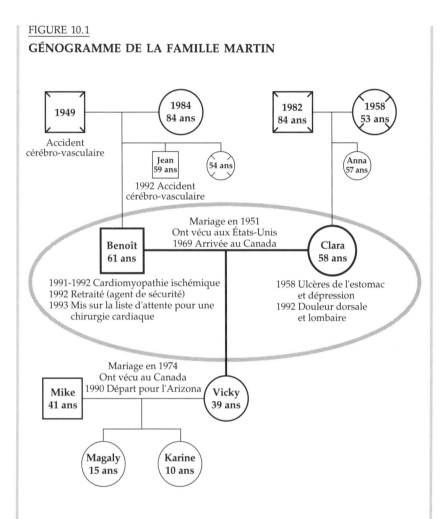

de la nécessité d'une chirurgie cardiaque a bouleversé les membres de la famille Martin, car, selon eux, Benoît était tout à fait guéri de ses problèmes cardiaques.

De plus, le couple Martin semble posséder un nombre restreint de ressources extérieures, leur fille unique Vicky et sa famille étant parties vivre en Arizona il y a quatre ans. Leurs relations avec Anna, l'unique membre de leur famille étendue qui habite la même ville, semblent plutôt conflictuelles. Quant à leur cercle d'amis, Benoît et Clara affirment qu'ils entretiennent peu de liens depuis qu'ils ne peuvent plus s'adonner aux mêmes activités que leurs amis, en raison des problèmes cardiaques de Benoît. Par conséquent, les professionnels de la santé semblent représenter, en cette période de l'attente d'une chirurgie cardiaque, leur principale ressource.

FIGURE 10.2

ÉCOCARTE DE LA FAMILLE MARTIN

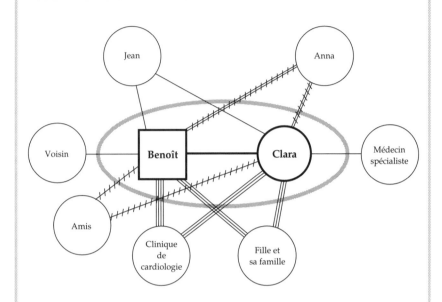

Sur le plan du cycle de la vie familiale

Selon le Modèle d'analyse familiale de Calgary (Wright et Leahey, 1994), la famille Martin se situe, par rapport au cycle de la vie familiale, au stade de la famille âgée. Tout au long de cette première rencontre, l'infirmière retient des informations qui serviront à son analyse des différentes tâches inhérentes à la famille âgée. Voici certaines de ces tâches :

1. Maintenir un fonctionnement sur le plan individuel du couple et certains intérêts devant le déclin physiologique, comme l'exploration de nouveaux rôles familiaux et sociaux. En dépit des nombreux problèmes de santé affectant chacun des conjoints, ceux-ci semblent entretenir un lien émotif assez intense et partagent la plupart de leurs activités. Toutefois, le couple paraît éprouver certaines difficultés d'adaptation au changement du rôle de travailleur à celui de retraité de Benoît. Ce dernier, qui est d'autant plus limité par son état cardiaque, passe maintenant la plus grande partie de son temps dans le logement situé à l'étage du duplex dont il est propriétaire. En contrepartie, Clara a du mal à s'adapter à la présence constante de son mari ; elle se voit obligée d'apporter des changements dans ses habitudes quotidiennes, qui sont bien établies depuis de nombreuses années, telles que la préparation des repas et l'entretien ménager.

2. Faire place au veuvage et à l'expérience des aînés dans le système familial. Pour le moment, la famille Martin ne semble pas visée par cette tâche.

3. Composer avec la perte du conjoint, de la fratrie et d'autres pairs et se préparer à la mort. Au terme de la première rencontre, l'infirmière ne possède pas assez d'informations pour analyser cette tâche. Néanmoins, elle n'élimine aucunement l'analyse éventuelle de cette importante tâche du développement de la famille Martin lors des prochaines rencontres.

Sur le plan du fonctionnement familial

L'attente d'une chirurgie cardiaque, et plus particulièrement les limitations physiques imposées par l'état de santé de Benoît, affecte considérablement le fonctionnement de la famille Martin sur le plan des activités quotidiennes. Par exemple, le couple doit prévoir des visites régulières à la clinique, la prise de médicaments et le respect des périodes de repos de Benoît, l'aide nécessaire à l'entretien extérieur de leur propriété. Clara admet qu'elle se sent fréquemment débordée par le nombre de tâches à accomplir. En ce qui a trait au fonctionnement expressif de la famille, l'infirmière retient surtout les croyances familiales, la communication circulaire et les rôles ; ces composantes feront l'objet d'une analyse ultérieure de sa part.

À leur arrivée à la clinique, le couple Martin manifeste le désir que leur petite-fille Magaly, qui est venue passer quelques semaines de vacances avec ses grands-parents, assiste à la deuxième rencontre familiale. L'infirmière montre beaucoup d'hésitation face à cette proposition, car elle croit que la discussion sur les expériences difficiles du couple pourrait créer inutilement chez l'adolescente de l'inquiétude à l'égard de ses grands-parents. Si Benoît devait subir une longue attente avant d'être opéré ou s'il faisait un autre infarctus, l'inquiétude de Magaly pourrait accroître celle que Vicky, sa mère, éprouve déjà, lors du retour de l'adolescente en Arizona.

Par ailleurs, cette croyance de l'infirmière est ébranlée au moment où celle-ci, curieuse de découvrir la «réalité» de la famille quant à la participation de Magaly à la rencontre familiale, explore les croyances des conjoints en leur posant la question systémique (hypothétique) suivante : « Si, lors de notre rencontre, votre petite-fille prenait conscience que ses grands-parents vivent beaucoup plus difficilement l'attente d'une chirurgie cardiaque qu'elle ne l'avait imaginé, comment pensez-vous qu'elle réagirait lors de son retour en Arizona ? » Clara et Benoît répondent en disant qu'ils croient que Magaly, qui a toujours démontré une plus grande maturité que les enfants de son âge, n'hésiterait nullement à parler de ses inquiétudes à sa mère et qu'elle saurait même rassurer celle-ci, qui est encore beaucoup plus affectée qu'eux par leur situation. Face à cette réponse, l'infirmière est maintenant d'accord avec l'idée que Magaly participe à la rencontre familiale.

QUESTIONS SYSTÉMIQUES

Au fil de cette conversation, le recours aux questions systémiques permet à l'infirmière d'explorer certains rôles de la famille Martin. Elle s'adresse d'abord à Clara : «Quelle est la plus grande difficulté avec laquelle vous devez composer quotidiennement depuis que votre mari souffre d'une maladie cardiaque?» Clara répond : «C'est d'avoir à tout faire pour mon mari malade : l'entretien ménager, la préparation des trois repas par jour, les courses, et cela malgré mon état de santé.» Puis l'infirmière s'adresse à Magaly : «D'après toi, quelle est la plus grande difficulté avec laquelle ton grand-père doit composer en cette période de l'attente?» Magaly répond : «Ses restrictions physiques, car il ne peut plus rien faire à cause de sa maladie. De toute façon, grand-mère refuse qu'il fasse quoi que ce soit dans la maison.»

HYPOTHÈSES

L'analyse des différents rôles familiaux amène l'infirmière à poser deux hypothèses. D'abord, les membres de la famille semblent démontrer peu de flexibilité au sujet des rôles familiaux, ce qui affecte considérablement l'habileté de chacun à composer avec les difficultés qui entourent l'attente d'une chirurgie. Il semble qu'en plus de son rôle de ménagère, dont les exigences se sont accrues depuis que Benoît est constamment à la maison, il incombe à Clara d'assumer presque à part entière le rôle de soignante, alors qu'en revanche le rôle de personne malade revient à Benoît.

Ensuite, le couple paraît tellement préoccupé par les besoins de Benoît qu'il semble reconnaître difficilement les besoins de Clara créés par la précarité de son état de santé tant physique que psychologique. Ce manque d'attention aux besoins de Clara et un accroissement des besoins de Benoît, advenant une détérioration de son état cardiaque ou encore la réalisation de l'opération qu'il attend de subir, pourraient compromettre l'état de santé de celle-ci et, conséquemment, son rôle de soignante naturelle auprès de son mari.

INTERVENTIONS

Métaphore

S'appuyant sur ces hypothèses systémiques, l'infirmière opte pour l'utilisation d'une métaphore de façon à susciter chez les membres de la famille une réflexion sur leur expérience de l'attente. Comme le soulignent O'Hanlon et Davis (1989), la métaphore permet un langage commun. L'infirmière base sa métaphore sur l'équipage du bateau où Benoît a travaillé dans la garde côtière et sur une expression que celui-ci a utilisée au cours de la rencontre familiale actuelle, soit celle de «ne pas manquer le bateau».

L'infirmière présente à la famille Martin cette métaphore : l'attente d'une chirurgie cardiaque, c'est comme un voyage en bateau dont personne ne peut définir la durée. Le bateau ne peut toutefois naviguer dans une mer qui est parfois tumultueuse (les difficultés accrues de l'attente) en l'absence d'un des membres de l'équipage. Le travail en équipe, qui demeure indispensable, est très exigeant étant donné que certains membres doivent composer avec leurs propres problèmes de santé alors que d'autres n'avaient pu imaginer qu'ils affronteraient une telle houle. Ainsi, pour assurer la participation optimale des membres de la famille, chacun doit encourager l'autre à rester dans le bateau.

Questions systémiques

Poursuivant avec cette métaphore, l'infirmière invite la famille à une réflexion en adressant certaines questions à chacun de ses membres. Cette curiosité de l'infirmière envers les croyances de tous les membres de la famille lui permet de respecter l'un des trois principes de l'entrevue familiale (Selvini-Palazzoli et autres, 1980) qu'est la neutralité, ce qui favorise une conversation thérapeutique. Ainsi, elle pose à Magaly cette question centrée sur le changement : «De quelle façon penses-tu pouvoir le plus aider ta grand-mère et ton grand-père à demeurer des membres actifs de l'équipage ?» Magaly répond : «Peut-être que si je les aidais dans certaines tâches à la maison, grand-mère et grand-père seraient moins fatigués.» Puis l'infirmière pose à Benoît une question axée sur le comportement : «Que pensez-vous que vous puissiez faire dans la mesure de vos capacités physiques pour aider votre femme à demeurer active au sein de l'équipage ?» Benoît répond : «Si je démontrais une plus grande indépendance face à mes soins, peut-être qu'elle serait moins inquiète pour moi et qu'elle se permettrait certaines activités à l'extérieur de la maison.»

SUIVI ET ÉVALUATION

Bien que cette réflexion ait permis aux membres de la famille de découvrir certaines solutions susceptibles de les aider à mieux composer avec l'attente d'une chirurgie cardiaque, l'influence réelle de cette réflexion sera mieux évaluée plus tard.

Dans les premières minutes d'une brève rencontre familiale, l'infirmière a à peine le temps de s'informer de l'état des membres de la famille que Clara dit qu'elle ne se sent pas bien ; elle énumère ses nombreux malaises physiques : la fatigue, les céphalées, les douleurs à l'estomac, l'embonpoint. D'un ton réprobateur, Benoît précise que si elle ne passait pas ses journées entières dans la maison, elle se sentirait beaucoup mieux. À titre d'exemple, il souligne que Clara hésite à accepter l'invitation de leur fille Vicky. Cette dernière, qui prévoit qu'elle passera bientôt trois semaines chez ses parents, offre à sa mère de s'occuper de son père afin que celle-ci puisse prendre un peu de répit, par exemple en faisant un voyage.

QUESTIONS SYSTÉMIQUES

Face à cette dynamique familiale, l'infirmière invite les membres de la famille à établir avec elle des hypothèses systémiques en posant à l'un ou à l'autre les questions suivantes :

- Comment vous expliquez-vous le fait que votre femme passe beaucoup de temps à l'intérieur de la maison ?
- Que faites-vous lorsque votre femme demeure toujours dans la maison, refusant de sortir sans vous ? (Il s'agit d'une question axée sur l'influence d'un comportement.)
- Que croyez-vous que votre mari pense lorsqu'il vous voit passer vos journées entières dans la maison parce que vous refusez de sortir seule ? (Il s'agit d'une question triadique.)
- Que pensez-vous lorsque votre femme refuse de sortir seule ?
- Comment pensez-vous que votre mari se sent lorsqu'il croit que sa femme souffre plus que lui de son état de santé ? (Il s'agit d'une question triadique.)
- Comment expliquez-vous le fait que votre mari vous encourage tant à sortir ?
- Si votre femme décidait de s'accorder du temps à l'extérieur de la maison, quelle influence pensez-vous que cela aurait sur elle ? (Il s'agit d'une question hypothétique.)

HYPOTHÈSES

En dépit des encouragements de Benoît, Clara semble refuser de sortir en l'absence de son mari. Elle soutient qu'elle ne peut pas laisser seul son mari et que, de toute façon, son propre état de santé l'en empêche. Quant à Benoît, le fait de voir sa femme confinée à la maison l'amène à croire qu'elle souffre plus que lui durant cette période de l'attente. Cette croyance de Benoît fait naître en lui un fort sentiment de culpabilité. Ainsi, il est possible que plus Benoît encourage sa femme à sortir de la maison, plus Clara refuse de sortir, et, réciproquement, le refus de Clara de sortir provoque les encouragements de Benoît. La figure 10.3 illustre le pattern de communication circulaire que propose cette hypothèse systémique.

FIGURE 10.3
**PATTERN DE COMMUNICATION CIRCULAIRE
ENTRE BENOÎT ET CLARA**

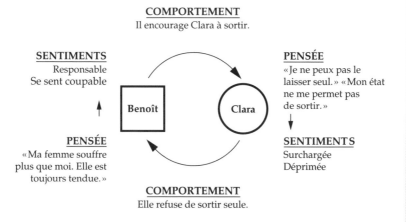

Clara perçoit cette attente d'une chirurgie comme étant de plus en plus stressante ; ce stress semble exercer une influence plutôt néfaste sur ses différents problèmes de santé. Il demeure également possible que la détérioration de l'état de santé de Clara compromette dans un avenir proche son rôle de soignante auprès de son mari, ce qui engendrerait davantage de stress au sein de la famille Martin.

INTERVENTION

À la lumière de ces deux hypothèses systémiques, l'infirmière choisit de recourir à l'intervention familiale de Papp (1980), soit la présentation d'opinions partagées. Cette intervention consiste à offrir à la famille trois opinions divergentes, dont deux se basent principalement sur celles qui sont véhiculées par ses membres ; la troisième opinion exprime un état de confusion et d'ambivalence par rapport aux deux opinions présentes au sein de la famille. En validant tant l'opinion de Benoît que celle de Clara, l'infirmière désire permettre au couple de reconnaître la valeur des opinions divergentes et de s'ouvrir davantage aux idées de l'autre.

L'infirmière tient avec les conjoints une conversation qui illustre cette intervention familiale. Elle leur confie d'abord qu'elle est confuse, qu'elle est partagée entre deux opinions. Selon la première opinion, qui soutient celle de Benoît, l'infirmière pense que les conjoints doivent profiter du séjour de leur fille venue d'Arizona pour permettre à Clara de sortir de la maison. Pour ce faire, Clara doit s'en aller pendant quelques jours ; si elle ne faisait que des sorties sporadiques, cela lui laisserait l'impression d'être toujours restée à la maison. Le fait de lui permettre ce répit demeure l'unique façon pour Clara d'emmagasiner un peu d'énergie afin de poursuivre l'attente de la chirurgie de son mari.

Selon la deuxième opinion, qui appuie cette fois celle de Clara, l'infirmière pense que, lors du séjour de leur fille, Benoît et Clara devraient limiter leurs sorties et demeurer à la maison de manière à profiter pleinement de la visite de Vicky et retrouver par la même occasion une vraie vie de famille. De cette expérience, Clara pourra davantage puiser l'énergie nécessaire à la poursuite de l'attente.

Entre ces deux opinions, l'infirmière révèle aux membres du couple qu'elle se questionne sur ce qui pourra davantage les aider durant cette période de l'attente d'une chirurgie cardiaque. Elle leur suggère d'en discuter lors de la prochaine visite médicale de Benoît.

De plus, afin de valoriser la participation de la famille Martin, l'infirmière assigne aux conjoints un rôle d'expert en leur demandant ce qu'elle devrait suggérer à d'autres familles qui sont dans l'attente d'une chirurgie cardiaque. De cette façon, l'infirmière évite de leur imposer sa propre perception de leur expérience familiale.

SUIVI ET ÉVALUATION

Soucieux que d'autres familles bénéficient de leur expérience, Clara et Benoît confirment aussitôt leur prochain rendez-vous avec le médecin. Quelques jours plus tard, Benoît téléphone à l'infirmière pour s'assurer que celle-ci a été informée de sa récente sortie de l'hôpital; il remet à plus tard sa visite à la clinique. Il profite de cet entretien téléphonique pour la remercier de l'aide qu'elle a apportée à sa famille, plus particulièrement à sa femme. Il a beaucoup apprécié la rencontre en présence de leur petite-fille, et il a pu observer par la suite chez Magaly un changement de comportement favorable. Celle-ci s'est en effet avérée une ressource familiale précieuse pour Clara, en dispensant sa grand-mère de maints travaux ménagers. De plus, consécutivement à cette rencontre, Benoît affirme que sa femme a démontré une grande ouverture face à son offre de l'aider. Cette étroite collaboration leur a ainsi permis de réaliser en famille, tout comme autrefois, quelques activités, comme aller au cinéma, magasiner ou manger au restaurant.

À la visite suivant cet entretien téléphonique, l'infirmière apprend avec étonnement que Clara a réalisé seule son premier voyage en 41 ans de mariage! Même s'il lui paraissait insensé de partir considérant ses ulcères d'estomac et la sortie récente de son mari de l'hôpital, Clara a séjourné six jours aux États-Unis en compagnie de la belle-sœur de sa sœur. Elle raconte d'ailleurs avec enthousiasme son expérience de voyage: les spectacles, le magasinage, les promenades. Benoît souligne que sa femme n'a éprouvé aucun malaise à l'estomac.

Clara mentionne qu'elle n'a même pas eu besoin de prendre de médicaments pour les malaises gastriques et l'insomnie. Contrairement à Clara qui n'arrive pas à s'expliquer cette absence de symptômes, Benoît croit que celle-ci est attribuable à la moins grande nervosité de sa femme. D'autant plus qu'à son retour à la maison les malaises gastriques de Clara sont réapparus. Néanmoins, les époux s'entendent pour dire que cette expérience, qui a permis à Clara de faire un voyage et au couple de passer de bons moments en famille lors du séjour de Vicky, en valait vraiment la peine. De plus, le soir précédant cette visite à la clinique, Clara est allée, sans son mari, voir un spectacle.

En attendant que son mari termine son échographie cardiaque, Clara se rend à la clinique de cardiologie pour saluer l'infirmière. Durant cette courte conversation, elle lui fait part de sa peur que son mari ne soit terrassé par un nouvel infarctus, qui pourrait lui être fatal, de sa crainte de se retrouver du jour au lendemain seule et de son incertitude face à la chirurgie cardiaque. Elle dit qu'elle croit de plus en plus à l'influence de ses craintes actuelles sur son propre état de santé tant physique que psychologique. Toutefois, elle précise qu'elle est une personne pessimiste, alors que son mari est un homme optimiste.

QUESTIONS SYSTÉMIQUES

À l'aide de l'approche systémique préconisée, l'infirmière construit de nouvelles hypothèses en adressant à Clara, entre autres, les questions systémiques suivantes: «Selon vous, le fait de parler ouvertement de vos craintes exerce-t-il une influence positive ou négative sur votre état de santé?» (question axée sur les différences); «Que fait votre mari lorsque vous démontrez de la dépression ou lorsque vous avez davantage de problèmes de santé?» (Il s'agit d'une question axée sur l'influence d'un comportement.)

HYPOTHÈSES

Comme l'illustre le pattern de communication circulaire (voir la figure 10.4), l'infirmière se demande si Benoît, qui se sent responsable de l'état dans lequel se trouve Clara actuellement (problèmes de santé plus nombreux et dépression), se croit obligé de protéger sa femme en lui disant de ne pas s'en faire pour rien et que tout va bien se passer. Face à l'optimiste qu'est Benoît, Clara trouve inconcevable de parler avec son mari de sa peur de se retrouver seule et de soulever la possibilité que la chirurgie n'ait pas lieu à temps. Cette croyance semble susciter chez Clara des sentiments de peur, de dépression qui peuvent exacerber ses problèmes de santé. Réciproquement, cela peut amener Benoît à protéger davantage sa femme.

FIGURE 10.4

NOUVEAU PATTERN DE COMMUNICATION CIRCULAIRE ENTRE BENOÎT ET CLARA

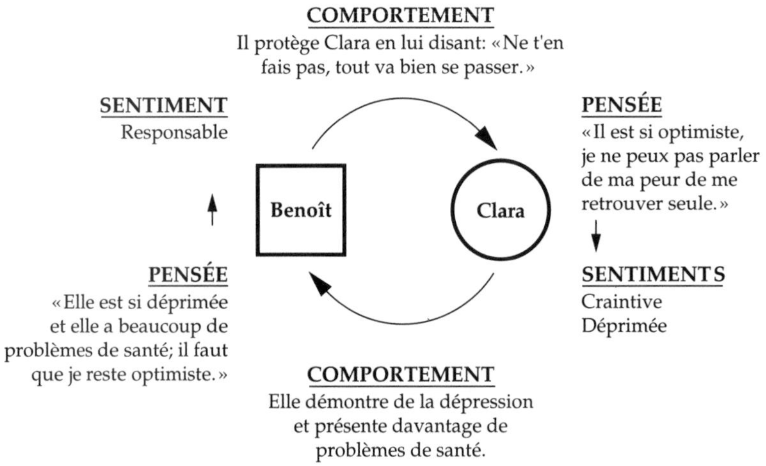

COMPORTEMENT
Il protège Clara en lui disant: «Ne t'en fais pas, tout va bien se passer.»

SENTIMENT
Responsable

PENSÉE
«Il est si optimiste, je ne peux pas parler de ma peur de me retrouver seule.»

Benoît   Clara

PENSÉE
«Elle est si déprimée et elle a beaucoup de problèmes de santé; il faut que je reste optimiste.»

SENTIMENTS
Craintive
Déprimée

COMPORTEMENT
Elle démontre de la dépression et présente davantage de problèmes de santé.

Selon une deuxième hypothèse, la croyance voulant que Clara soit une personne pessimiste alors que Benoît est une personne optimiste s'avère plutôt contraignante pour le système familial, principalement pour Clara. Cette croyance semble ainsi décourager Clara de parler ouvertement de ses craintes avec son mari durant cette période de l'attente d'une chirurgie cardiaque.

INTERVENTIONS

Questions systémiques

S'appuyant sur la première hypothèse systémique que l'infirmière a dégagée de la brève conversation qu'elle a eue avec Clara, l'infirmière utilise à titre d'intervention auprès de cette dernière deux questions systémiques. Elle lui demande d'abord : «Si vous décidiez de parler de vos craintes avec votre mari, comment pensez-vous qu'il réagirait?» Clara répond : «Mon mari serait plus déprimé. J'apprécie grandement qu'il ne pleure pas à longueur de journée et qu'il ne me dise pas constamment qu'il va mourir. Cela me déprime beaucoup de voir mon mari pleurer.» Puis, l'infirmière demande à Clara : «Pensez-vous que votre mari essaie de vous protéger en vous disant souvent de ne pas vous en faire et que tout va bien se dérouler?» Clara répond : «Je ne sais pas. À vrai dire, je n'avais jamais pensé à une telle possibilité.»

Recadrage

L'infirmière souhaite ébranler la croyance contraignante sous-jacente à la seconde hypothèse en faisant appel au recadrage. Ainsi, elle redéfinit le problème en lui donnant une autre signification que celle que le système familial a proposée (Salem, 1987). L'infirmière précise donc à Clara qu'elle la considère non pas comme une personne pessimiste mais comme une personne réaliste face à la situation actuelle. Clara est en effet capable d'envisager les deux possibilités que représente l'attente d'une chirurgie cardiaque, soit l'apparition d'un infarctus qui entraînerait la mort de son mari avant que n'ait lieu la chirurgie cardiaque, soit la réalisation de la chirurgie cardiaque.

SUIVI ET ÉVALUATION

Les questions systémiques utilisées semblent avoir permis à Clara de réfléchir à l'influence qu'aurait sur elle un changement de comportement chez son mari et au motif même du comportement que ce dernier adopte pendant cette attente de la chirurgie cardiaque. En ce qui a trait au recadrage, il semble avoir surpris Clara. En effet, celle-ci, d'un air songeur, rétorque : «Vous pensez ?» Par cette réflexion, Clara témoigne à l'infirmière qu'elle apprécie ce court entretien, qu'elle se sent plus confiante. Elle quitte toute souriante la clinique de cardiologie.

Ce n'est qu'après cinq mois d'attente que Benoît est à l'hopital pour subir une chirurgie cardiaque !

L'EFFICACITÉ DES INTERVENTIONS UTILISÉES PAR L'INFIRMIÈRE

À la lumière de cette situation clinique, l'attente d'une chirurgie cardiaque demeure indéniablement une expérience qui affecte tous les membres de la famille en cause ; inversement, ces derniers influencent le déroulement même de l'attente. Dans une perspective systémique, l'exploration, à l'aide des questions systémiques, des croyances facilitantes et contraignantes véhiculées au sein de la famille Martin a permis à l'infirmière de mieux comprendre leur expérience familiale et, par le fait même, de planifier ses interventions.

À ce titre, les questions systémiques ont en quelque sorte invité les conjoints à découvrir leurs propres solutions et à mobiliser leurs ressources familiales telles que la participation de leur petite-fille en vue d'alléger la tâche de Clara. Ainsi, l'infirmière tient à laisser à la famille le soin de choisir les membres qui devraient se présenter aux rencontres avec l'infirmière. Ces membres pourraient être ou devenir à un moment ou à un autre des ressources familiales inestimables. De plus, le recours à la métaphore peut parfois favoriser la réflexion chez les membres de la famille.

Parmi les autres interventions utilisées auprès de la famille Martin, la présentation d'opinions partagées a permis à l'infirmière de demeurer neutre en reconnaissant également l'opinion de Benoît et celle de Clara. Cette intervention familiale a invité les conjoints à faire une certaine réflexion sur l'opinion de l'autre et à envisager, en cette période de l'attente d'une chirurgie, la solution qui leur paraissait la plus favorable, comme la réalisation du voyage de Clara et le séjour de Vicky dans sa famille. Le recadrage s'est aussi avéré une intervention utile auprès des Martin, principalement pour Clara. Cette intervention a su ébranler une croyance contraignante en suggérant une nouvelle croyance jugée plus facilitante pour le système familial, à savoir que Clara est non pas une personne pessimiste mais une personne réaliste dans cette situation d'attente.

De toute évidence, la mise en application de l'approche systémique en soins infirmiers peut aider non seulement le patient qui attend de subir une chirurgie cardiaque mais aussi les membres de sa famille qui doivent composer avec cette expérience de l'attente. Finalement, le fait de s'occuper des familles dont l'un des membres attend de subir une chirurgie cardiaque constitue une façon de contribuer à l'accroissement de la qualité des soins infirmiers.

RÉFÉRENCES

Andersen, T. & Naess, I. (1986). «Four hearts and four families in dilemma», *Family Systems Medicine, 4* (1), 96-106.

Artinian, N.T. (1989). «Family member perceptions of a cardiac surgery event», *Focus on Critical Care, 16* (4), 301-308.

Blake, R.L. (1988). «The effect of stress and social support on health: A research challenge for family medicine», *Family Medicine, 20* (1), 19-24.

Canadian Center for Health Information (1990). «Causes of death, health reports», *Statistics Canada, Catalogue 82-003, 2* (1), 3.

Cozac, J. (1988). «The spouse's response to coronary artery bypass graft surgery», *Critical Care Nurse, 8* (1), 65-71.

Dracup, K., Meleis, A., Baker, K. & Edlefsen, P. (1984). «Family focused cardiac rehabilitation», *Nursing Clinic of North America, 19* (1), 113-124.

Gilliss, C.L. (1989). «The family and cardiac illness», dans C.L. Gilliss, B.L. Highly, B.M. Roberts et L.M. Martinson (dir.), *Toward a Science of Family Nursing* (pp. 344-356), Californie: Addison-Wesley.

Gilliss, C.L. (1991). «The family dimension of cardiovascular care», *Canadian Journal of Cardiovascular Nursing, 2* (1), 3-7.

Gilliss, C.L., Sparacino, P.S.A., Gortner, S. R. & Kenneth, H.Y. (1985). «Events leading to the treatment of coronary artery disease: Implications for nursing care», *Heart and Lung, 14* (4), 350-356.

Herz Brown, F. (1989). «The impact of death and serious illness on the family life cycle», dans B. Carter & M. McGoldrick (dir.), *The Changing Family Life Cycle: A Framework for Family Therapy* (pp. 457-482), Toronto: Allyn & Bacon.

Higginson, L.A. J., Cairns, J.A., Keon, W.J. & Smith, E.R. (1992). «Rates of cardiac catheterization, coronary angioplasty and open-heart surgery in adults in Canada», *Canadian Medical Association Journal, 146* (6), 921-925.

Hook, M.L., Heyse, T.J., Pawlak, J.C. et Steckelberg, J.M. (1990). «Psychosocial care of the cardiac transplant patient: A nursing diagnosis approach», *Dimensions of Critical Care Nursing, 9* (5), 301-309.

Invernizzi, G., Bressi, C., Bertrando, P., Passerini, A., Giannelli, A., Clerici, M., Biglioli, P. & Cazzulo, C.L. (1991). «Emotional profiles of families with a heart-operated patient: A pilot study», *Psychotherapy and Psychosomatics, 55,* 1-8.

Keckeisen, M.E. & Nyamathi, A.M. (1990). «Coping and adjustment to illness in the acute myocardial infarction patient», *The Journal of Cardiovascular Nursing, 5* (1), 25-33.

King, R.B. (1985). «Measurement of coping strategies, concerns, and emotional response in patients undergoing coronary artery bypass grafting», *Heart and Lung, 14* (6), 579-586.

Kuhn, W.F., Myers, B., Brennan, F., Davis, M.H., Lippmann, S.B., Gray, L.A. & Pool, G.E. (1988). «Psychopathology in heart transplant candidates», *Journal of Heart Transplant, 7* (3), 223-226.

Lough, M. (1988). «Quality of life for heart transplant recipient», *The Journal of Cardiovascular Nursing, 2* (2), 11-22.

McRae, M.E. (1991). «Holding death at bay: The experience of the spouses of patients undergoing cardiovascular surgery», *Canadian Journal of Cardiovascular Nursing, 2,* 14-20.

Medalie, J. & Goldbourt, V. (1976). «Angina predictors among 10,000 men. II: Psychosocial and other risk factors as evidenced by a multivariate analysis of a five year incidence study», *American Journal of Medicine, 60* (5), 910-921.

Mishel, M.H. & Murdaugh, C.L. (1987). «Family adjustement to heart transplantation: Redesigning the dream», *Nursing Research, 36* (6), 332-338.

Muirhead, J. (1992). «Heart and heart-lung transplantation», *Critical Care Nursing Clinics of North America, 4* (1), 97-109.

Nolan, M.T., Cupples, S.A., Brown, M.M., Pierce, L., Lepley, D. & Ohler, L. (1992). «Perceived stress and coping strategies among families of cardiac transplant candidates during the organ waiting period», *Heart and Lung, 21* (6), 540-547.

Nyamathi, A.M. (1987). «The coping responses of female spouses of patients with myocardial infarction», *Heart and Lung, 16* (1), 86-91.

O'Hanlon, W.H. et Davis, M.W. (1989). *A Search of Solutions: A New Direction in Psychotherapy*, New York: W.W. Norton.

Papp, P. (1980). «The Greek chorus and other techniques paradoxical therapy», *Family Process, 19*, 45-57.

Porter, R.R., Bailey, C., Bennett, G.M., Catalfamo, A.T., Daniels, K.J., Ehle, J.E., Gibbs, S., Krout, L.S. et Luers, E.S. (1991). «Stress during the waiting period: A review of pretransplantation fears», *Critical Care Nursing Quarterly, 13* (4), 25-31.

Québec Transplant (1993). *Statistiques 1989-1992*, document non publié, Montréal.

Rolland, J. (1984). «Toward a psychosocial typology of chronic and life threatening illness», *Family Systems Medicine, 2* (3), 245-262.

Ross, C.E., Mirowsky, J. et Goldsteen, K. (1990). «The impact of family on health: The decade in review», *Journal of Marriage and the Family, 52* (4), 1059-1078.

Salem, G. (1987). *L'approche thérapeutique de la famille*, Paris: Masson.

Selvini-Palazzoli, M.P., Boscolo, L., Cecchin, G. et Prata, G. (1980). «Hypothesizing, circularity, neutrality: Three guidelines for the conductor of the session», *Family Process, 19* (1), 3-10.

Shanfield, S.B. (1990). «Myocardial infarction and patients' wife», *Psychosomatics, 31* (2), 138-145.

Sirles, A.T. et Selleck, C.S. (1989). «Cardiac disease and the family: Impact, assessment, and implications», *The Journal of Cardiovascular Nursing, 3* (2), 23-32.

Suszycki, L.H. (1988). «Psychosocial aspects of heart transplant», *Social Work, 33* (3), 205-209.

Tomm, K. (1987). «Interventive interviewing. Part 1: Strategizing as a fourth guideline for the therapist», *Family Process, 26* (3), 3-13.

Watson, W.L., Wright, L.M. et Bell, J.M. (1992). «Osteophytes and marital fights: A systemic approach to chronic pain», *Family Systems Medicine, 10* (4), 423-435.

Weakland, J.H. et Fisch, R. (1984). «Cases that don't make sense: Brief strategic treatment in medical practice», *Family Systems Medicine, 2* (2), 125-136.

Wright, L.M. & Leahey, M. (1987). «Families and life-threatening illness: Assumptions, assessment and intervention», dans M. Leahey & L.M. Wright (dir.), *Families and Life-Threatening Illness* (pp. 45-58), Pennsylvanie: Springhouse Corporation.

Wright, L.M. & Leahey, M. (1990). «Trends in nursing of families», *Journal of Advanced Nursing, 15* (2), 148-154.

Wright, L.M. & Leahey, M. (1994). *Nurses and families: A Guide to Family Assessment and Intervention*, 2° édition, Philadelphie: F.A. Davis.

Wright, L.M. et Simpson, M.A. (1991). «A systemic belief approach to epileptic seizures: A case of being spellbound», *Contemporary Family Therapy: An International Journal*, *13* (2), 165-180.

Yaremko-Dolan, M. (1984). «Chronic illness», dans J. Christie-Seely (dir.), *Working with the Family in Primary Care* (pp. 329-345), New York: Praeger.

CHAPITRE 11

La famille et la maladie d'Alzheimer

Wendy L. Watson

INTRODUCTION

La maladie d'Alzheimer est une affaire de famille! Des statistiques révèlent qu'aux États-Unis cette forme la plus commune de démence frappe quatre millions d'adultes et la moitié des personnes résidant dans des centres d'accueil (Daniels et Irwin, 1989). Or, d'un point de vue systémique, la maladie d'Alzheimer accable non seulement la personne atteinte mais toute sa famille, de sorte que les chiffres cités sous-estiment nettement ses effets. Les statistiques s'avèrent en outre inadéquates lorsqu'il s'agit de dépeindre les conséquences de cette maladie chronique, évolutive et dégénérative. Celle-ci mine les capacités cognitives, la mémoire, le jugement et la personnalité du malade (Zarit, Orr et Zarit, 1985) et influe simultanément sur tous les membres de l'entourage de ce dernier et sur les relations qu'ils entretiennent avec lui.

Malgré les efforts remarquables des chercheurs, la cause de la maladie d'Alzheimer et le moyen d'y remédier demeurent inconnus. Bien que l'on s'interroge encore sur ces aspects importants du problème, on peut, selon Cooper (1991), prédire les préoccupations de l'entourage familial des patients, car elles se ressemblent. Les membres de la famille posent initialement des questions du type suivant: «Est-ce que je vais, moi aussi, souffrir de cette maladie?»; «Est-ce qu'il peut faire ceci ou cela?» et «Pouvez-vous lui donner des somnifères?» À mesure que le mal progresse, leurs préoccupations changent: «À quelle phase en est-il?»; «Qu'est-ce que je peux faire pour lui? Je lui ai promis de ne pas l'envoyer dans un centre d'accueil!»; «Pourquoi maigrit-elle?»; «Qu'est-ce que je peux faire pour lui lorsqu'il ne veut pas coopérer?» Les membres de la famille avouent finalement qu'ils sont accablés.

Beaucoup de chercheurs se sont intéressés aux soignants naturels qui sont écrasés par leur fardeau. Zarit, Reever et Bach-Peterson (1980) ont découvert que «le manque de temps pour soi, la dépendance excessive du malade à leur égard et la crainte de voir son comportement se détériorer davantage» (p. 652) font partie de ce qui accable les soignants naturels de personnes âgées en perte d'autonomie. Selon l'étude réalisée par Zarit, Reever et Bach-Peterson (1980), le fardeau des soignants n'est pas relié aux troubles du comportement des malades. Il varie plutôt en fonction du soutien social reçu, et en particulier du nombre de visites que font au patient les autres membres de la famille. Plus ce soutien est grand (plus les visites sont nombreuses), moins le fardeau du soignant est lourd.

Horowitz (1985) a remis en cause l'approche linéaire de la recherche sur le fardeau et le stress liés à la prestation de soins. Selon elle, «il est quelque peu ironique que l'on semble avoir oublié la personne plus âgée en tant que receveur de soins depuis que l'on a découvert la famille en tant que soignants» (p. 226). Dans un examen critique des écrits portant sur la prestation de soins, Barer et Johnson (1990) indiquent que l'on a péché par omission en laissant de côté le point de vue des malades. Les soins prodigués répondent-ils à leurs besoins? Engendrent-ils un certain stress chez eux en tant que receveurs de ces soins? Les chercheurs peuvent tenter de justifier leur omission en citant l'hypothèse selon laquelle les propos d'un individu qui présente un déficit cognitif ne fournissent aucune donnée utile. Cette hypothèse est toutefois mise en doute par Lawton (1989), qui affirme: «Une chose cependant s'oppose à cette conclusion hâtive, à savoir le fait que les recherches n'ont pas permis d'établir avec certitude que les victimes de démence sont incapables de nous renseigner sur leur expérience de leur environnement et leurs préférences» (p. 345). Watson (1988) a également contesté cette hypothèse en faisant ressortir l'apport d'une victime de la maladie d'Alzheimer lors d'une entrevue familiale.

Mettant à profit certaines de ces critiques et remises en question, Kramer, Gibson et Teri (1992) ont étudié le stress interpersonnel au sein de familles atteintes par la maladie d'Alzheimer, et cela tant du point de vue des soignants que du point de vue des patients. Leur conclusion est que ce type de stress peut affecter les malades et leurs soignants de plusieurs manières différentes et qu'il convient de fournir des services aux familles qui déclarent qu'elles en souffrent.

Voici un exemple clinique qui décrit le stress engendré par la maladie d'Alzheimer au sein d'une famille et les efforts faits par une équipe spécialisée en soins infirmiers systémiques de la famille pour alléger la souffrance de chaque membre de la famille et ouvrir la voie à des relations qui guérissent et favorisent la santé.

EXEMPLE CLINIQUE

PRÉSENTATION DE LA FAMILLE ET DU CONTEXTE D'INTERVENTION

La société Alzheimer a recommandé la famille Marquez pour une thérapie. Selon les renseignements transmis, Ana, âgée de 65 ans, éprouve des difficultés avec sa mère de 84 ans, Maria, chez qui on a diagnostiqué la maladie d'Alzheimer.

Ana, qui est célibataire, travaillait comme secrétaire lorsqu'elle a pris sa retraite avant de faire venir sa mère d'Espagne pour qu'elle habite avec elle. Son père est décédé dans un hôpital psychiatrique en 1974. Elle a un frère âgé de 61 ans, Paolo, qui vit en Espagne avec sa femme et ses trois enfants (voir le génogramme de la figure 11.1).

FIGURE 11.1

GÉNOGRAMME DE LA FAMILLE MARQUEZ

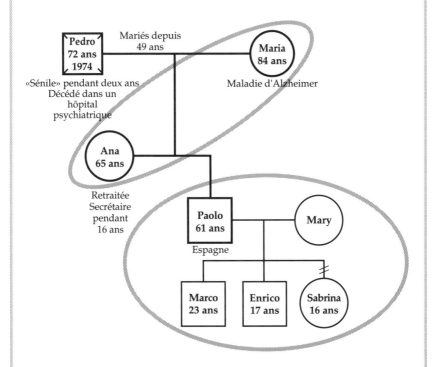

Au cours d'une période de quatre mois, Ana a participé à cinq rencontres à l'Unité des soins de la famille («Family Nursing Unit») de la University of Calgary. Cette unité d'enseignement et de recherche vient en aide à des individus, des couples et des familles qui éprouvent des difficultés en raison de problèmes de santé (Wright, Watson et Bell, 1990). On y a proposé à Ana l'aide d'une équipe spécialisée en soins infirmiers systémiques de la famille. L'auteure a supervisé les entrevues familiales en observant leur déroulement à travers une glace sans tain. Des étudiantes diplômées en sciences infirmières étaient en sa compagnie, pendant qu'une autre s'entretenait avec Ana. Une ligne téléphonique permettait la transmission, au cours de la rencontre, des remarques de l'auteure à l'intention de l'étudiante en charge de l'entretien, ainsi que de questions et de messages s'adressant à la famille. On a adopté le modèle de l'équipe de thérapie familiale systémique qui s'inspire de l'école de Milan (Tomm, 1984) pour structurer les rencontres comme suit: la préparation de la session, la session, l'intersession, l'intervention et la postsession.

Les soins infirmiers axés sur le système familial reconnaissent l'importance de l'approche systémique pour bien comprendre la famille. Dans l'exemple décrit, on a eu recours à la thérapie axée sur les croyances systémiques pour évaluer la famille en cause et intervenir auprès d'elle. Selon cette approche élaborée par l'Unité des soins de la famille (Wright, Watson et Bell, 1990), les familles qui demandent de l'aide possèdent certaines croyances contraignantes et d'autres facilitantes issues de leur contexte relationnel, social et culturel. Or, les croyances contraignantes favorisent l'apparition et le maintien de problèmes sur le plan des interactions, tandis que les croyances facilitantes augmentent le nombre d'avenues et de choix possibles afin d'en arriver à un changement. C'est pourquoi la méthode thérapeutique utilisée vise à remettre en question les croyances contraignantes tout en faisant évoluer les différentes croyances facilitantes. Par ce processus, on fait ressortir les forces et les ressources de la famille qui incitent à trouver diverses solutions aux problèmes. La thérapie axée sur les croyances systémiques s'est révélée utile en présence de diverses problématiques de santé (Watson, 1989; Watson, Bell et Wright, 1992; Watson et Lee, 1993; Wright et Simpson, 1991).

APERÇU DES RENCONTRES ET DES INTERVENTIONS

Les membres de l'équipe de soins infirmiers de la famille se rencontrent une demi-heure avant la première séance de thérapie avec Ana afin de s'y préparer. Selon les renseignements notés à l'accueil, Ana est «troublée et nerveuse». L'hypothèse posée à ce stade est qu'Ana, en tant que soignante naturelle, porte un lourd fardeau émotionnel et physique en tentant d'aider sa mère chez qui on a diagnostiqué la maladie d'Alzheimer.

Ana se présente seule à la première rencontre (et aux subséquentes). Elle affirme que sa mère ignore tout de sa participation à ces rencontres et qu'il doit absolument en demeurer ainsi. Les infirmières qui s'intéressent au système familial croient qu'une entrevue systémique repose sur une certaine manière d'envisager une famille, ses problèmes et leurs solutions, plutôt que sur le nombre de membres de la famille qui assistent aux rencontres (Watson, 1992). Ainsi, malgré leur absence à toutes les rencontres, la mère et le frère d'Ana prennent part à la thérapie à travers la conceptualisation de la problématique et de ses solutions possibles par l'équipe soignante, les conversations thérapeutiques tenues avec Ana et les interventions thérapeutiques réalisées.

On amène initialement Ana à participer à une conversation thérapeutique en élaborant un génogramme. En l'interrogeant sur ses rapports avec d'autres organismes et d'autres formes de soutien, on découvre que ses contacts avec l'extérieur se limitent presque exclusivement à des organismes du domaine de la santé qu'elle consulte au sujet des soins requis par sa mère (voir l'écocarte de la figure 11.2). Ana a renoncé à toutes ses activités de loisir,

FIGURE 11.2
ÉCOCARTE DE LA FAMILLE MARQUEZ

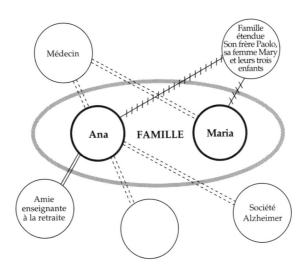

╫╫╫╫	Relation conflictuelle
::::::	Relation tendue
———	Relation solide

bien qu'elle demeure en relation (mais peu s'en faut) avec une amie enseignante elle aussi à la retraite.

Lorsqu'on lui demande ce qui la préoccupe le plus, Ana répond : «La mauvaise humeur, la confusion et le manque de mémoire de ma mère.» Afin d'en arriver à une compréhension plus systémique de ce problème, on lui demande : «Et en quoi est-ce un problème pour vous ?» On apprend ainsi que Maria manifeste actuellement sa mauvaise humeur en traitant Ana de tous les noms et en fulminant contre elle.

Nous croyons qu'il est important de découvrir comment la famille explique le problème en cause. Interrogée à ce sujet, Ana fournit une réponse qui étonne d'abord l'équipe de soins, car elle va à l'encontre des renseignements transmis par la société Alzheimer. Cette réponse inattendue est par contre typique d'un phénomène dont la plupart des infirmières œuvrant auprès des familles ont fait l'expérience et qui a amené nombre d'entre elles à adopter la devise «attendons-nous à être étonnées».

Ana explique la confusion et la mauvaise humeur de sa mère par la colère qu'elle éprouve envers son fils, Paolo, à qui elle reproche d'avoir dépensé l'argent de la famille. Elle est absolument persuadée que sa mère ne souffre pas de la maladie d'Alzheimer. Des croyances portant sur un lien entre la problématique de santé et d'autres difficultés au sein de la famille ressortent clairement. Ana croit en effet que les problèmes de sa mère, qui lui occasionnent maintenant des ennuis, ont été engendrés par son frère !

L'équipe soignante est fascinée par la manière dont Ana explique les symptômes de sa mère, que les médecins attribuent à la maladie d'Alzheimer. Maturana et Varela (1987) affirment qu'il n'y a aucune réalité objective à découvrir, chaque individu faisant plutôt apparaître sa réalité à travers le «langage» qu'il utilise avec les autres. Une solide connaissance des tâches familiales durant la période de la postretraite et des changements physiologiques et psychologiques liés au vieillissement, ainsi qu'une bonne compréhension de la maladie d'Alzheimer et des liens existant entre celle-ci et la famille affligée, s'avère très utile pour réaliser une entrevue intiale et œuvrer auprès d'une famille qui a de la difficulté à composer avec cette forme de démence. Il importe toutefois encore davantage de vouloir sans cesse en apprendre plus sur ce que vit la famille particulière en cause et sur ses croyances en ce qui concerne le problème. La curiosité d'une infirmière, lors des entrevues familiales, l'empêche de poser un acte de «violence» au sens défini par Maturana et Varela (1987), c'est-à-dire de «considérer les idées de l'autre erronées et de vouloir le contraindre à adopter les siennes».

Faisant preuve de neutralité, l'équipe de soins infirmiers systémiques évite toute attitude désapprobatrice ou condescendante envers la famille. Elle amène plutôt Ana à raconter son histoire et ainsi à s'engager davantage dans le processus thérapeutique. On lui pose alors des questions systémiques (Tomm, 1988) qui servent à l'analyse et qui constituent des interventions familiales. Le tableau 11.1 et Watson (1987) fournissent des exemples de questions d'intervention pouvant être utiles dans le cas de familles à la période de la postretraite qui éprouvent de la difficulté à composer avec la maladie d'Alzheimer. Il ressort qu'Ana a fait venir sa mère d'Espagne il y a un an parce que cette dernière montrait des signes de confusion. Les symptômes de confusion, de troubles de la mémoire et d'irritabilité de Maria sont devenus plus prononcés à la suite d'un conflit entre Ana et son frère, Paolo, au sujet de l'avoir familial dépensé. La discorde entre les deux subsiste, et Ana n'a eu aucun contact avec son frère au cours de la dernière

TABLEAU 11.1

EXEMPLES DE QUESTIONS D'ÉVALUATION ET D'INTERVENTION

Question sur la différence

Est-ce qu'il est plus difficile pour vous d'être séparée de votre mère ou pour votre mère d'être séparée de vous?

Question hypothétique ou orientée vers l'avenir

Si vous tombiez gravement malade, en quoi la participation de votre frère aux soins donnés à votre mère changerait-elle?

Question sur la réaction à un comportement

Que faites-vous lorsque votre mère vous repousse?

Question triadique

Selon vous, qu'est-ce que votre mère aimerait le plus demander à votre frère?

Question sur le choix d'une seule question

Si vous ne pouviez obtenir la réponse qu'à une question au cours de nos rencontres, quelle question poseriez-vous?

---

année. Elle assume donc seule le fardeau des soins requis par sa mère, et c'est pourquoi elle en veut de plus en plus à Paolo. Un cercle vicieux faisant augmenter leur colère et leur éloignement empêche Paolo et Ana d'écouter chacun le point de vue de l'autre et de fournir et de recevoir le soutien dont ils ont désespérément besoin au cours de cette période cruciale que traverse leur famille.

Des accusations et des récriminations verbales (Mendez, Coddou et Maturana, 1988) ont creusé un fossé émotionnel entre le frère et la sœur déjà séparés par la distance. Elles empêchent ainsi les conversations bénéfiques marquées par l'affection et l'affirmation (Wright, 1993), lesquelles sont nécessaires afin d'accroître la capacité de cette famille de chercher et de trouver une solution à ses problèmes. Au cours de la première rencontre et de la période entre la première et la deuxième rencontre, on identifie les ressources et les problèmes actuels de la famille ainsi que les croyances qui limitent l'aptitude de la famille Marquez à en arriver à une solution (voir le tableau 11.2).

TABLEAU 11.2
LES RESSOURCES ET LES PROBLÈMES AU SEIN DE LA FAMILLE MARQUEZ

Système comprenant les professionnels de la santé et l'ensemble de la famille

---

Ressource :
– Ana cherche du secours auprès de divers organismes.

Problèmes :
– Ana est le seul membre de la famille qui demande de l'aide.

Il faut considérer l'effet possible des interventions thérapeutiques sur le reste du système.
– Le fait de chercher du secours auprès de nombreux organismes pourrait ébranler la confiance d'Ana en ses propres idées et atténuer l'effet de l'aide obtenue de l'un ou l'autre organisme en raison d'opinions divergentes.

Système comprenant les infirmières-thérapeutes et l'ensemble de la famille

---

Ressource :
– Ana semble bien engagée dans le processus thérapeutique.

Problème :
– L'empressement d'Ana à chercher de l'aide pourrait ébranler sa confiance en ses propres idées.

TABLEAU 11.2 (suite)

Système comprenant l'ensemble de la famille

Ressource:
- Les antécédents de la famille révèlent que des liens étroits ont déjà existé. «Nous étions très proches, affirme Ana. Pour nous, il n'y avait rien de plus important que la famille.»

Cet état de choses peut donner confiance à la famille et l'amener à persévérer dans ses efforts pour rétablir la situation d'alors.

Problème:
- La trop grande distance ou la trop grande proximité des membres de la famille. Ainsi, la mère et la fille vivent trop près l'une de l'autre, soit dans la même demeure, tandis que le frère et la sœur habitent trop loin l'un de l'autre, soit sur des continents différents.
- Il y a des difficultés quant à l'expression des sentiments et à la communication verbale.

Système comprenant le parent et l'enfant

Ressource:
- Ana a fait venir sa mère au Canada pour prendre soin d'elle.

Problèmes:
- Ana s'efforce de prendre soin de sa mère tout en essayant de satisfaire ses propres besoins en tant que femme célibataire à la retraite.
- Il existe un conflit entre la mère et le fils.
- La mère et le fils n'ont eu aucun contact depuis plus d'un an.
- Il existe un conflit entre la mère et la fille.
- Les rapports quotidiens entre la mère et la fille minent la relation positive existant entre elles.

Système comprenant le frère et la sœur

Ressources:
- Ana avoue qu'elle aime son frère et qu'elle tient à lui.
- Ana reconnaît qu'elle a besoin de son frère.

Problèmes:
- Entre le frère et la sœur, il existe un conflit que la colère, le ressentiment et la distance empêchent de résoudre.
- Le frère et la sœur n'ont eu aucun contact depuis plus d'un an.

Système individuel (Ana)

Ressources:
- Ana est intelligente.

TABLEAU 11.2 (suite)

- Elle est dévouée à sa mère (et fidèle à l'idée de la famille?).
- Ana se montre réceptive et pleine de ressources.

Problèmes:

- La croyance que le frère d'Ana a dépensé l'argent de la famille a entraîné de la colère, de la confusion et une perte de mémoire chez sa mère.
- La croyance qu'elle (Ana) doit souffrir jusqu'au bout.
- Son manque de participation aux activités récréatives habituelles.

Croyances gênant la résolution de la problématique de santé

On qualifie de «systémique» toute croyance qui influe de façon significative sur le fonctionnement d'un système. Voici les convictions d'Ana qui ont un effet systémique important en ce qui a trait à la possibilité d'une résolution de la problématique: «Les symptômes que présente ma mère sont le fait d'une situation familiale pénible»; «J'ai causé la fureur et la souffrance de ma mère en parlant du manque de loyauté de mon frère qui a dépensé l'avoir de la famille»; «La situation actuelle est ma punition: je dois expier ma faute en me sacrifiant»; «Il me revient de m'occuper de ma mère parce que je suis célibataire»; «Je devrai souffrir jusqu'au bout».

Toutes ces convictions paraissent déboucher sur une certaine croyance manifeste: une femme ayant causé la souffrance de sa mère doit elle-même souffrir jusqu'au bout. Ensemble et séparément, ces croyances ont un effet sur le fardeau d'Ana en tant que soignante et sur les nombreux conflits dyadiques au sein de la famille (entre la mère et le fils, entre la mère et la fille, entre le frère et la sœur).

INTERVENTION À LA FIN DE LA PREMIÈRE RENCONTRE

Reconnaissance des forces et des ressources de la famille

On félicite Ana parce qu'elle consent à exprimer ses pensées et ses sentiments pénibles, et on loue l'esprit dont elle a fait preuve en recherchant l'aide de professionnels de la santé. Wright et Watson (1988) recommandent de souligner les ressources de la famille et des individus en cause parce qu'il s'agit là d'un type important d'intervention pour «changer la perception que les membres de la famille ont d'eux-mêmes» (p. 428) et accroître la confiance de la famille en ses propres capacités. On invite Ana à modifier sa vision de la réalité en lui proposant la tâche que suggère deShazer (1985) dans le cadre d'une première rencontre. Ainsi, on lui demande d'observer, jusqu'à la prochaine rencontre, les choses qu'elle aimerait voir inchangées. Ana s'exclame aussitôt qu'il n'y en a pas beaucoup, ce qui démontre jusqu'à quel point est accablante sa vision d'un monde rempli de problèmes.

SUIVI ET ÉVALUATION

Une semaine plus tard, Ana se présente à la deuxième rencontre avec une nouvelle digne de mention : elle a discuté pour la première fois avec sa mère d'un hébergement dans un centre d'accueil. Maria a réagi en affirmant qu'elle aimerait aller vivre dans un centre d'accueil en Espagne. Ana rapporte également qu'elle s'est rendu compte qu'il y a bien peu de choses qu'elle souhaite voir inchangées. Elle reconnaît jusqu'à quel point elle manque de distractions, avouant qu'elle aimerait sortir davantage et consacrer plus de temps à des activités de loisir, mais elle a trop mauvaise conscience lorsqu'elle n'est pas avec sa mère.

La réaction d'Ana à la tâche de deShazer incite l'équipe de soins à recueillir plus d'informations sur les problèmes et les dilemmes qui l'affligent. Lorsqu'on lui demande de nommer ses problèmes par ordre d'importance, on obtient la liste suivante :

1. le ressentiment de Paolo envers elle et son soutien inexistant ;
2. le manque de contacts intimes entre sa mère et son frère ;
3. les problèmes de santé de sa mère ;
4. ses propres sautes d'humeur et son manque de patience.

On demande ensuite à Ana à quelle question elle souhaite le plus obtenir une réponse au cours de cette deuxième rencontre. Ana répond : «Ma mère devrait-elle vivre dans un centre d'accueil, et si c'est le cas, à quel endroit ? »

INTERVENTION À LA FIN DE LA DEUXIÈME RENCONTRE

Présenter des opinions partagées

Dans le but de faire ressortir les ressources d'Ana et d'éclaircir les questions implicites auxquelles elle doit répondre, on lui offre trois opinions divergentes: «Le tiers des membres de l'équipe croient qu'il faudrait envoyer Maria dans un centre d'accueil en Espagne parce que cette solution est celle qui plaît actuellement le plus à votre mère. Un autre tiers s'y opposent, soutenant que votre mère devrait habiter dans un centre d'accueil, mais ici même à Calgary. Selon ces membres de l'équipe, vous seriez ainsi libérée de la responsabilité de vous occuper constamment de votre mère et d'une partie de votre sentiment de culpabilité. Si votre mère se trouvait au centre d'accueil situé tout près de chez vous, vous pourriez presque vous imaginer qu'elle demeure encore à la maison. Les autres membres de l'équipe affirment qu'il est trop tôt pour prendre une décision. Ces personnes croient qu'il faut laisser les choses comme elles sont pour le moment et que vous le saurez lorsque la situation sera propice à un changement.»

SUIVI ET ÉVALUATION

Ana revient trois semaines plus tard en déclarant qu'elle a examiné toutes les options proposées par l'équipe et qu'elle veut que sa mère demeure à Calgary. «C'est la meilleure solution à mes yeux», affirme-t-elle. Elle a en outre discuté avec sa mère, lui disant qu'elle sera mieux avec elle qu'ailleurs. Ana a fait un choix! Sa capacité de considérer tous les aspects d'une situation très difficile a été amenée à la surface.

On poursuit en examinant les convictions d'Ana au sujet du diagnostic établi dans le cas de sa mère. Ana indique qu'elle croit certains jours que sa mère souffre de la maladie d'Alzheimer, mais elle juge le reste du temps qu'il est trop tôt pour se prononcer. Lorsqu'on lui demande quelle vision est la plus encourageante, Ana répond: «C'est plus encourageant de croire que ma mère a un mauvaise caractère qui a empiré avec l'âge.»

Au cours de la troisième rencontre, on s'intéresse surtout au ressentiment croissant d'Ana envers Paolo. Deux énoncés juxtaposés traduisent son dilemme, soit: «Nous n'avons plus de contacts avec mon frère» et «Je crois que j'ai besoin de mon frère». On demande à Ana quel serait le plus petit geste ou changement par lequel Paolo pourrait lui témoigner son appui. Elle répond que ce serait de recevoir de lui une lettre ou un appel téléphonique où il s'informerait de l'opinion du médecin au sujet de sa mère et s'enquerrait d'Ana.

Son amertume grandissante et sa conviction profonde qu'elle a raison et que Paolo a tort empêchent Ana d'obtenir l'aide qu'elle souhaite recevoir de son frère et dont elle a besoin. Les croyances contraignantes mises en évidence au cours de la première rencontre semblent se renforcer et étendre leur influence.

INTERVENTION À LA FIN DE LA TROISIÈME RENCONTRE

Recadrage

Sur le plan thérapeutique, l'intervention réalisée à la fin de la rencontre a pour but de permettre à Ana de voir sa mère et son frère sous un jour nouveau, de mettre fin au silence qui règne entre Paolo et Ana et de rendre possible un rétablissement de la communication entre les deux.

Au cours de cette intervention, on recadre la colère de Maria, on met à profit la disposition d'Ana à se sacrifier et on lui propose un rituel établi en fonction des jours pairs et impairs (Selvini-Palazzoli et autres, 1978). Après avoir accompli cette intervention, on la renforce par écrit au moyen d'une lettre adressée à Ana (voir le tableau 11.3).

TABLEAU 11.3

LETTRE THÉRAPEUTIQUE DU 15 FÉVRIER

Chère Ana,

Pour donner suite à notre rencontre du 7 février, j'aimerais revenir ici sur les grandes lignes de la tâche que nous vous avons proposée.

Je tiens tout d'abord à vous dire que nous sommes très impressionnées par tout ce que vous avez essayé et tout ce que vous avez accepté de sacrifier. Dans votre sacrifice pour votre mère, vous avez même consenti à vous sentir coupable de vous accorder des moments de répit pour ensuite mieux prendre soin d'elle. Aux yeux de l'équipe de l'Unité des soins de la famille, vous paraissez avoir de la difficulté à aider votre mère à dominer son mauvais caractère devenu encore plus prononcé avec l'âge. Celui-ci semble avoir empiré au point qu'il influe sur sa raison. Nous croyons ainsi que les agissements de Paolo et les questions d'argent mentionnées ont tellement bouleversé votre mère qu'ils ont engendré ses troubles de la raison. Ces derniers paraissent en outre aggraver la mauvaise humeur de votre mère, laquelle est à l'origine de ses accès de colère.

Pour cette raison, nous vous avons proposé une tâche, laquelle exigera un nouveau sacrifice de votre part. Croyez bien, cependant, que nous ne vous demanderions pas de l'accomplir si vous n'aviez pas déjà démontré jusqu'où va votre abnégation lorsque votre mère est en cause. À notre avis, cette tâche vous permettra d'aider davantage votre mère à dominer son mauvais caractère. C'est pourquoi nous vous demandons un sacrifice additionnel. Peut-être exigeons-nous beaucoup

TABLEAU 11.3 (suite)

et peut-être cette tâche vous apparaît-elle même comme l'ultime sacrifice. Nous croyons toutefois que, pour aider votre mère à devenir moins irascible, vous devez l'aider à pardonner ses fautes à Paolo et à reprendre contact avec lui.

Nous voudrions que vous écriviez une lettre à Paolo en compagnie de votre mère, en y incluant les choses qu'elle aimerait lui dire. Nous vous avons suggéré de consacrer cinq minutes à cette tâche le lundi, six minutes le mercredi et sept minutes le vendredi. Votre rôle consiste ici à rédiger pour votre mère une lettre contenant ce qu'elle vous dira d'y écrire. Vous pourrez y ajouter vos propres idées, si vous le désirez, à la condition de respecter les limites de temps indiquées.

Selon nous, il importe pour la santé mentale et la raison de votre mère qu'elle soit en contact avec son fils et entreprenne de lui accorder son pardon. À notre avis, la situation actuelle constitue une véritable barrière pour votre mère et elle pourrait bien être à l'origine des crises de colère dont vous faites les frais. C'est pourquoi nous croyons que la première chose qui aidera votre mère à devenir moins irascible est d'avoir un contact avec Paolo. Selon nous, en accomplissant l'ultime sacrifice de mettre Maria en rapport avec votre frère, vous aiderez votre mère à surmonter ses troubles de la raison et à vaincre la souffrance que lui cause Paolo.

Dans un deuxième temps, nous vous avons demandé une chose qui vous a peut-être semblé quelque peu bizarre, soit de vous sacrifier encore davantage. Nous voulons en effet que vous vous sentiez encore un peu plus coupable. Nous vous avons ainsi demandé de faire une chose pour vous-même — une seule — en plus de ce que vous faites déjà, et ce le mardi, le jeudi et le samedi.

Comme vous le savez, notre prochaine rencontre aura lieu le 28 février à 13 heures 30. Nous vous invitons à revenir nous voir à cette date et à nous indiquer comment votre mère aura réagi à la rédaction d'une lettre à l'intention de Paolo de même qu'au sacrifice que vous aurez fait pour elle en vous sentant un peu plus coupable.

Nous apprécions votre patience et votre compréhension en ce qui concerne la réalisation de cette tâche plutôt longue et exigeante, laquelle vous permettra toutefois, selon nous, d'aider votre mère.

Dans l'attente de notre prochaine rencontre, nous vous prions d'agréer, Ana, nos sentiments les meilleurs.

SUIVI ET ÉVALUATION

La quatrième rencontre apporte beaucoup d'éléments dignes de mention. Ana a essayé à cinq reprises d'écrire une lettre à Paolo en compagnie de sa mère. Cette expérience a ébranlé sa croyance que sa mère n'est pas atteinte de la maladie d'Alzheimer. La confusion et les troubles de la mémoire de Maria lui sont apparus clairement au cours de ces cinq tentatives. Ana avoue qu'elle sait maintenant que sa mère souffre de la maladie d'Alzheimer.

Par suite de ce changement d'attitude à l'égard du diagnostic posé, Ana envisage d'une façon différente l'idée que sa mère soit placée dans un centre d'accueil. Elle n'y voit plus une façon de se décharger de son fardeau (ce qui ne générait chez elle qu'un sentiment de culpabilité), mais plutôt un moyen d'offrir à sa mère un environnement plus sûr et plus thérapeutique qui lui convienne mieux (puisque Maria est atteinte de la maladie d'Alzheimer).

Par ailleurs, Ana a envoyé deux lettres à son frère, et Paolo lui a répondu. Selon elle, Paolo n'est plus aussi inflexible; il a assoupli ses positions. On pose à Ana une question hypothétique pour l'inciter à la réflexion : «Si votre frère continue à répondre à vos lettres, en quoi cela changera-t-il la situation concernant votre mère?» Ana répond aussitôt: «Nous partagerons le fardeau; ça me facilitera les choses. Il y aura une différence, et je me sentirai moins isolée.»

Ana a aussi remis en question sa croyance qu'elle doit souffrir jusqu'au bout. Depuis sa dernière visite, elle s'est accordé du temps pour se distraire. Elle a dorénavant plusieurs activités de loisir : elle suit un cours de tai-chi, fait de la randonnée pédestre et du ski. Elle songe même à faire un voyage.

INTERVENTION À LA FIN DE LA QUATRIÈME RENCONTRE

Équipe de réflexion

Afin de consolider les changements qui se sont produits, on offre à Ana le concours d'une équipe de réflexion (Andersen, 1987). Les membres de cette équipe échangent des idées dans un esprit de questionnement et de réflexion pendant qu'Ana et l'infirmière qui a réalisé les entrevues observent la scène à travers une glace sans tain. Au cours de leur discussion, les membres de l'équipe remettent davantage en question la croyance d'Ana voulant qu'elle doive souffrir jusqu'au bout; énumèrent ses capacités et s'appuient sur des faits notés au cours de la rencontre pour accroître la pertinence de leurs propos; avancent d'autres idées et d'autres suggestions quant à la prochaine étape qu'Ana doit franchir à l'aube d'une vie «nouvelle».

Ana réagit très positivement aux propos des membres de l'équipe: «On jurerait qu'elles vivent ma situation.» Pour être certaine qu'elle n'en a rien perdu, Ana demande si elle peut regarder la vidéocassette sur laquelle on a enregistré la discussion. Ravies, les personnes composant l'équipe de réflexion acceptent avec empressement. On rembobine la cassette et Ana s'assoit pour observer de nouveau les échanges.

SUIVI ET ÉVALUATION

Ana se présente à la cinquième rencontre six semaines plus tard et annonce qu'elle a fait admettre sa mère au centre d'accueil situé près de chez elle. Ses propos révèlent son dilemme actuel : «Je sais que j'ai pris la bonne décision, mais je n'ai pas confiance dans la qualité des soins que ma mère reçoit à ce centre d'accueil parce que je remarque trop de choses qui laissent à désirer.» L'équipe pose l'hypothèse que les sentiments de tristesse et de culpabilité d'Ana l'incitent à agir comme un détective pour le compte de Maria et l'empêchent de jouer son rôle filial auprès de celle-ci. Il semble que les croyances contraignantes actuelles d'Ana soient qu'une fille aimante doit se faire du souci pour sa mère et se transformer en détective si celle-ci habite depuis peu un centre d'accueil. La conversation thérapeutique engagée vise à faire ressortir les différences entre le fait d'agir à la manière d'une fille et le fait d'agir à la manière d'un détective. Au cours de cet échange, une autre distinction apparaît, soit entre Ana «la femme heureuse qui chante et danse» et Ana «la femme pessimiste qui s'inquiète». On explore avec Ana ces deux parties d'elle-même et leur utilité dans le cadre de ses relations avec sa mère, son frère et ses amis.

INTERVENTION À LA FIN
DE LA CINQUIÈME RENCONTRE

Suggestion d'un comportement

Ana doit s'adapter à sa nouvelle existence, à l'hébergement de sa mère dans un centre d'accueil et au fait qu'elle a plus de temps pour elle-même bien qu'elle se demande comment elle peut agir en fille aimante. Pour l'y aider, on lui propose la tâche suivante : «Dressez une liste des choses que vous faites pour jouer votre rôle filial, de celles qui vous aident à avoir l'impression d'accomplir ce rôle et de celles qui, selon vous, aident Maria à se sentir votre mère. Rédigez aussi une liste des choses que vous remarquez en jouant votre rôle de détective.»

Lettre thérapeutique

Six semaines plus tard, lorsque l'on tente d'inscrire à l'horaire une rencontre de suivi, Ana répond d'un cœur léger qu'elle est trop occupée pour assister à une nouvelle séance de thérapie. Qu'est-ce qui l'occupe à ce point? La préparation d'un voyage aux îles Hawaï! Sans compter qu'à son retour elle devra se préparer à la visite de Paolo et de sa famille prévue pour l'été. On envoie à Ana une lettre thérapeutique afin de souligner le cheminement réalisé avec elle, de consolider les changements qui sont survenus et de mettre un terme à la thérapie entreprise (voir le tableau 11.4).

TABLEAU 11.4

LETTRE THÉRAPEUTIQUE DU 15 MAI

Chère Ana,

La présente se propose de faire un résumé du cheminement que l'équipe de l'Unité des soins de la famille a réalisé avec vous. Voici quelques-unes des choses qui nous ont frappées et que nous avons apprises en travaillant avec vous:

1. Une fille aimante peut se retrouver prisonnière d'un conflit entre sa mère et son frère.
2. Une personne qui désire véritablement changer peut se montrer pleine de ressources.
3. Une bonne façon dont une femme qui se sacrifie pour sa mère peut aider celle-ci consiste à prendre soin d'elle-même.
4. Il faut une grande force de caractère pour s'attaquer à une tâche apparemment difficile, comme aider votre mère à commencer à accorder son pardon à votre frère en l'assistant dans l'écriture d'une lettre.
5. Un diagnostic peut se révéler très utile dans une situation difficile comme la vôtre: d'autres options se sont offertes à vous lorsque vous avez reconnu que les pertes de mémoire de votre mère étaient attribuables à la maladie d'Alzheimer.
6. Prendre la décision de placer sa mère dans un centre d'accueil n'est pas chose facile, même lorsque l'on sait qu'il s'agit de la meilleure solution et de la plus grande preuve d'amour.
7. Il peut être utile, surtout au début de l'hébergement d'un parent dans un centre d'accueil, d'adopter un rôle de «détective» pour ainsi s'assurer qu'il reçoit les meilleurs soins possibles.
8. Il est important d'assumer ce rôle de détective, mais il importe tout autant de continuer à remplir son rôle filial à l'égard d'un parent qui est dans un centre d'accueil. Vous nous avez montré la différence entre ces deux rôles grâce à votre capacité de faire la distinction entre vos pensées, vos actions et vos sentiments associés à un rôle et ceux associés à l'autre.

TABLEAU 11.4 (suite)

9. Il importe de reconnaître les différentes parties de soi, c'est-à-dire, dans votre cas, Ana la «femme heureuse qui chante et danse» et Ana la «femme pessimiste qui s'inquiète». Vous nous avez appris l'utilité de ces deux parties. Ainsi, la femme heureuse qui chante et danse vous attire des amis et la femme pessimiste qui s'inquiète vous aide à résoudre vos problèmes.

10. Les idées, les pensées et les croyances que les gens ont et maintiennent revêtent de l'importance : vous nous avez fait voir les autres bonnes idées, la clarté d'esprit et les actions utiles qu'engendre la conviction que vous savez ce qui est le mieux pour vous.

Merci de nous avoir donné l'occasion d'œuvrer auprès d'une femme aussi capable, courageuse et pleine de ressources que vous. Tous nos vœux vous accompagnent, et nous avons pleinement confiance dans votre habileté à continuer à prendre soin de vous-même.

L'APPROCHE SYSTÉMIQUE ET LA MALADIE D'ALZHEIMER

Dans ce chapitre, nous avons décrit l'analyse et l'intervention réalisées par une équipe de soins infirmiers systémiques auprès d'une famille en phase de vieillissement incapable de mettre ses ressources à profit en raison de puissantes croyances contraignantes. En soins infirmiers de la famille, une approche tenant compte de l'effet systémique de la maladie d'Alzheimer et des symptômes apparentés à ceux de cette affection sur les familles à la période de la postretraite peut ouvrir la voie à un rétablissement remarquable des membres de la famille et de leurs relations.

RÉFÉRENCES

Andersen, T. (1987). «The reflecting team. Dialogue and meta-dialogue in clinical work», *Family Process, 26*, 415-428.

Barer, B. & Johnson, C. (1990). «A critique of the caregiving literature», *The Gerontologist*, 30 (1), 26-29.

Cooper, J.K. (1991). «Alzheimer's disease: Answering questions commonly asked by patients' families», *Geriatrics, 46* (3), 38-47.

Daniels, M. & Irwin, M. (1989). «Caregiver stress and well-being», dans E. Light & B.D. Lebowitz (dir.), *Alzheimer's Disease and Family Stress: Directions for Research* (pp. 292-309), Rockville, Maryland U.S. Department of Health and Human Services, Alcohol, Drug Abuse, and Mental Health Administration, National Institutes of Health.

deShazer, D. (1985). *Keys to Solution in Brief Therapy*, New York: W.W. Norton.

Horowitz, A. (1985). «Family caregiving to the frail elderly», *Annual Review of Gerontology and Geriatrics, 5*, 194-296.

Kramer, B., Gibson, J. & Teri, L. (1992) «Interpersonal family stress in Alzheimer's disease: Perceptions of patients and caregivers», *Clinical Gerontologist, 12* (1), 57-75.

Lawton, M. (1989). «Environmental approaches to research and treatment of Alzheimer's disease», dans E. Light & B. Lebowitz (dir.), *Alzheimer's Disease, Treatment and Family Stress: Directions for Research* (pp. 340-362), Washington, DC: U.S. Department of Health and Human Services.

Maturana, H. & Varela, F. (1987). *The Tree of Knowledge*, Boston: New Science Library.

Mendez, C.L., Coddou, F. & Maturana, H.R. (1988). «The bringing forth of pathology», *The Irish Journal of Pathology, 9* (1), 144-172.

Selvini-Palazzoli, M., Boscolo, L., Cecchin, G. & Prata, G. (1978). *Paradox and Counterparadox*, New York: Jason Aronson.

Tomm, K. (1984). «One perspective on the Milan systemic approach. Part II: Description of session format, interviewing style and interventions», *Journal of Marital and Family Therapy, 10*, 253-271.

Tomm, K. (1988). «Interventive interviewing. Part III: Intending to ask linear, circular strategic or reflexive questions?», *Family Process, 27*, 1-15.

Watson, W.L. (1987). «Intervening with aging families and Alzheimer's disease», dans L.M. Wright & M. Leahey (dir.), *Families and Chronic Illness* (pp. 381-404), Springhouse, Pennsylvanie: Springhouse Book Corporation.

Watson, W.L. (1988). *Aging Families and Alzheimer's Disease*, vidéo, Calgary: University of Calgary.

Watson, W.L. (1989). *Families with Psychosocial Problems*, vidéo, Calgary: University of Calgary.

Watson, W.L. (1992). «Family therapy», dans G.M. Bulechek & J.C. McCloskey (dir.), *Nursing Interventions: Essential Nursing Treatments*, 2e édition (pp. 379-391), Philadelphie: W. B. Saunders.

Watson, W.L., Bell, J.M. & Wright, L.M. (1992). «Osteophytes and marital fights: A single-case clinical research report of chronic pain», *Family Systems Medicine, 10*, 423-435.

Watson, W.L. & Lee, D. (1993). «Is there life after suicide?: The systemic belief approach for "survivors" of suicide», *Archives of Psychiatric Nursing, 7* (1), 37-42.

Wright, L.M. (1993). Communication personnelle, Calgary.

Wright, L.M. & Simpson, M.A. (1991). «A systemic approach to epileptic seizures: A case of being spellbound», *Contemporary Family Therapy: An International Journal, 13,* 165-180.

Wright, L.M. & Watson, W.L. (1988). «Systemic family therapy and family development», dans. C.J. Falicov (dir.), *Family Transition: Continuity and Change over the Life Cycle* (pp. 407-430), New York: Guilford Press.

Wright, L.M. & Watson, W.L. & Bell, J.M. (1990). «The Family Nursing Unit: A unique integration of research, education and clinical practice», dans J.M. Bell, W.L. Watson & L.M. Wright (dir.), *The Cutting Edge of Family Nursing,* Calgary: Family Nursing Unit Publications.

Zarit, S., Orr, N. & Zarit, J. (1985). *The Hidden Victims of Alzheimer's Disease: Families under Stress,* New York: New York University Press.

Zarit, S., Reever, K. & Bach-Peterson, J. (1980). «Relatives of impaired elderly: Correlates of feelings of burden», *The Gerontologist, 20* (6), 649-655.

CHAPITRE 12

La famille et la maladie en phase terminale

Anne Plante

INTRODUCTION

Le diagnostic d'un individu aux prises avec une maladie ayant un pronostic grave entraîne un état de panique auprès de tous les membres de sa famille. La réaction des membres de la famille face à la maladie consiste à se rapprocher les uns des autres et à nouer des contacts plus fréquents entre eux. Cette réaction centripète amènera un nouveau mode de fonctionnement dans le système familial (Feldstein, 1992). Lorsque le malade ne montre plus de signes de stabilité biologique et que sa mort devient imminente pour la famille, l'équilibre familial (l'homéostasie) est d'autant plus remis en question. Plusieurs auteurs, dont Detmer et Lamberti (1991) et Feldstein (1992), rapportent que la mort d'un membre de la famille est un des éléments les plus stressants pour celle-ci. La famille se retrouve alors dans une double position : celle d'offrir du soutien au malade et celle de vivre la perte d'un être cher (Chekryn, 1985). Dans cette perspective, le malade n'est plus le seul à obtenir des soins de l'équipe soignante, car tout le système familial requiert de l'aide des professionnels de la santé afin de mieux composer avec cette dernière phase de la maladie (Jassack, 1992).

D'après l'étude de Logan (1988), le soutien des professionnels de la santé est un des facteurs qui agissent le plus positivement sur l'anxiété qu'éprouve la famille lors de la phase terminale d'un de ses membres. Feldstein (1992) spécifie que les infirmières sont, parmi les professionnels de la santé, les personnes qui ont le plus de contacts avec le patient et sa famille, et que leurs soins sont appréciés et recherchés. Celles-ci sont bien placées pour discerner les besoins et les attentes de chacun et tenter d'y répondre par leurs gestes et leurs paroles.

Nous verrons, dans les pages suivantes, le concept de «perte», le processus de deuil et la famille dans un contexte de maladie en phase terminale. À travers ces thèmes, nous décrirons le rôle de l'infirmière auprès de ces familles.

LE CONCEPT DE «PERTE»

La perte d'un objet précieux ou d'un travail valorisant (perte symbolique) place tout être humain dans un état de vulnérabilité. Toutefois, Bowlby (1986) a démontré que la perte d'un être cher (perte physique) est peut-être l'expérience humaine la plus cruelle à vivre. La mort d'un proche provoque de vives réactions émotionnelles chez les survivants. Ces réactions sont de différents types (de la tristesse, de la colère, du repli sur soi) chez différents membres d'une famille. Ces réactions à la perte de la personne aimée sont étroitement liées aux expériences de perte qu'on a connues lors de l'enfance, aux modes d'adaptation appris au sein de la famille, à l'intensité de la relation avec le défunt et au soutien reçu au cours de l'expérience de la perte.

Le malade a perdu, entre autres, sa santé, son autonomie, ses rôles social, sexuel et familial, son statut professionnel et financier, tandis que la famille a perdu, entre autres, son intimité, sa sécurité, son fonctionnement associé à la santé et son espoir de revivre le même équilibre familial qu'avant la maladie (Librach et Talbot, 1991). La signification de toutes ces pertes peut être différente pour chacun des membres de la famille. Chaque membre devrait se sentir soutenu par sa famille s'il considère que sa peine est respectée et qu'il peut exprimer librement ce que la perte représente pour lui.

Les pertes secondaires, c'est-à-dire celles qui sont associées à la mort de l'être cher, telles que l'obligation de renoncer à son travail ou à sa vie sociale pour prendre soin du malade ou celle de déménager parce que les revenus ont subi une diminution, sont des pertes qui drainent l'énergie de la famille, en particulier, si elles sont banalisées par l'entourage ou les professionnels de la santé. Les pertes non reconnues, c'est-à-dire celles que l'on ne se permet pas de mentionner, telles que l'obligation de changer ses habitudes de sommeil ou le manque d'attrait sexuel pour l'être cher, doivent aussi être considérées dans l'analyse de la dynamique familiale.

Le rôle de l'infirmière face à la perte

Pour bien remplir son rôle auprès du patient mourant, l'infirmière doit évaluer tous ces facteurs qui précèdent la situation actuelle. De même, elle doit évaluer la situation présente et répondre aux demandes immédiates du patient. Cette attention de la part de l'infirmière a souvent pour effet de mettre la famille en confiance et de l'inviter graduellement à verbaliser ses sentiments face aux pertes. Une relation thérapeutique entre l'infirmière et la famille peut commencer à s'établir lorsque le patient et sa famille sentent qu'on respecte leur expérience et qu'on les soutient face aux nombreuses pertes qu'engendre la maladie. On oublie trop souvent le nombre important de pertes qui ont été ressenties depuis le début de la maladie et l'ampleur des circonstances angoissantes que connaît le noyau familial.

Le fait d'identifier toutes ces pertes avec le malade et ses proches et de discuter avec eux de leur signification est un des aspects fondamentaux du travail de l'infirmière dans un contexte de soins en phase terminale.

Une attitude accueillante de la part de l'infirmière ainsi que l'écoute active qu'elle manifeste à chaque membre de la famille qui ressent une perte donne souvent à celui-ci un peu d'espoir dans sa démarche face à ses multiples pertes. L'établissement de ce climat de verbalisation et de confiance peut faciliter les étapes subséquentes du processus de deuil de la famille.

LE PROCESSUS DE DEUIL

Le processus de deuil est l'expérience humaine qui succède à la perte qui vient d'être vécue (Bowlby, 1986). Ce processus englobe plusieurs réactions de peine et de retrait qui éloignent graduellement de la vie de la personne endeuillée l'image et la présence affective de la personne décédée. Le deuil est décrit comme une évolution vers un nouvel équilibre personnel. Les liens physiques avec le disparu n'existent plus, mais on conserve un lien émotionnel (héritage affectif) avec celui-ci. De nombreux auteurs, dont Rando (1984) et Bowlby (1986), ont décrit les différentes étapes du processus de deuil comme étant une chaîne de réactions émotionnelles entraînant des comportements de retrait, d'angoisse, de colère, de dépression et peu à peu de compréhension. Montbourquette (Bernard, 1990), qui a travaillé auprès de nombreuses personnes et familles endeuillées, a observé que l'échange d'expériences et de paroles significatives et les adieux entre le malade et sa famille facilitent l'introduction au processus de deuil ainsi que sa résolution. Rosen (1987) corrobore ces conclusions en soutenant que le mourant ressent toujours le besoin de faire ses adieux aux membres de sa famille (Vegh, 1979) afin de terminer dignement et affectueusement la relation qu'il a eue avec chacun d'eux. Pour leur part, les membres de la famille se rendent tout à fait compte de l'apport de cette personne à leur propre vie.

Le rôle de l'infirmière face au processus de deuil

L'infirmière est en position pour inviter le patient et sa famille à partager leurs attentes présentes et leurs souvenirs. Elle peut utiliser différents moyens pour promouvoir les échanges entre les deux parties (lorsqu'elle donne des soins physiques, par exemple, elle propose à un fils de faire la barbe de son père). De même, c'est très souvent elle qui amène la famille à comprendre l'extrême faiblesse du malade et l'imminence de sa mort. Par la même occasion, elle peut faire en sorte que le malade se sente respecté et compris face à sa mort prochaine. Elle peut expliquer à la famille qu'il est normal que les différents membres ne réagissent pas de la même façon dans cette période de perte et de deuil. Les membres de la famille qui, d'après d'autres membres, démontrent une réaction imprévue ou inadmissible risquent de se sentir exclus ou éloignés du cheminement familial, ce qui entravera leur adaptation à la perte (Librach et Talbot, 1991). Sans les explications et le soutien de l'infirmière, la famille qui refuse les réactions d'un de ses membres se trouve dans une situation de double deuil, celui de la personne décédée et celui de la personne exclue. L'infirmière peut favoriser le maintien de l'équilibre familial en normalisant les réactions possibles face à la perte et en offrant du soutien et de l'empathie à chacun des êtres qui souffrent auprès du mourant.

LES SOINS DONNÉS À LA FAMILLE DANS LE CONTEXTE DE LA MALADIE EN PHASE TERMINALE

Les soins apportés à la famille qui éprouve la perte d'un des siens sont d'une grande importance, car toutes les familles, même si leur fonctionnement habituel est élevé, traversent une période de crise et peuvent bénéficier du soutien apporté par l'équipe soignante (Rosen, 1990). L'infirmière travaille très souvent au sein d'une équipe composée majoritairement de collègues infirmières, de médecins traitants et d'autres professionnels de la santé tels que des travailleurs sociaux, des aumôniers d'hôpitaux, ou des diététistes. Si celle-ci amorce une relation de confiance avec le patient et sa famille, elle aide à réduire leur sentiment d'isolement et d'abandon et peut apporter des éléments d'explication des comportements familiaux qui seront très appréciés des autres membres de l'équipe soignante (Archer et Smith, 1988).

Le patient qui se sent soutenu et compris par l'infirmière peut démontrer un esprit plus serein aux membres de sa famille, ce qui facilitera l'ouverture de ces derniers à l'aide des soignants. Les familles qui accompagnent le patient éprouvent une émotivité et une instabilité tellement grandes qu'elles aiment pouvoir compter sur un mode de communication qui favorisera leur processus de prise en charge de la personne malade et d'adaptation à la perte pour eux et pour le malade.

Guide d'analyse du système familial

Une analyse de la dynamique familiale s'avère nécessaire pour mieux comprendre l'expérience de chaque membre de la famille face aux pertes ressenties et pour déterminer les interventions infirmières appropriées. Comme nous l'avons vu dans les chapitres précédents, les modèles d'analyse et d'interventions familiales de Wright et Leahey (1994) aident les infirmières dans leurs soins auprès des familles. Nous proposerons donc maintenant un guide d'analyse du système familial dans le contexte des soins en phase terminale.

Sur le plan de la structure familiale.   L'analyse du système familial commence avec l'élaboration du génogramme. L'infirmière explique l'importance que toute l'équipe accorde à chacun des membres de la famille et l'utilité de recueillir des données sur chacun d'entre eux pour mieux comprendre leur contexte familial.

L'infirmière porte une attention spéciale aux pertes antérieures importantes qu'ont subies les membres de la famille, telles que les avortements ou la mort d'enfants, de parents ou de grands-parents. Dans un contexte de perte, les expériences antérieures reliées à la mort peuvent expliquer certains comportements actuels de la famille. Rosen (1990) et Ancelin Schützenberger (1993) ont remarqué que les modes de réactions à la perte se transmettent très souvent d'une génération à l'autre («deuil transgénérationnel») et le génogramme peut dévoiler comment la famille a composé avec les maladies et les pertes antérieures. La perméabilité des frontières entre les sous-systèmes familiaux influence grandement les réactions émotives ou intellectuelles des membres de la famille. On remarque que les familles dont les frontières sont plus perméables éprouvent un niveau d'anxiété nettement moindre dans une situation de perte (Detmer et Lamberti, 1991). Chez ces familles, la décision de rompre avec les habitudes du noyau familial d'origine est souvent souhaitable, car cela donne à chaque membre un peu plus de latitude dans ses comportements face à la perte. Cette capacité de distanciation contribue à une meilleure adaptation de chaque sous-système familial. La culture, la religion, le niveau de vie, l'environnement et le soutien reçu par la communauté ou la famille élargie sont aussi des facteurs qu'il faut évaluer. Plus une famille est isolée, plus elle risque de s'épuiser physiquement à cause d'un manque de soutien structurel et affectif. L'identification de chacun de ces facteurs peut, dans certains cas, s'avérer un élément-clé pour mieux répondre aux attentes de la famille (Rosen, 1990).

Sur le plan du cycle de la vie familiale.   L'étape du cycle de vie à laquelle se trouve la famille permet à l'infirmière de mieux comprendre les tâches qu'exige la vie quotidienne de la famille et le niveau de disponibilité ou de non-disponibilité de certains membres. Par exemple, pour une femme de 65 ans qui vit la phase terminale de son époux en même temps qu'elle est responsable des soins donnés à sa mère qui a la maladie d'Alzheimer et qu'elle garde sa petite-fille tous les jours, les risques de difficultés d'adaptation sont plus élevés.

Les enfants qui sont affectés par la mort imminente d'un parent ont particulièrement besoin d'aide pour surmonter d'importantes pertes dans cette étape du cycle de leur vie. Il est alors utile d'organiser des rencontres entre l'infirmière et les parents ou les proches de l'enfant afin de discuter de la meilleure façon de présenter la situation à l'enfant. Les adultes ont parfois tendance à vouloir protéger l'enfant en évitant de lui parler de la maladie et de la mort prochaine. Mais les enfants sont sensibles à ce type de situation et ils sont doublement affectés lorsqu'ils ne peuvent exprimer librement leur peine et leurs craintes face à cette situation. Dans un tel contexte de deuil, les parents apprécient qu'on leur explique les différentes étapes que traversera l'enfant pour arriver à comprendre cette situation. Ils désirent connaître les meilleures approches à employer pour discuter avec leurs enfants, compte tenu de certains facteurs comme l'âge de l'enfant, les visites à l'hôpital ou le diagnostic. Par exemple, les enfants en bas âge ne comprennent pas le concept de la mort, mais cela leur est profitable quand on leur explique la situation dans des termes plutôt larges, sans toutefois s'éloigner de la vérité (Monroe, 1990). Ainsi, on pourrait dire à un enfant que son grand-père est très malade et qu'il ne pourra plus revenir vivre dans sa maison. À partir de cinq ou six ans, l'enfant commence à comprendre le principe de la mort, quoiqu'il la perçoive comme un événement réversible. Dès l'âge de huit ou neuf ans, l'irréversibilité de la mort est acquise et l'extériorisation de la peine est très forte. Les adultes qui accompagnent des enfants en deuil doivent être avisés de l'importance de leur rôle de soutien et de confident auprès de ceux-ci. Les enfants ont besoin de comprendre l'événement, d'exprimer leur peine, de mentionner la personne défunte dans leurs conversations; ils ont également besoin qu'on reconnaisse leurs désirs de jouer, de rire et de pleurer tout à la fois (Jewett, 1988). Les parents, qui portent le deuil d'une personne chère, se trouvent alors dans une position très exigeante car ils doivent écouter et réconforter l'enfant. Ainsi, certains outils pédagogiques, comme des livres spécialisés, peuvent venir en aide aux parents qui veulent aborder le sujet avec leurs enfants (voir à l'annexe la bibliographie pour les enfants et les parents en deuil). Comme les expériences de perte et de deuil vécues au cours de l'enfance marquent toute la vie, il est impératif que les soins offerts à la famille incluent le soutien aux enfants.

Le niveau d'attachement est un autre aspect important dans l'analyse du système familial. Les liens qui existent entre le malade et les membres de sa famille guident l'équipe soignante dans ses interventions auprès de la famille (Detmer et Lamberti, 1991). Par exemple, si un père a des liens très étroits avec sa fille adolescente, celle-ci aura besoin d'une attention spéciale pour mettre un terme à la relation avec son père. Bien entendu, les autres enfants, qui ont peut-être une relation moins intense avec leur père en raison de la différence d'âge ou d'autres facteurs, ont aussi besoin d'aide pour comprendre la situation et composer avec le sentiment de perte qu'ils éprouvent.

Sur le plan du fonctionnement familial. La maladie d'une personne entraîne automatiquement des changements dans les activités quotidiennes de la famille. Il est indiqué de vérifier quels sont les plus grands changements que la famille a dû faire (par exemple, l'augmentation des tâches à accomplir pour la mère ou différents modes de transport à organiser pour les enfants). Les membres de la famille aiment décrire tous les soins qu'ils ont donnés à la personne malade à la maison et se sentir libres de diminuer leur participation aux soins alors que celle des professionnels de la santé augmente. Néanmoins, il faut toujours garder à l'esprit que certains soins sont importants pour le malade et pour un membre de sa famille lors de la préparation aux adieux (une adolescente peut se sentir très valorisée quand elle apporte des serviettes d'eau froide à son père et les dépose sur son front).

Par ailleurs, les modes d'expression utilisés par la famille guident l'infirmière quant à sa façon de communiquer avec les membres de la famille. Par exemple, si la famille se sert peu du langage pour exprimer son affection au malade mais démontre celle-ci par une communication non verbale très poussée, ce mode de communication sera respecté et même encouragé chaleureusement par l'infirmière. Plus l'infirmière est flexible et respecte le type de communication familiale, plus ses messages seront bien accueillis et suivis (Rolland, 1987).

La manière dont les membres de la famille ont résolu leurs problèmes reliés aux pertes ou aux deuils antérieurs peut renseigner l'infirmière sur les comportements à prévoir dans la situation présente de perte. Ainsi, l'infirmière peut évaluer si les modes adoptés jusqu'à ce jour ont facilité l'adaptation de la famille ou si de nouvelles informations lui seraient bénéfiques (Reiss, Gonzalez et Kramer, 1986). À l'occasion, il arrive que la perte qui est vécue dans le présent fasse ressurgir toute la peine qui a été ressentie lors d'une perte survenue il y a quelques années (par exemple, la mort d'une sœur précédant celle, imminente, de l'époux). L'infirmière qui écoute attentivement la description des événements et des moyens utilisés pour composer avec la perte antérieure jouit généralement de la confiance de la famille et peut mieux aider celle-ci à vivre la perte actuelle.

Les croyances reliées à la maladie, à la mort, aux traitements, aux réactions des enfants face à la déchéance physique du malade et au moment précis de la mort doivent faire partie de l'analyse du système familial. D'après Rolland (1987), l'approche pharmacologique, tout comme l'approche psychologique de l'équipe soignante, n'aura de succès qu'à la condition que celle-ci s'informe des valeurs et des croyances de la famille et les respecte. Par exemple, si la famille a promis au malade qu'il ne recevrait jamais de morphine, il faut laisser à celle-ci le temps de s'adapter au contexte des soins, découvrir l'origine de cette peur des narcotiques et, à l'aide de ces éléments, structurer un enseignement clinique tenant compte des besoins et du rythme de la famille.

Rolland (1987) a aussi remarqué que plus les professionnels de la santé se montrent flexibles dans leurs croyances et leur approche thérapeutique auprès de la famille du mourant, plus le système familial devient à son tour flexible, ce qui facilite le processus de deuil et l'adaptation de la famille aux pertes. Réciproquement, lorsque la famille démontre un esprit d'ouverture et la volonté de s'adapter à la situation, l'équipe de soins se sent stimulée et accroît à son tour son ouverture et sa flexibilité. Lorsqu'on donne une place centrale à la famille du mourant, en se conformant, en tant que membre de l'équipe soignante, aux modes d'interventions thérapeutiques choisis, le rapprochement et le respect se communiquent au sein de l'équipe soignante.

Afin de faciliter l'analyse du système familial et de mieux connaître l'expérience des familles dans le contexte des soins en phase terminale, nous proposons au tableau 12.1 un abrégé du Modèle d'analyse familiale de Calgary (Wright et Leahey, 1994) avec des exemples de questions pour chaque dimension du modèle. Notons que chaque question doit être utilisée selon le jugement clinique de l'infirmière en rapport avec le contexte des soins, le rythme de l'évolution de la maladie et le contexte familial. À la suite de l'analyse du système familial, l'équipe de soins élabore certaines hypothèses sur l'expérience familiale et suggère des interventions en relation avec ces hypothèses. L'infirmière est grandement appréciée, également, lorsqu'elle peut offrir à la famille un suivi après le décès dans le but de diminuer chez celle-ci les risques de difficulté d'adaptation à la perte.

L'exemple clinique qui suit le tableau 12.1 décrit la mise en application du modèle d'analyse familiale auprès d'une famille qui connaît une situation de perte. Les interventions infirmières utilisées dans cet exemple clinique peuvent se prêter à tout contexte de soins où la mort est imminente au sein d'une famille.

TABLEAU 12.1

ABRÉGÉ DU MODÈLE D'ANALYSE FAMILIALE DE CALGARY (WRIGHT ET LEAHEY, 1994) AVEC EXEMPLES DE QUESTIONS

Sur le plan de la structure familiale interne

- Voudriez-vous me décrire les membres de votre famille? (Il s'agit de faire un génogramme.)
- Est-ce qu'il y a d'autres membres de votre famille qui ne figurent pas dans ce génogramme (par exemple, un défunt de la famille éloignée)?
- Quelle est la cause du décès de ces personnes?
- Est-ce que d'autres membres de la famille sont aux prises avec un problème de santé?

Sur le plan de la structure familiale externe

- Est-ce que vous recevez de l'aide de vos proches depuis votre diagnostic?
- À l'extérieur de votre famille, qui vous soutient le plus dans cette expérience de la maladie?
- Est-ce que vous vous attendez à recevoir la visite de plusieurs voisins ou connaissances lors de votre hospitalisation?
- Est-ce que vos conversations avec les professionnels de la santé vous paraissent assez claires et satisfaisantes?
- Est-ce qu'il y a des convictions ou des besoins particuliers associés à votre religion dont les infirmières devraient tenir compte pour vous ou les membres de votre famille?
- Est-ce qu'il y a quelque chose d'important pour vous au sujet de votre environnement immédiat dans votre chambre (par exemple, la température, l'aération, la disposition des meubles, l'éclairage)?

Sur le plan du cycle de la vie familiale

Les huit étapes du cycle de la vie (voir Wright et Leahey, 1994):

- Étape _____
- Tâches _____
- Particularités _____
- Quel membre de la famille est le plus affecté par l'état du malade?
- Quels membres de la famille ont un attachement particulier au malade?

TABLEAU 12.1 (suite)

Sur le plan du fonctionnement quotidien

– Quels sont les plus grands changements que vous avez notés dans vos activités quotidiennes depuis le début de la maladie?

– Quelles tâches dans les soins donnés au malade vous semblent les plus difficiles?

– Est-ce qu'il y a des changements que vous voudriez apporter dans votre quotidien maintenant que le malade est hospitalisé (moins de visites, peu d'engagement dans la prise des médicaments, etc.)?

Sur le plan du fonctionnement expressif

– Quels membres de la famille ont de la difficulté à exprimer leurs émotions vis-à-vis de la situation actuelle?

– Quelles émotions sont les plus difficiles à exprimer dans votre famille (par exemple, la peine, la colère, la culpabilité)?

– Comment s'expriment la peine ou les frustrations dans votre famille?

– Est-ce que ce mode d'expression a changé depuis le début de la maladie?

– Avez-vous déjà vécu de dures épreuves dans votre famille?

– De quelle manière avez-vous affronté les épreuves?

– Savez-vous si des membres de votre famille ont trouvé d'autres moyens de composer avec la peine?

– Est-ce que certains rôles ont changé dans votre famille depuis le début de la maladie?

– Est-ce que certaines personnes ont un rôle spécial face à la maladie de votre père?

– Avez-vous des attentes particulières face aux infirmières quant aux soins à donner au malade?

– Si nous avions à prendre rapidement une décision en ce qui concerne les soins à donner à votre père, qui pourrait prendre cette décision?

– Est-ce que vous aimeriez nommer une personne avec laquelle nous communiquerions tout changement dans l'évolution de la maladie de votre père?

– Que signifie cette maladie pour votre famille?

– Que savez-vous du pronostic? Qu'en pensez-vous?

TABLEAU 12.1 (suite)

- Que savez-vous des traitements envisagés? Êtes-vous d'accord avec le choix de ces traitements? Si vous n'êtes pas d'accord, pourquoi?

- Est-ce que tous les membres de la famille perçoivent la mort du malade comme une éventualité à court terme?

- Est-ce que vous parlez de cette éventualité entre vous?

- Est-ce que vous avez parlé de la mort avec le malade?

- Dans le cas où vous n'en auriez pas parlé, qu'arriverait-il si vous parliez de la mort comme d'une éventualité avec votre père?

  Avantages _____

  Désavantages _____

- Qui, en ce moment, hésite le plus à discuter de la mort dans votre famille?

- Qui est le plus disposé à discuter de ce sujet dans votre famille?

- Préférez-vous obtenir l'aide de l'infirmière pour discuter de cela avec votre famille?

- Avez-vous déjà traversé d'autres épreuves qui vous ont permis de parler de la mort dans votre famille?

- Qu'est-ce qui vous a aidé à ce moment-là à traverser cette épreuve?

EXEMPLE CLINIQUE

PRÉSENTATION DE LA FAMILLE ET DU CONTEXTE D'INTERVENTION

La famille Michaud est composée de Denis, le père, qui est âgé de 45 ans, de son épouse Céline, qui a 42 ans, et de leurs trois enfants, Anaïs, 14 ans, Louis, 8 ans, et Martin, 5 ans (voir le géno-gramme de la figure 12.1). Denis présentait des troubles de coordination des membres inférieurs ainsi qu'une perte d'équilibre. Lors d'une visite chez son médecin de famille, une rencontre avec un spécialiste fut planifiée. Moins d'un mois plus tard, on diagnostiqua chez Denis Michaud un cancer du cerveau. Les traitements de chimiothérapie à la suite d'une intervention chirurgicale s'avérèrent inefficaces, ce qui assombrit le pronostic. L'infirmière consultante en soins en phase terminale rencontra Denis et son épouse après que l'équipe médicale eut avisé le couple

FIGURE 12.1

GÉNOGRAMME DE LA FAMILLE MICHAUD

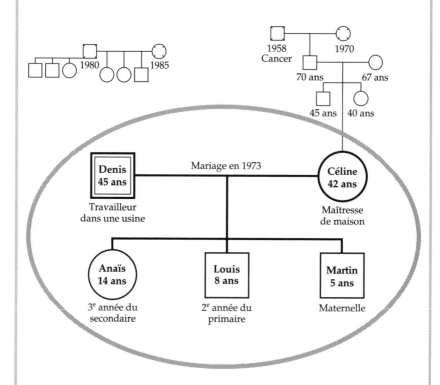

qu'aucune guérison n'était possible. Le but poursuivi par l'infirmière était de faire connaissance avec les époux, d'évaluer leurs besoins et de les soutenir dans la situation actuelle. Céline était très proche de son conjoint et semblait lui être très dévouée. Denis démontra beaucoup d'ouverture face à l'infirmière et posa beaucoup de questions face à ses symptômes présents et à venir. Lorsque l'infirmière leur demanda s'ils avaient des enfants, Céline détourna le visage pour cacher ses larmes et Denis répondit qu'ils avaient trois beaux enfants très intelligents, mais jeunes. Denis exprima son sentiment de culpabilité face à leur décision d'attendre six ans après leur mariage pour fonder une famille, en vue d'approfondir leur vie de couple. Maintenant menacé par une mort imminente, il devait laisser sa femme seule avec trois jeunes enfants dont le cadet n'a que cinq ans.

Durant la deuxième partie de l'entrevue, Denis exprima sa peine de ne plus pouvoir aider sa femme dans les tâches domestiques à cause de sa maladie. L'infirmière accorda aux conjoints une écoute active en ce qui a trait à la verbalisation de leur peine et aussi à la description des bons moments qu'ils avaient vécus ensemble depuis le début de la maladie de Denis. Elle leur demanda si les enfants étaient informés de la gravité de l'état de leur père. Céline s'empressa de répondre qu'ils étaient bien jeunes pour comprendre et qu'elle leur avait dit que leur père était très malade, mais sans donner de détails. Toutefois, leur vie de famille avait complètement changé depuis le diagnostic et l'hospitalisation de Denis. Cinq mois s'étaient alors écoulés, ponctués de fréquentes hospitalisations et de retours à domicile de plus en plus courts. L'infirmière s'informa des ressources familiales qui s'occupaient des enfants lorsque Céline accompagnait son mari à l'hôpital. Les parents de Céline venaient vivre dans leur maison pour prendre soin des enfants dès que leur fille les appelait. En terminant sa visite, l'infirmière demanda à Céline en quoi elle pourrait lui être utile. Celle-ci répondit qu'elle voulait que son mari ne souffre pas, qu'il soit le plus possible à l'aise tout au long des semaines à venir. Denis, lui, répondit qu'il avait besoin d'aide pour pouvoir revenir à la maison et pour répondre aux questions des enfants. À ce moment-là, le comportement non verbal de Céline démontrait peu d'enthousiasme face aux souhaits de son mari. Lorsque l'infirmière demanda à Céline comment celle-ci entrevoyait le retour à domicile, elle répondit qu'elle ne pouvait pas planifier ce congé tant que son mari serait souffrant. Il semblait évident que les attentes des deux conjoints devraient être clarifiées avec les professionnels de la santé.

Toutes ces informations ont aidé l'équipe soignante à mieux comprendre l'expérience de la famille vis-à-vis de la maladie en phase terminale de Denis. L'infirmière consultante rencontra cette famille chaque semaine pendant plusieurs semaines. À la suite des discussions avec la famille, elle rencontrait l'équipe des infirmières soignantes ainsi que six médecins traitants pour leur faire part de son analyse du système familial et pour élaborer avec eux des hypothèses et des interventions. Chaque infirmière participait au soutien de la famille quel que fût son quart de travail, car c'était la responsabilité de chacune de prendre connaissance du plan de soins et d'y collaborer.

Voici maintenant l'analyse du système familial, les questions systémiques que l'infirmière a utilisées, les hypothèses qu'elle a posées, les interventions qu'elle a effectuées et l'évaluation de celles-ci.

ANALYSE DU SYSTÈME FAMILIAL

Sur le plan de la structure familiale

Comme l'indique le génogramme de la figure 12.1, la famille Michaud comprend cinq membres. La frontière entre le couple

FIGURE 12.2

ÉCOCARTE DE LA FAMILLE MICHAUD

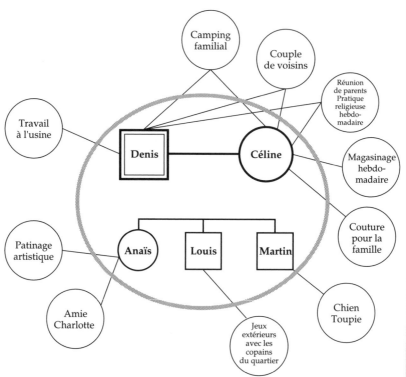

et l'équipe soignante semble assez nette et perméable. Les conjoints se parlent beaucoup, ils formulent facilement leurs demandes aux professionnels de la santé et acceptent bien leurs suggestions en ce qui concerne les médicaments ou les soins. La frontière entre les parents et les enfants semble beaucoup plus rigide, car Céline hésite fortement à inclure les enfants dans la réalité de la maladie de Denis.

Les Michaud sont des Québécois catholiques pratiquants. Leur foi semble les soutenir énormément dans leur épreuve. Ils ont un revenu moyen et Denis a une bonne assurance-maladie. Cela assure à la famille un revenu stable pour le moment.

Pour ce qui est des contacts avec la communauté ou la famille élargie, les Michaud sont assez isolés. Ils visitaient un couple de voisins, n'ont pas d'amis intimes et voient rarement les sept frères et sœurs de Denis et le frère et la sœur de Céline (voir la figure 12.2).

Denis et Céline ne reçoivent presque jamais de visiteurs à l'hôpital; seuls le médecin traitant, le médecin de famille et le prêtre de leur paroisse viennent les voir à l'occasion. Céline mentionne qu'elle n'était pas proche de ses beaux-frères et belles-sœurs ni de son frère et de sa sœur. Il semble difficile pour ces parents d'aller à l'hôpital puisqu'ils prennent soin de leurs enfants à la maison.

Sur le plan du cycle de la vie familiale

Cette famille se trouve au quatrième stade du cycle de la vie familiale (Wright et Leahey, 1994). Ce stade comporte plusieurs défis en raison des nombreux changements qu'apportent l'adolescence de l'aînée, la socialisation des plus jeunes et le niveau d'adaptation des parents vis-à-vis de leur vie de couple, de leur travail et même des besoins grandissants des grands-parents. Pour cette famille, l'adolescence d'Anaïs ne semble pas créer de problèmes majeurs, les grands-parents apportent leur aide et la vie de couple est ébranlée par la maladie plutôt que par une redéfinition des besoins après 20 ans de vie commune.

Néanmoins, les conjoints ont une tâche supplémentaire à accomplir, soit celle qui consiste à préparer leurs trois enfants à la mort de leur père. Céline semble très attachée à ses enfants, mais elle a l'air de s'inquiéter peu de l'attention à leur accorder pour faciliter leur adaptation à la mort imminente de leur père.

Sur le plan du fonctionnement familial

Céline attribue beaucoup d'importance aux soins à donner à Denis; elle couche même à l'hôpital dans la chambre de son mari et son dévouement est sans borne. Elle accepte difficilement les nouveaux soignants auprès d'eux et délimite nettement son territoire en tant que soignante principale de son mari. Elle téléphone à la maison tous les soirs et précise au besoin les tâches que chaque enfant doit accomplir.

Les époux se permettent de pleurer et de verbaliser leur désarroi. Ils le font ensemble ou séparément avec une infirmière avec laquelle ils ont développé une relation de confiance. Denis est déçu à l'idée d'abandonner sa famille qu'il aime tant. Pour sa part, Céline a très peur de demeurer seule avec ses trois enfants. Elle a toujours partagé ses moindres soucis avec Denis. Elle dit qu'elle veut vivre pleinement avec Denis chaque minute qu'il lui reste et elle s'occupera des enfants après la mort de ce dernier.

FIGURE 12.3

PATTERN DE COMMUNICATION CIRCULAIRE
ENTRE DENIS ET CÉLINE

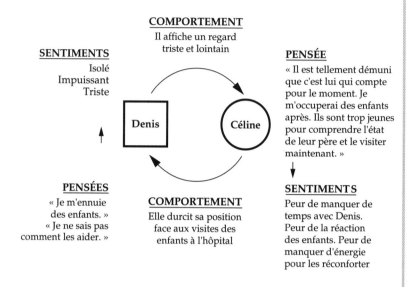

COMPORTEMENT
Il affiche un regard
triste et lointain

SENTIMENTS
Isolé
Impuissant
Triste

PENSÉE
« Il est tellement démuni
que c'est lui qui compte
pour le moment. Je
m'occuperai des enfants
après. Ils sont trop jeunes
pour comprendre l'état
de leur père et le visiter
maintenant. »

Denis   Céline

PENSÉES
« Je m'ennuie
des enfants. »
« Je ne sais pas
comment les aider. »

COMPORTEMENT
Elle durcit sa position
face aux visites des
enfants à l'hôpital

SENTIMENTS
Peur de manquer de
temps avec Denis.
Peur de la réaction
des enfants. Peur de
manquer d'énergie
pour les réconforter

Denis et Céline expriment facilement leurs besoins et leurs attentes et parlent ouvertement l'un devant l'autre. Ils espèrent pouvoir vivre ensemble le plus longtemps possible.

Du point de vue non verbal, Denis démontre de plus en plus de signes de fatigue et de tristesse. Céline ne cache pas son inquiétude lorsqu'elle prend conscience de l'évolution de la maladie de celui-ci. Elle démontre aussi des signes de malaise lorsqu'on aborde le sujet de la préparation des enfants à la mort éventuelle de leur père.

Le pattern de communication circulaire illustré à la figure 12.3 permet de mieux percevoir les réactions de Denis et Céline au sujet de leurs enfants.

Sur le plan des croyances, Céline est convaincue de sa capacité d'aider ses enfants plus tard et de la non-pertinence de leur faire mieux comprendre la maladie de leur père. Elle raconte qu'elle a perdu son grand-père paternel à l'âge de sept ans alors qu'il demeurait chez ses parents. Ces derniers n'ont jamais parlé de la maladie du grand-père aux enfants et ceux-ci ne s'en portent pas plus mal 35 ans plus tard. Ses enfants ne lui ont jamais causé de problèmes et elle ne voit pas pourquoi des enfants faciles comme les siens ne s'adapteraient pas au départ de leur père lorsqu'il se produira. Depuis son diagnostic, Denis a fermement l'impression que son devoir est de préparer ses enfants à son départ. Il ne sait pas comment s'y prendre, mais il croit qu'il vaudrait mieux en discuter avec eux.

L'analyse du système familial, qui s'est poursuivie au cours de différentes rencontres avec le couple, était basée sur des questions systémiques (Loss et Bell, 1990). Les réponses à ces questions ont permis la formulation d'hypothèses et l'élaboration des interventions.

QUESTIONS SYSTÉMIQUES POSÉES AU COUPLE DURANT LES DEUX PREMIÈRES RENCONTRES

- Que signifie cette maladie pour vous en tant que couple?
- Que signifie cette maladie pour vous en tant que parents?
- Qu'est-ce que vous trouvez le plus difficile à vivre actuellement dans cette maladie?
- Selon vous, qu'est-ce que les enfants trouvent le plus difficile à vivre depuis le diagnostic de la maladie de Denis?
- Est-ce que vous avez perdu quelqu'un de très cher lorsque vous étiez enfants?

Après avoir posé ces questions, l'équipe soignante était beaucoup plus en mesure de comprendre la position de Céline. Celle-ci se sent déchirée à l'idée de perdre son mari et possède des croyances très particulières au sujet des enfants et de la mort. Denis respecte les croyances de sa femme.

HYPOTHÈSES

Céline ne voit pas l'importance de faire participer les enfants à la phase terminale de leur père. En outre, elle est attristée de perdre son mari et veut passer le plus de moments possible avec lui avant sa mort, en espérant ainsi mieux s'adapter à son départ.

Quant à Denis, il est très malade et il n'a pas assez d'énergie pour discuter avec Céline de son désir de voir les enfants plus souvent. Denis respecte les croyances de sa femme face à la non-pertinence de préparer les enfants à la mort de leur père avant que celui-ci ne décède.

INTERVENTIONS

Reconnaissance des forces et des ressources du couple

L'équipe de soins tente de créer un lien de confiance avec le couple. L'infirmière consultante en soins en phase terminale informe les conjoints des réflexions de l'équipe de soins qui consistaient à identifier leurs ressources, le soutien qu'ils s'offrent constamment et le respect qu'ils manifestent l'un pour l'autre. Aussi leur complicité dans leur foi chrétienne a impressionné toute l'équipe.

Les infirmières valorisent Céline en ce qui a trait aux efforts qu'elle fait pour son mari et aux attentions dont elle l'entoure.

Normalisation

Les infirmières normalisent la difficulté à vivre le départ d'un conjoint et la volonté de Céline de demeurer «forte» pour les enfants.

Écoute active, empathie et validation

Les infirmières ont manifesté une écoute active dans le but de permettre à Denis et Céline d'exprimer leur peine et leur insécurité face aux événements qu'ils doivent vivre.

SUIVI ET ÉVALUATION

À la suite de ces interventions, le couple posait plus de questions aux infirmières et au médecin traitant au sujet de l'évolution possible de la maladie de Denis et de la meilleure façon d'y faire face. Alors que ceux-ci se sentaient moins seuls dans leur expérience de perte, l'équipe avait davantage l'impression d'aider les Michaud.

QUESTIONS SYSTÉMIQUES POSÉES À CÉLINE DURANT LA TROISIÈME ET LA QUATRIÈME RENCONTRE

- Qu'est-ce que vous pouvez faire pour aider le plus possible Denis à partir sereinement?
- Pourquoi pensez-vous que votre mari tient tant à voir ses enfants et à parler avec eux durant ses dernières semaines de vie?
- Qu'est-ce qui vous aiderait vraiment pour répondre au besoin de Denis vis-à-vis des enfants?

HYPOTHÈSES

Céline semble accablée par ses rôles d'épouse et de mère. Elle manque peut-être de ressources extérieures et de connaissances sur la préparation des enfants à la mort de leur père pour accomplir adéquatement ses responsabilités de mère.

De son côté, Denis est prêt à recevoir ses enfants et à leur partager son amour.

INTERVENTIONS

L'infirmière consultante en soins en phase terminale rapporte au couple les ressources que l'équipe a relevées dans leur fonctionnement depuis les derniers jours.

Reconnaissance des forces et des ressources du couple

Denis identifie très facilement ses besoins. Il veut préparer lui-même ses enfants à son départ. Il veut leur témoigner son amour et son admiration. Il est capable de dire à Céline ses attentes vis-à-vis d'elle par rapport à ses enfants, une fois le contexte de soutien mis en place. Il le fait avec doigté et compréhension.

Céline accepte le fait que ses croyances face aux enfants et à la mort risquent de blesser Denis et les enfants. Elle accepte le soutien des professionnels de la santé pour répondre aux besoins de Denis.

Enseignement et suggestions

L'infirmière consultante en soins en phase terminale explique à Céline les difficultés qu'éprouvent les enfants à vivre leur deuil quand ils n'ont pas reçu l'héritage affectif des derniers mois de la part du mourant et des proches.

Les infirmières expliquent à Céline comment aborder la mort avec les enfants et décrivent les besoins affectifs de ceux-ci vis-à-vis de leur père dont la maladie est en phase terminale. Elles font des suggestions pour aider les enfants à composer avec la mort imminente de Denis.

L'équipe de soins offre de l'aide en ce qui concerne le transport et les rencontres avec les enfants. Elle établit un horaire de visites à l'hôpital pour les enfants avec l'aide de bénévoles pour le transport et la supervision. Cela permet à Céline de demeurer entièrement disponible à son mari.

L'infirmière consultante en soins en phase terminale suggère aux grands-parents, rejoints par téléphone, des contes qu'ils pourraient lire aux enfants le soir. Cela permettrait à ces derniers d'extérioriser leurs émotions.

Les infirmières proposent aux enfants de décorer la chambre de Denis avec leurs dessins lors de leurs visites.

ORIENTATION VERS D'AUTRES PROFESSIONNELS DE LA SANTÉ

L'infirmière consultante sollicite la participation des psychologues œuvrant dans les écoles que fréquentent les enfants afin qu'ils leur procurent le soutien nécessaire dans leur milieu scolaire.

SUIVI ET ÉVALUATION

Les enfants ont réagi très positivement à la possibilité de visiter leur père à l'hôpital. Leurs comportements et leurs questions démontraient à Denis et Céline l'importance de ce rapprochement. Anaïs a démontré un intérêt marqué pour les soins physiques donnés à son père, tandis que Louis faisait de nombreux dessins au chevet de son père pour mieux décorer sa chambre. Martin passait beaucoup de temps à l'aquarium de l'unité et il en profitait pour poser des questions aux infirmières au sujet de son père et du retour éventuel de sa mère à la maison.

QUESTIONS SYSTÉMIQUES POSÉES AU COUPLE DURANT LA CINQUIÈME ET LA SIXIÈME RENCONTRE

– Quel est votre désir le plus cher en ce moment?

– Que pensez-vous que vos enfants éprouvent lors d'une visite à l'hôpital?

– Comment pensez-vous que vos enfants vont s'adapter à la vie familiale sans leur père?

– Céline, si vous aviez un désir à formuler avant le départ de Denis, quel serait-il?

– Denis, quel serait votre souhait le plus cher?

HYPOTHÈSES

La communication est beaucoup plus facile entre les différents membres de la famille. Denis se sent prêt à lâcher prise étant donné qu'il a fait ses adieux aux enfants et à Céline. Quant à Céline, elle a besoin du soutien des professionnels de la santé pour elle et les enfants au moment du décès de Denis.

INTERVENTIONS

Suggestion de tâches

Les infirmières suggèrent que Denis ait un moment d'intimité avec chacun de ses enfants lors de leurs visites. L'infirmière offre à Céline une heure d'écoute active durant cette période d'intimité entre le père et l'enfant.

Reconnaissance des forces et des ressources de Céline

L'équipe soignante valorise beaucoup Céline quant à sa grande capacité d'ouverture et d'amour face aux siens. Elle promet à Céline qu'elle peut compter sur son soutien lors du décès de Denis et sur son engagement auprès des enfants. Elle démystifie les croyances de Céline face à une mort tragique et lui explique l'évolution graduelle de la maladie vers la mort. Les membres de l'équipe, chacun à son rythme, font leurs adieux à Denis et remercient le couple de leur avoir permis de les accompagner.

SUIVI ET ÉVALUATION

Denis est mort tout doucement dans les bras de sa femme et les enfants sont venus caresser et bécoter leur père après le décès. Céline a démontré une grande capacité d'ouverture et d'adaptation à de nouvelles croyances durant la phase terminale de son conjoint. Denis, lui, a soutenu son épouse en faisant preuve de patience et d'amour dans le déroulement de sa maladie.

Les enfants ont répondu admirablement bien à l'invitation de l'équipe de soins et ils ont été réceptifs aux bénévoles. Ils se sont dévoilés peu à peu et ont exprimé à leur père, à leur mère et aux infirmières à tour de rôle leur peine et leurs craintes. En particulier, ils ont dit leur peine de ne plus revoir leur père et leur peur de ne plus retrouver la même maman (celle qui faisait des biscuits et bricolait avec eux), étant donné son absence prolongée de la maison.

L'équipe soignante, à travers les émotions qu'elle a connues et l'engagement qu'elle a manifesté, a su démontrer une force de cohésion et de respect jusqu'alors inconnue. La formulation des hypothèses ainsi que les échanges sur les interventions ont aidé toute l'équipe à se préparer au départ d'un patient très attachant.

L'équipe soignante a découvert ce qu'elle voulait démontrer à cette famille, c'est-à-dire le fait que plus l'investissement est grand auprès de la personne chère, plus le détachement de cette personne en est facilité. La place accordée à la famille dans les soins en phase terminale a favorisé une meilleure adaptation de la famille à cette phase de la maladie et l'a aidée à amorcer son processus de deuil. Une meilleure relation avec la famille a aussi favorisé le processus de deuil de l'équipe soignante.

LE RÔLE DE L'INFIRMIÈRE FACE À LA FAMILLE

Les soins infirmiers dispensés au patient en phase terminale doivent incorporer les membres de la famille. Chaque famille a besoin d'être guidée au cours des événements prévisibles et imprévisibles, de voir son style de fonctionnement respecté et d'être encouragée à extérioriser l'expérience émotionnelle qu'elle vit. Même les familles qui ont le moins de ressources et qui vivent la mort la plus tragique qui soit réagissent positivement à l'écoute et à l'affection (Virdee, 1990). L'expérience de la mort au sein d'une famille demeure un amalgame d'émotions et de moments très intenses. Le rôle de l'infirmière au cours de cette expérience peut s'avérer unique puisqu'elle a l'occasion de soutenir la famille, en rehaussant les sentiments de valorisation et de maîtrise de ses membres face à leur expérience d'accompagnement d'un proche. Rolland (1987) affirme que la famille qui a la capacité de résoudre une crise au moyen de son propre modèle d'adaptation ou d'un nouveau mode d'interaction se sent renforcée. L'infirmière peut se montrer très utile lorsqu'elle offre à la famille un suivi après le décès en vue de diminuer chez celle-ci les difficultés d'adaptation à la perte.

RÉFÉRENCES

Ancelin Schützenberger, A. (1993). *Aïe mes adieux*, Paris: Le Méridien.

Archer, N.D. & Smith C.A. (1988). «Sorrow has many faces, helping families cope with grief», *Nursing 88, 18*, (5), 43-45.

Bernard, S. (1990). «Grandir à la suite d'un deuil, une entrevue avec Jean Montbourquette», *Frontières, 2* (3), 7-11.

Bowlby, J. (1986). *Attachment and Loss: Loss, Sadness and Depression*, New York: Basic Books.

Chekryn, J. (1985). «Support for the family of the dying patient», *Home Health Care Nurse, 3* (3), 18-23.

Detmer, M.C. & Lamberti, J. (1991). «Family grief», *Death Studies, 15*, 363-374.

Feldstein, M.A. (1992). «Family assessment in an oncology setting», *Cancer Nursing, 15* (3), 161-173.

Jassack, P.F. (1992). «Families: An essential element in the care of the patient with cancer», *Oncology Nursing Forum, 19* (6), 871-876.

Jewett, L.C. (1988). *Helping Children Cope with Separation and Loss*, Boston: Harvard Common Press.

Librach, S.L. & Talbot, Y. (1991). «Understanding dying patients and their families», *Canadian Family Physician, 37* (fév), 404-409.

Logan, M. (1988). «Care of the terminally ill includes the family», *L'infirmière canadienne, 1984* (5), 30-34.

Loos, F. & Bell, J.M. (1990). «Circular questions: A family interviewing strategy», *Dimensions in Critical Care Nursing, 9* (1), 46-53.

Monroe, B. (1990). «Supporting children facing bereavement», dans C. Saunders (dir.), *Hospice and Palliative Care*, Londres: Ed. Edward Arnold.

Rando, T. (1984). *Grief, Dying and Death: Clinical Interventions for Caregivers*, Illinois: Research Press Co.

Reiss, D., Gonzalez, S. & Kramer, N. (1986). «Family process, chronic illness and death», *Archive General Psychiatry, 43*, 795-804.

Rolland, S.J. (1987). «Family illness paradigms: Evolution and significance», *Family Systems Medicine, 5* (4), 482-503.

Rosen, E. (1987). «Teaching family therapy concepts to the hospice team», *The American Journal of Hospice Care, 4*, 39-44.

Rosen, E. (1990). *Families Facing Death*, New York: Lexington Books.

Vegh, C. (1979). *Je ne lui ai pas dit au revoir*, Paris: Gallimard.

Virdee, A. (1990). «The difficult family», dans C. Saunders (dir.), *Hospice and Palliative Care*, Londres: Ed. Edward Arnold.

Wright, L.M. & Leahey, L. (1994). *Nurses and Families: A Guide to Family Assessments and Interventions*, 2e édition, Philadelphie: F.A. Davis.

ANNEXE

Bibliographie pour les parents et les enfants en deuil

Livres pour les parents.

Anthony, J. & Koupernik, C. (1974). *L'enfant devant la maladie et la mort*, Paris: Masson et cie.

Arnstein, H. (1982). *Que dire à votre enfant*, Paris: Robert Laffont.

Bureau, G. (1988). *Des lendemains pour Francis*, Montréal: Libre Expression.

Demers, J. (1983). *Victime du cancer mais des enfants comme les autres*, Montréal: Héritage.

Dolto, F. (1985). *La cause des enfants*, Paris: Robert Laffont.

Hétu, J.-L. (1989). *Psychologie du mourir et du deuil*, Montréal: Éditions du Méridien.

Kübler-Ross, E. (1986). *La mort et l'enfant*, Genève: Éditions du Tricorne.

Raimbault, G. (1975). *L'enfant et la mort*, Toulouse: Éditions Privot.

Sarnoff Schiff, H. (1984). *Parents en deuil*, Paris: Robert Laffont.

Sharkey, F. (1983). *Un cadeau d'adieu*, Paris: Robert Laffont.

Livres pour les enfants.

Alex, M. (1986). *Grand-papa et moi parlons de la mort*, Montréal: Héritage.

Berry, J. (1982). *Les hauts et les bas*, Montréal: Livres-Loisirs.

Capdevila, R. & Gaudrat, M.-A. (1987). *L'enterrement*, Paris: Le Centurion/Pomme d'Api.

De Bie, P. (1980). *Une triste visite chez l'oncle Pistache*, Hull: Éditions Asticou.

De Paola, T. (1983). *Manie-d'en-haut et Manie-d'en-bas*, Paris: le Centurion.

Dubé, J. (1990). *L'horloge s'est arrêtée*, Montréal: Pierre-Tisseyre.

Padoan, G. (1987). *Mathieu, la mort de grand-père*, Montréal: Héritage.

Pernusch, S. (1986). *Faustine et le souvenir*, Paris: Mesidori/La Farandole.

Plante, A. (1992). *L'histoire de Jonathan*, (comment expliquer la mort d'un frère ou d'une soeur), Montréal: Paulines.

Plante, A. (1992). *L'histoire de Josée*, (comment expliquer la mort d'un parent), Montréal: Paulines.

Plante. A. (1992). *L'histoire de Charlotte et Philippe*, (comment expliquer la mort d'un grand-parent), Montréal: Paulines.

Shook, H.B. (1986). *Pourquoi grand-papa ne revient-il pas?*, Paris: Éditions Deux Coqs d'or.

Soulières, R. (1980). *Ma tante Marie-Blanche*, Montréal: Québec/Amérique.

Thouin, L. (1992). *Boule de rêve*, Montréal: Éditions Leucan.

Varley, S. (1984). *Au revoir Blaireau*, Paris: Gallimard.

INDEX